KB119621

면역력

인생에 건강이
짐이 되지 않게

면역력
인생에 건강이 짐이 되지 않게

박민수 지음

건강멘토 박민수 박사의 100문 100답 면역력 솔루션

그래서 면역력이
대체 뭔가요?

면역력이 떨어지면
어떻게 되나요?

감염으로도
암에 걸릴 수 있나요?

코로나19는
왜 무서운 질병인가요?

백신을 맞으면 코로나19를
완벽히 예방할 수 있을까요?

체온은 낮은 것이 좋나요,
높은 것이 좋나요?

알레르기는
왜 생기는 건가요?

운동을 열심히 하면
면역력이 높아질까요?

왜 나이가 들수록
근육과 근력이 중요한가요?

잠자는 자세도
면역력과 연관 있나요?

스트레스 때문에
면역력이 떨어질 수 있나요?

비타민D가 정말
면역력을 높여주나요?

약 복용을 당장 중단해야 하는
경우는 언제인가요?

먹는 음식에 따라
면역력도 변하나요?

물을 충분히 마시면
면역력도 좋아지나요?

PACE MAKER

무병장수의 비밀, 면역력이 답이다

　코로나19라는 전대미문의 팬데믹을 거치며 사람들은 건강과 면역력의 중요성을 다시 한번 실감했습니다. 질병을 이기고, 병에 걸리더라도 빨리 회복하고, 심각한 후유증에 시달리지 않는 것이 바로 건강과 면역력입니다. 그리고 건강과 면역력은 병이 생기기 전에 미리 챙기고 준비해야 할 것들입니다. 질병에 관한 한 잘 치료하는 것보다 더 중요한 것은 병이 생기지 않도록 예방하는 일이기 때문입니다.

　앞으로 코로나19와 같은 팬데믹은 빈번히 반복될 것입니다. 머지않아 여러분의 면역력이 시험받을 유행병이 어김없이 출몰할 것입니다. 꼭 감염병이 아니더라도 면역력은 중요합니다. 우리가 앓는 병의 양상이 달라지고 있기 때문입니다. 21세기 들어 질병의 양상은 '복합성 질환의 시대'로 향하고 있습니다. 그로 인해 면역력의 중요성이 한층 커졌습니다.

복합성 질환은 일단 발병하면 다시 돌이킬 수 없다는 특징, 즉 원상 복귀가 어렵다는 특징이 있습니다. 아직까지 효과적인 치료 수단이 부족하다는 특징도 갖고 있습니다. 따라서 복합성 질환에 대해 최선은 조기발견에 의한 조기 치료 및 사전에 병을 예방하는 것입니다. 예방의 중심에는 언제나 건강관리와 면역력이 있을 것입니다.

그럼 어떻게 면역력을 지킬 수 있을까요? 우리는 정보가 넘치는 시대에 살고 있습니다. 건강과 관련된 정보가 범람하고, 면역력을 설명하는 다양한 정보가 쏟아지고 있지만 모두 신뢰할 수 있는 것은 아닙니다. 많은 건강 정보 중에는 별로 중요하지 않은 정보, 거짓 정보, 우리를 현혹하는 잘못된 정보도 무척 많습니다. 건강과 면역력을 지키려 믿고 따랐다가 되레 건강을 해칠 우려가 큰 정보도 적지 않습니다.

그래서 중요한 것이 '건강 문해력(health literacy)'입니다. 건강 문해력은 다른 말로 '건강 정보 이해능력'입니다. 우리 주변의 건강 정보 가운데서 바른 정보와 틀린 정보, 쓸모없는 정보의 옥석을 가리는 능력을 말합니다. 신뢰할 수 있을 만한 건강 정보를 잘 찾아내고 판단해서 자신의 건강에 이롭게, 지혜롭게, 현명하게 반영하는 것이 중요합니다. 여러분의 건강 문해력이 더 높아지면 높아질수록 장수와 건강, 강력한 면역력도 든든하게 지켜낼 수 있을 것입니다.

필자는 그간 오랜 연구와 집필, 강의를 통해 대중에게 건강을 알려왔습니다. 2009년 세간에 큰 반향을 일으킨 『내 몸 경영』을 시작으로 20권에 가까운 책을 집필하며 건강을 알리는 데 혼신의 힘을 기울였습니다. 그리고 4년 전부터는 유튜브 '박민수 박사' 채널을 개설해 운영하며 대중에게 올바르고 정확한 건강의 길을 전파하고 있습니다. 현재는 채널 구독자 수가 50만 명을 넘어서 며 명실상부한 대한민국 대표 건강 정보 채널로 우뚝 섰습니다.

앞으로도 다양한 채널을 통해 여러분에게 최선의, 최고의 건강 정보를 전하기 위해 노력할 결심입니다. 대중에게 건강을 알리는 건강 전도사로 지내며 가장 중요하게 생각한 가치도 엄정한 진실 에 기반한 정보를 전달하는 것이었습니다. 검증된 연구와 신뢰할 수 있는 기관에서 제공하는 건강 정보를 대중이 알기 쉽고 이해 하기 쉽게 전달하는 것을 소명으로 생각하고 있습니다.

그동안의 경험과 연구, 유튜브 운영을 통해 정리한 면역력 정 보들 가운데 핵심만 추려내 이 책에 총망라했습니다. 여러분의 면역력을 제고하는 데 도움이 되는 핵심 참고서가 될 것입니다. 이 책에는 면역력과 관련해 대중이 관심을 두는 내용, 이해하기 어려워하는 내용, 평소 자주 묻던 내용을 우선해서 담았습니다. 건강한 면역력은 건강과 행복의 요체입니다. 단순히 면역력에 관 한 지식의 제공을 넘어 건강한 면역력을 가지기 위해 꼭 필요한 실천과 행동 원칙까지도 자세하게 담았습니다.

특히 이해하기 쉽지 않은 면역력의 작동 원리, 만성 질환의 씨 앗이 되는 만성염증의 원인, 그리고 미세먼지를 비롯한 환경오염 으로 인한 건강 위험, 생활습관에서 발견되는 질병의 뿌리, 내 안의 중독 기제 등에 관해 자세하게 설명하고 있습니다. 여러분이 일반적인 대중매체에서 쉽게 만나기 어려운 참신하면서도 핵심적인 정보들입니다.

이 책이 코로나19를 거치며 한층 커진 여러분의 건강과 면역력에 관한 폭발적인 관심에 제대로 부응하는 책이 될 것임을 믿어 의심치 않습니다. 많은 건강 정보의 옥석을 가릴 수 있는 건강 문해력을 키워줄 제대로 된 참고서가 되어줄 것입니다. 이 책으로 건강 문해력을 한층 키우고 자신의 건강관리, 면역력 증진에 큰 도움을 얻기를 바랍니다.

사실 건강에 관한 한 지식보다는 실천이 중요합니다. 이 책으로 얻은 지식을 적극적으로 실천해 면역력 증진에 박차를 가하는 계기가 되기를 바랍니다. 아울러 여러분 모두 병에 걸리지 않고 오래오래 장수하는 인생을 영위하기를 진심으로 바랍니다.

박민수

차례

2장 암으로부터 나를 지키는 면역력

3장 바이러스와 면역력

4장 탄탄한 면역력, 자율신경에 달려 있다

5장 질병과 면역력

6장 면역 밸런스, 운동에서 답을 찾다

7장 숙면과 면역의 상관관계

10장 우리 몸과 면역력

11장 건강한 식사에서 건강이 시작된다

1장

면역력이 곧
경쟁력이다

우리는 자주 '면역력(免疫力, level of immunity)'이라는 말을 사용하곤 합니다. 하지만 그 뜻을 곡해하거나 사실과 다르게 잘못 사용할 때가 많은데요. 면역력을 제대로 이해하기 위해서는 먼저 '면역(immunity)'이라는 말부터 알아야 합니다. 면역이란 세균, 바이러스와 같은 병원성 미생물에 대항해 적절한 방어를 펼치는 인체 내 방어과정을 뜻합니다. 그리고 '면역 시스템(immune systems)'이란 몸의 면역기관들이 이루고 있는 기능체계를 말합니다.

그래서 면역력이
대체 뭔가요?

Answer

우리는 자주 '면역력(免疫力, level of immunity)'이라는 말을 사용하곤 합니다. 하지만 그 뜻을 곡해하거나 사실과 다르게 잘못 사용할 때가 많은데요. 면역력을 제대로 이해하기 위해서는 먼저 '면역(immunity)'이라는 말부터 알아야 합니다. 면역이란 세균, 바이러스와 같은 병원성 미생물에 대항해 적절한 방어를 펼치는 인체 내 방어과정을 뜻합니다. 그리고 '면역 시스템(immune systems)'이란 몸의 면역기관들이 이루고 있는 기능체계를 말합니다. 넓은 의미에서 면역 시스템은 병원균, 독소와 같은 외부 항원뿐만 아니라 암세포처럼 건강을 해치는 모든 위험요소에 대항해 인체를 보호하고 병원균, 유해물질, 독소로부터 우리 몸을 지키는 방어체계를 뜻합니다.

면역력에서 '힘 력(力)'은 당연히 힘이나 능력을 뜻하겠지요. 즉 면역력이란 우리 몸의 면역계가 내외부 적들과 맞서 싸우는 힘을 뜻합니다. 내외부 적들로 인해 질병이 생기지 않도록 막아내는 내 몸의 방어능력이 바로 면역력인 것입니다.

면역: 내 몸의 면역계가 내 몸을 망가뜨리는 내외부 적들을 이겨내는
　　　과정
면역 시스템(면역계): 면역과 관련된 인체기관과 기능체계
면역력: 내외부 적들을 이겨낼 수 있는 내 몸의 능력

　우리 몸에는 면역력을 유지하는 면역기관이 여기저기에 분포해 있습니다. 이들 면역기관은 여러 겹의 다중 방어체계를 형성하고 있는데요. 면역기관에 문제가 생기거나 면역기관이나 면역 시스템이 미처 방어하기 어려운 내외부의 적이 침범할 경우 결국 질병이 생기는 것입니다.

　우리 몸의 방어체계는 크게 1차 방어체계와 2차 방어체계로 구분됩니다. 우선 1차 방어체계는 외부 병균과 직접 맞부딪혀 이들의 침입을 막습니다. 피부를 비롯한 신체 각 기관(눈, 코, 입, 위, 대장 등)이 담당합니다. 피부는 외부 병균이 침입하는 걸 막는 가장 일차적인 방어선인데요. 피부 조직에 상처가 생기면 병균이 침투하기 쉬워지겠지요.

　병균이 1차 방어체계를 뚫는 데 성공한다 해도 우리 몸에서 살아남기란 쉽지 않습니다. 몸속 면역세포들이 2차 방어를 시작하기 때문입니다. 2차 방어체계에 대한 부분은 후술하겠습니다.

우리 몸의 면역기관(1차 방어체계)

면역기관	역할
눈	눈의 각막은 병균, 이물질의 침입을 어렵게 만듭니다. 눈물 속 라이소자임 물질은 세균을 죽이는 역할을 합니다.
코	콧속 콧물에도 라이소자임이 있습니다. 코털과 호흡기 점액은 먼지와 이물질을 걸러냅니다.
입	입 안의 침에도 라이소자임이 있어 병균과 이물질의 침입을 방지합니다.
위	상한 음식을 먹어 병균이 곧바로 위에 들어오더라도 위산이 병균을 죽이는 역할을 합니다.
대장	대장에 사는 유익균은 건강에 이로운 세균으로 침입한 병균의 번식을 억제합니다.

면역 시스템은
어떻게 작용하나요?

Answer

의학에서 면역이란 코로나19 등과 같은 외부 감염원이나 신체 내부에서 일어나는 암 발생을 억제해 내 몸을 보호하는 것을 뜻합니다. 세균, 바이러스 등 병원체나 암세포는 모두 우리 몸에 손상을 주거나 우리 몸을 파괴할 수 있습니다. 우리의 면역계는 코로나19와 같은 위험한 외부의 적이 우리 몸에 들어오거나 암세포 등이 체내에서 생성되면, 우선 림프구의 T세포에서 이를 인식하고 B세포를 자극합니다. 그리고 B세포에서 이에 저항하는 '초강력 무기'인 항체를 만들어냅니다.

항체란 항원(바이러스, 세균, 암세포 등)과 결합하는 거대 분자를 말합니다. 그리고 항체가 항원과 결합하면서 최종적으로 병원체나 암세포를 파괴하는 복잡한 치료과정이 일어납니다. 우리 몸이, 우리 면역계가 외부 물질에 대항해 대대적으로 싸움을 벌이는 것입니다. 이 싸움의 결과로 몸에서 염증이 생기고 열이 납니다.

특히 외부 감염에 맞서 우리 몸에서 생기는 염증 반응은 매우 중요한 면역 반응 가운데 하나입니다. 원래 '염증(炎症)'은 '염(炎)'이라는 한자에서 알 수 있듯이 우리 몸에 마치 큰불이 난 것과 같은 상태를 뜻합니다. 염증이 생겼을 때 나타나는 다섯 가지 증상으로는 통증(pain), 발적(redness), 기능 저하(immobility), 부종(swelling), 열감(heat)이 있는데요. 이런 증상이 내 몸에 나타나고 있다면 우리 몸의 면역계가 활발하게 면역활동을 벌이고 있다는 증거입니다.

가령 감기에 걸렸을 때 콧물이 나고 몸이 펄펄 끓는 것은 지금 내 몸이 외부에서 침입한 적, 바이러스와 싸우고 있다는 증거인 셈입니다. 우리 몸은 이런 염증 반응 덕분에 조직이 손상되는 것을 최대한 억제하고 감염도 막을 수 있습니다. 다시 말해 염증은 우리 몸에 없어서는 안 될 필수 기능인 것입니다. 흔히 상처에 생기는 염증은 우리 몸의 면역세포에 의해 만들어지는데요. 우리 몸의 면역 시스템이 외부의 적으로부터 자신을 지키기 위해 일으키는 자연스러운 현상입니다. 상처 난 부위에 염증이 생기면서 조직의 손상이 최대한 억제되고, 외부 감염체를 차단하고, 파괴된 조직이나 괴사된 세포를 제거하고, 손상된 조직은 재생하도록 돕는 것입니다.

단 이런 자연스러운 면역 반응인 급성염증(acute inflammation)과 달리 염증 반응이 장기간 계속되는 만성염증(chronic inflammation)은 매우 위험한 건강 문제입니다. 우리 면역력 역시 크게 떨어뜨리는 중요한 원인입니다. '착한 염증'인 급성염증은 우리 몸이 질병과 싸울 때 나타나는 자연스러운 현상이지만 별다른 자각 증상 없이 각 장기와 혈관에서 장기간 계속되는 '나쁜 염증'인 만성염증은 노화와 질병을 일으키는 요인입니다. 게다가 면역력까지 크게 떨어뜨리고 우리를 서서히 죽이는 주범이라 할 수 있습니다. 우리 몸은 손상 부위나 감염 부위가 작고 일시적일 때는 급성염증으로 해결하지만, 염증 부위가 크고 만성적 감염 상태에 놓일 때는 염증 반응이 장기간 계속되면서 만성염증 상태에 이를 수 있습니다. 이런 만성염증이 있다면 우리 면역력 역시 크게 떨어질 수밖에 없습니다.

앞서 설명했듯이 우리 몸 곳곳에는 면역기관이 산재해 있습니다. 최근 집집마다 공기청정기를 사용하고, 외출할 때는 꼭 마스크를 쓰는데요. 손소독제를 가지고 다니면서 수시로 손을 소독하는 분들도 있습니다. 현대사회에서 자주 활용되는 공기청정기, 마스크, 손소독제 역시 넓은 의미에서 보면 우리의 면역력을 지켜주는 중요한 면역 도구라고 할 수 있습니다. 우리 몸에도 이런 면역 도구와 같은 역할을 하는 여러 신체기관이 존재합니다.

병원균을 막아내는 우리 몸의 면역 시스템은 두 가지 방어체계를 가지고 있습니다. 하나는 병원균에 대한 즉각적인 방어를 담당하는 선천 면역(innate immunity)이고, 다른 하나는 병원균의 특정 항원에 대해 특별한 항체나 세포를 생성해 기억하는 후천 면역(acquired immunity)입니다.

우선 외부와 맞닿아 있으면서 끊임없이 외부 물질과 접촉하는 눈이나 코, 입의 점막이나 소장, 대장 등에서는 강력한 면역활동이 일어납니다. 특히 중요한 것이 외부에 노출되어 있는 다양한 점막 부위입니다. 눈, 코, 입 그리고 소장, 대장은 외부와 직접 맞닿아 있는 신체 부위이며 우리 면역력을 좌우하는 대단히 중요한 장기들입니다.

이들 점막 부위에서는 앞서 말한 자연 면역 혹은 1차 면역이 강력하게 벌어집니다. 자연 면역은 태어나면서 가지고 있는 선천적인 면역으로 특정한 병원체를 가리지 않고 반응하는 1차 면역 시스템입니다. 피부와 점막, 타액, 눈물, 위산, 담즙과 같은 기본적인 장벽부터 병원체를 섭취해 파괴하는 보체, 대식세포, 호중구백혈구의 식균 작용과 염증 반응이 여기에 해당됩니다. 염증이 생기면 붓고 아프고 열도 나지만 사실 이것은 우리 몸에 이상이 생겼다는 신호이자 감염의 확산을 막기 위한 자연스러운 면역 반응입니다.

여기서는 우선 가장 먼저 외부의 적들과 만나는 눈 점막에 대해서만 알아볼까요? 눈 점막에서는 눈물이 계속 조금씩 흘러나와 침입하는 적을 막아줍니다. 눈물에는 면역물질인 면역글로불린A, 락토페린과 세균 분해효소인 라이소자임 등이 함유되어 있습니다. 이 물질들은 결막에 생기는 세균을 씻어내거나 희석해서 세균의 수를 줄이고 외부 세균의 감염도 막아냅니다. 눈의 결막은 혈관이 있어서 혈액을 통해 산소와 영양분을 공급받지만, 각막은 혈관이 연결되어 있지 않아 눈물을 통해서만 영양분을 공급받고 면역력도 유지할 수 있습니다. 만약 눈물이 없다면 눈동자의 세포는 손상되고 말라죽고 말 것입니다. 보통 우리는 2~3초 간격으로 눈을 깜박이는데요. 이때 눈물샘에서 1분에 약 $1.2\mu l$ 정도의 눈물이 분비됩니다.

눈물은 크게 수성 성분, 지질 성분, 점액 성분의 세 층을 이룹니다. 제각각 중요한 역할을 담당하는데, 그중 가장 중요한 역할이 바로 면역 작용입니다. 눈물은 각막이나 결막 표면을 촉촉하게 해주고, 이물질을 씻어내고, 영양을 공급하고, 면역 작용을 합니다. 눈물의 98%가 물이고, 단백질(알부민과 글로불린 혼합액 0.4%, 락토페린) 식염, 탄산나트륨, 인산염, 지방 등이 함유되어 있고, 리소자임과 리보뉴클레아제 등 항균 성분이 함유되어 있습니다.

왜 '면역력'이라고 부르나요?

과학자 중에는 면역력은 틀린 말이고 면역계, 면역 시스템이란 말이 맞다고 주장하는 분도 있습니다. 인체 면역계, 면역 시스템, 면역 기능 등이 보다 더 정확한 표현이란 지적인데요. 물론 의학적으로 보면 면역력이라는 말이 그리 정확한 표현, 과학적인 표현이라 할 수는 없습니다. 면역력이란 표현에 반대하는 전문가들은 우리 체내의 면역계가 무척이나 다종다기한 구조를 형성하고 있으므로 이를 뭉뚱그려 면역력이라고 칭하면 여러 면역기관과 그 기능을 혼동할 수 있다고 이야기합니다.

저는 개인적으로 면역계, 면역 시스템이라는 말보다는 면역력이라는 말을 애용하는데요. 면역 기능이나 면역 시스템이 좀 더 정확하고 전문적인 용어이긴 하지만 굳이 면역력이라는 표현을 쓰는 특별한 이유가 있습니다. 우리 몸에 존재하는 외부 바이러스에 대항하는 면역 시스템이 사람마다 서로 다를 수 있다는 점에서, 면역 기능이 뛰어난 사람도 있고 떨어지는 사람도 존재한다는 측면에서 우리에게 각기 다른 면역력(力)이 존재한다고 보기 때문입니다.

이와 관련해 우리나라 식품의약품안전처에서도 흥미로운 연구를 진행했는데요. 장수마을 거주자와 도시 거주자 간의 장 건강 상태를 서로 대조·비교하는 연구였습니다. 그 결과 채식과 발효식품을 상대적으로 많이 먹는 장수마을 거주자가 도시 거주자에 비해 비만 억제 및 대장 질환 등에 도움이 되는 장내 미생물이 3~5배 많은 것으로 조사되었습니다. 반대로 유해균으로 알려진 살모넬라 엔테리카균은 도시 거주자에게서 비교적 높은 분포를 보이고, 장수마을 거주자에게서는 거의 검출되지 않는 것으로 나타났습니다.

특히 유익균으로 알려진 락토바실러스균의 경우 도시 거주자는 전체 장내세균 내 0.56%를 차지한 반면, 장수촌 거주자는 1.355%로 2.4배 높은 것으로 나타났습니다. 락토코거스균 역시 도시 거주자는 전체 장내세균 내 0.02%를 차지한 반면, 장수촌 거주자는 0.1%로 5배 높게 나타났습니다.

우리 몸의 면역세포 중 70%는 장에 존재합니다. 면역세포는 장내 점막에 집중적으로 분포하고 있고, 이 면역세포를 활성화하는 것이 바로 장내세균 가운데 '유익균'입니다. 표본이 작은 규모의 연구지만 장수와 건강, 그리고 면역력과 장내세균의 균형에 관한 중요한 단서를 제공합니다.

제가 실제로 진료실에서 수많은 환자를 접하면서 직관적으로 체감한 부분은, 사람에 따라서 면역 시스템이 잘 작동하는 경우도 있지만 면역 시스템이 제대로 힘을 발휘하지 못하는 경우도 있다는 사실입니다. 또 드물게는 강력한 면역체계를 형성하고 있는 사람도 있습니다.

면역 시스템이 거의 작동하지 않는 면역결핍증은 면역계의 여러 구성 요소 가운데 어떤 부분에 기능 이상이 생긴 질환입니다. 우리 면역계를 구성하는 세포 가운데 어떤 부분이 사라지거나 기능이 떨어져 면역 시스템이 제대로 작동하지 않는 것인데요. 면역결핍증은 '1차 면역결핍증(primary immune deficiency)'과 '2차 면역결핍증(secondary immune deficiency)'으로 나뉩니다.

1차 면역결핍증은 선천적으로 발생하며 결함이 있는 면역계에 따라 B세포계, T세포계, 보체계(complement system), 식세포계의 이상증으로 구분됩니다. 2차 면역결핍증은 면역 기능이 정상이었던 사람이 특정 질병으로 면역 기능에 문제가 생기는 것으로, 대표적인 예로 에이즈(AIDS) 바이러스라고 알려져 있는 '인체 면역결핍 바이러스(HIV; Human Immunodeficiency Virus)' 감염이 있습니다. HIV에 감염되면 우리 면역 시스템 전체가 무너지고, 사소한 감염에도 심각한 후유증을 겪거나 사망에 이를 수 있습니다. 에이즈 바이러스 역시 코로나19 바이러스처럼 끊임없이 변이를 일으키기 때문에 정복되기가 힘든 것으로 알려져 있습니다. 최근 영국에서는 VB 변이라는 증식 속도는 5배, 독성은 2배 강한 에이즈 바이러스가 등장해 많은 우려를 자아내고 있습니다.

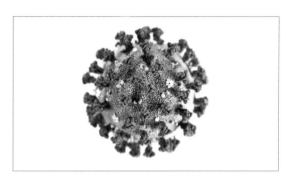

바이러스 표면에 스파이크 단백질이 촘촘하게 솟아올라 있는 모습

최근 미국에서 바이러스의 변이와 관련해 놀라운 연구 결과가 발표되었습니다. 코로나19가 유행하기 시작하면서 진행된 이 실험은 코로나19 바이러스가 앞으로 어떻게 변할 것인지를 예측하기 위해 진행되었습니다. 2020년 10월부터 뉴욕 록펠러대학교 소속 바이러스 학자들은 1년간 이 프로젝트를 진행했고, 그 결과 앞으로도 코로나19 바이러스가 계속 변이할 것이고 이 과정에서 치명적이고 전염력이 큰 변종이 생길 것이라 예측했습니다.

실험 과정에서 연구진은 특정 인공 '스파이크 단백질(spike glycoprotein, 돌기단백질)'을 만들었습니다. 스파이크 단백질은 '페플로머(peplomer)'라고도 불리는데요. 외부 바이러스가 우리 세포에 침투할 때 사용하는 단백질입니다. 페플로머는 '단백질 도메인(protein domain)'을 통해 숙주세포의 표면에 위치한 수용체와 결합하면서 바이러스가 숙주세포 안으로 침입할 수 있도록 해줍니다.

앞서 외부 항원에 맞서 싸우며 우리 몸에는 질병을 이기고 외부 침입 항원을 막아내는 항체가 만들어진다고 했는데요. 연구팀은 코로나19에 걸렸다가 회복된 사람들의 모든 항체를 무마시킬 수 있는 돌연변이 스파이크 단백질을 만들어내는 데 성공했고, 이후 20종의 스파이크 단백질이 서로 합쳐진 '프랑켄슈타인 스파이크'를 만들어냅니다. 참으로 무시무시한 단백질이라고 할 수 있지요.

연구팀은 이 바이러스를 코로나19에 걸렸다가 회복한 사람이나 백신을 접종한 사람에게 주입했고, 그 결과 예상했던 대로 바이러스는 모든 항체를 피해서 몸에 침투했습니다. 백신을 맞은 사람도 코로나19에 걸렸던 사람도 면역계가 제대로 작동하지 않은 것입니다. 그런데 놀라운 일이 벌어졌습니다. 코로나19에 걸렸다가 회복하고 백신까지 접종한 사람들 가운데 일부에서는 프랑켄슈타인 스파이크를 가진 바이러스가 거의 힘을 쓰지 못하고 사멸해버리는 현상이 확인되었기 때문입니다.

연구팀의 예상과 달리 코로나19 바이러스에 대해 강력한 면역 시스템을 가진 사람이 존재했던 것입니다. 이들은 다른 사람들보다 델타, 오미크론 등 변이 바이러스에 훨씬 더 강한 저항력을 보였고, 혈액을 분석해보니 대부분의 외부 바이러스를 막아낼 수 있는 하이브리드 면역이라 부르는 '슈퍼 면역'이 형성된 것을 확인할 수 있었습니다. 즉 아무리 변종 바이러스를 강제로 주입해도 코로나19에 걸리지 않는 사람이 있다는 것입니다. 현재 이들 '슈퍼 면역자'에 대한 연구가 활발하게 이뤄지고 있는 상황입니다.

영국 런던대학교 연구팀의 또 다른 실험에서도 슈퍼 면역의 가능성이 확인되었습니다. 런던대학교 연구팀은 코로나19 백신이 개발되기 전, 의료인들을 대상으로 연구를 진행해 이들 중 일부는 따로 코로나19에 대한 항체를 형성하지 않아도 코로나19에 잘 대처할 수 있다는 사실을 발견했습니다. 양성 반응을 보이기도 전에 이미 면역 기능이 작동해 바이러스를 막아내고 있었던 것입니다.

런던대학교 연구팀은 슈퍼 면역자들이 감기 등을 통해 이미 코로나19 혹은 다른 종류의 유사한 바이러스에 노출된 이력이 있었을 것으로 추정합니다. 코로나19와 유전적 유사성을 가진 바이러스에 노출된 경험 때문에 체내 T세포가 몸으로 침입하는 코로나19를 지체 없이 공격할 수 있었다고 추정합니다.

이처럼 각종 감염이나 암과 같은 항원에 강한 사람이 있는 반면, 그렇지 못한 사람도 존재합니다. 그렇기에 상대적으로 면역력이 뛰어난 사람, 그렇지 못한 사람으로 나눌 수 있는 것입니다.

무병장수와 면역력의 상관관계가 궁금합니다

면역력은 건강하게 장수하는 길의 첫 번째 조건입니다. 우리 몸은 자연 치유능력, 즉 자신을 스스로 치유할 수 있는 능력을 지니고 있습니다. 우리 몸에 바이러스나 세균이 침입해도 스스로를 보호하고 이겨낼 수 있는 면역 시스템을 가지고 있는 것입니다.

가령 외부에서 우리 몸에 바이러스가 침입하면 먼저 '대식세포(macrophage)'가 침입한 바이러스를 공격합니다. 그리고 '도움 T세포(Helper T-cell)'에 바이러스 침입 정보가 전달되고, 도움 T세포는 'B세포(B-cell)'에게 항체를 생산하게 합니다. 이렇게 생산된 항체는 바이러스 표면에 달라붙어 대식세포가 바이러스를 쉽게 잡아먹을 수 있게 해줍니다. 도움 T세포는 '킬러 T세포(Killer T-cell, 면역 반응에 관여하는 T세포 가운데 몸속의 이물질인 다른 세포를 공격해 파괴하는 세포)'에게 바이러스를 직접 공격해 살해하도록 명

령합니다. 마지막으로 도움 T세포는 '기억 T세포(Memory T-cell)'가 침입한 바이러스를 기억하게 만들어 다음에 똑같은 바이러스가 침입할 때를 내비합니다.

면역력이 충분할 때는 외부의 적(바이러스, 세균)이 침입해도 이와 같은 방어 시스템이 정상적으로 작동합니다. 하지만 생체 균형이 무너져 방어 시스템이 정상적으로 작동하지 않으면 질병이 생깁니다.

이 면역 시스템에서 가장 중요한 것이 바이러스에 감염되거나 암세포로 변한 세포를 찾아 살해하는 킬러 T세포인데요. 킬러 T세포는 혈액이나 림프액을 타고 다니며 우리 몸 구석구석을 순찰하면서 감염된 세포나 암세포를 발견하면 곧장 죽이는 역할을 합니다. 킬러 T세포는 림프세포의 일종인데, 림프세포에는 킬러 T세포 외에도 도움 T세포와 B세포가 있습니다. 도움 T세포는 바이러스가 침투하면 B세포를 자극해 항체를 만들게 하고, 그러면 항체가 바이러스를 죽입니다. 도움 T세포와 달리 킬러 T세포는 마치 음주운전을 단속하는 경찰처럼 세포 하나하나를 검사해 바이러스에 감염된 세포나 암세포를 발견해서 직접 죽이는 역할을 합니다.

우리 몸속 세포의 표면에는 'MHC(주요 조직 적합성 유전자 복합체)'라는 부분이 있습니다. MHC는 꽃게 집게발 모양의 단백질 분자로 세포 안에 있는 단백질 조각을 세포 표면으로 끌고 나오는 역할을 합니다. 본래 세포는 자기 단백질로 채워져 있지만, 바이러스에 감염되면 없던 새 바이러스 단백질이 생깁니다. 세포 속

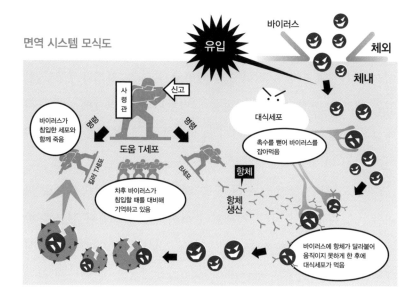

면역 시스템 모식도

바이러스
체외
체내

유입

신고
사령관

명령

명령

대식세포
촉수를 뻗어 바이러스를 잡아먹음

바이러스가 침입한 세포와 함께 죽음

도움 T세포

킬러 T세포

B세포

항체

차후 바이러스가 침입할 때를 대비해 기억하고 있음

항체
생산

바이러스에 항체가 달라붙어 움직이지 못하게 한 후에 대식세포가 먹음

단백질은 단백질 분해효소에 의해 펩티드 조각으로 분해되어 떠돌다가 MHC와 결합해 세포 표면으로 나옵니다.

킬러 T세포는 자신의 'TCR(T세포 수용체)'을 통해 MHC와 펩티드 조각이 결합한 부분을 검사해서 바이러스 감염 여부를 알아차립니다. 정상 세포라면 그냥 놔두지만 바이러스에 감염되어 만들어진 단백질인 것이 확인되면 킬러 T세포가 이를 공격해 죽입니다. 세포가 죽으면 당연히 바이러스도 따라 죽습니다. 지금 이 순간에도 우리 몸의 곳곳에서는 비정상적 세포 분열이나 바이러스 감염이 일어납니다. 하지만 T세포가 병든 세포를 찾아내 죽여주는 덕분에 건강한 몸을 유지할 수 있는 것입니다.

다시 한번 정리하면 세포 면역에 중요한 역할을 하는 T세포는 외부 침입자를 파괴하는 킬러 T세포와 외부 침입을 B세포에게 알리는 도움 T세포로 나뉩니다. B세포가 만들어내는 항체가 바이러스의 세포 감염을 막아주는 역할을 한다면, 킬러 T세포는 감염된 세포를 직접 죽이는 역할을 담당합니다. 킬러 T세포의 공격 대상에는 암세포도 포함됩니다. T세포가 항암 치료의 중심이 된 이유 역시 여기에 있습니다.

T세포의 최고 강점은 우리 몸을 해치는 적들을 연속적으로 파괴하는 능력에 있습니다. 암세포나 바이러스에 감염된 세포를 발견하면 T세포는 세포를 붙잡고 구멍을 내서 독성 단백질을 넣어 세포를 죽이는 역할을 하는데요. 이처럼 T세포가 제 역할을 하기 위해서는 자신의 공격 무기인 독성 단백질을 계속 충전해야만 합니다.

110세 이상 생존하는 초장수자는 매우 드물고 일본에서도 150명 정도에 그칩니다. 나이가 들면 면역력이 떨어지고 암이나 감염병 위험이 커지는데, 초장수자는 이러한 질병에 쉽게 걸리지 않고 110세가 넘어서까지 독립적이면서도 건강한 생활을 합니다. 일본 이화학연구소 통합생명의과학연구센터와 게이오대학교 의대 연구팀은 초장수자의 면역에 어떤 특성이 있는지 조사했습니다. 그 결과 초장수자는 T세포의 구성이 다른 것으로 나타났습니다.

초장수자는 특히 'CD4 양성 킬러 T세포'의 비율이 매우 높았는데요. CD4 양성 킬러 T세포는 보통 혈액 속에 몇 퍼센트 정도밖에 존재하지 않는데, 초장수자의 혈액에는 약 25%나 포함되어 있는 것으로 나타났습니다. 어째서 초장수자에게 이렇게 많은 CD4 양성 킬러 T세포가 존재하는지, 또 어떻게 하면 보통 사람도 CD4 양성 킬러 T세포의 비율을 인위적으로 높일 수 있을지 밝혀낸다면 인류 대부분이 100세 이상까지 건강하게 장수하는 날이 오지 않을까요?

또 영국 임페리얼칼리지 런던 연구팀은 여성이 남성보다 오래 사는 이유가 T세포가 더 많기 때문이라는 사실을 밝혀냈습니다. 건강한 남녀 46명(20~62세)을 대상으로 T세포 수를 검사한 결과, 나이가 들면서 남녀 모두 T세포 수가 줄었지만 여성은 같은 나이 남성에 비해 T세포가 현저히 많은 것으로 확인되었습니다.

면역력은
타고나야 하나요?

Answer

면역력은 유전의 영향을 받기도 하지만 더 빈번하고, 더 크게 후천적인 생활습관 및 건강관리의 영향을 받습니다. 우리의 면역체계는 유전과도 밀접한 관련이 있습니다. 앞서 여성의 면역체계가 평균적으로 남성보다 뛰어나다는 사실을 알려드렸는데요. 그런데 뜻밖에도 미국의 자가면역 질환자의 75%가 여성이라는 연구 결과가 있습니다. 이는 자가면역 질환의 특성 때문인데요. 자가면역 질환은 우리의 면역체계가 외부의 적이 아닌 신체의 일부를 적으로 착각하고 이를 공격하는 질환입니다. 여성의 면역력이 남성보다 뛰어나기 때문에 그 반작용으로 남아도는 면역력이 자신을 해치는 기전을 가진 질환, 그러니까 자가면역 질환의 발병률이 상대적으로 높은 것입니다.

자가면역 질환은 유전을 통해 후대에 이어지는 특성이 강합니다. 가령 대표적인 자가면역 질환인 루푸스의 경우 가족력이 66% 이상으로 유전적 요인이 매우 큰 것으로 조사된 바 있습니다. 이런 복합적인 원인으로 인해 성인 루푸스 환자의 경우 남녀 비율이 1:5~1:10 정도로 여성의 발병률이 월등히 높습니다.

또 부모나 조부모 세대가 겪었던 환경 조건이 그대로 자손에게 유전되어 면역체계에 다양한 영향을 미치기도 합니다. 제2차 세계대전 말 1944~1945년에 걸친 '네덜란드 대기근(Dutch Famine)' 시기에 사람들은 하루 500칼로리 이하의 식사밖에 할 수 없었습니다. 대기근으로 인해 무려 1만 8천여 명이 기아로 사망했고요. 그런데 이 당시 태어난 아이들이 성인이 되었을 때 당뇨병, 비만, 심장병, 암, 정신분열증 등의 질병에 걸리는 비율이 다른 세대에 비해 무척 높았다고 합니다. 산모들 역시 영양 결핍이 심했기 때문에 당시 태어난 태아들은 주어진 영양분을 몸에 좀 더 많이 축적하는 유전 형질을 갖게 되었을 것으로 추론됩니다.

이와 관련된 또 다른 연구도 살펴보겠습니다. 독일 본대학교, 자를란트대학교, 네덜란드 라드바우드대학교, 스위스 로잔대학교, 그리스 아테네대학교 4개국 합동 연구팀은 생쥐 수컷을 칸디다균(candida albicans)에 감염시킨 뒤, 감염에서 회복된 수컷을 건강한 암컷과 교배시켰는데요. 이렇게 태어난 생쥐를 칸디다균에 감염되지 않았던 생쥐 쌍의 자손과 비교해봤습니다. 그 결과 칸디다균에 감염되었던 생쥐 수컷의 자손은 칸디다균에 감염되지 않았던 생쥐 수컷의 자손보다 대장균류 감염에 훨씬 강한 보호 기능을 갖고 있었습니다. 보호 기능이 유전을 통해 다음 세대에 전달된 것입니다.

　이처럼 어떤 사람은 선천적으로 뛰어난 면역체계를 가지고 태어나고, 또 어떤 사람은 선천적으로 다른 사람에 비해 떨어지는 면역체계를 가지고 태어납니다. 유명 배우 안젤리나 졸리는 유방암 예방을 위해 자신의 유방의 일부를 제거하는 수술을 받았습니다. 그녀의 부모, 조부모, 친척 중에 유방암이 생겨 죽음까지 맞이한 분이 여럿 있었는데요. 유방암을 유발하는 대표적인 변이로는 BRCA1·2가 있습니다. 유전자 검사를 통해 그 존재 여부를 쉽게 확인할 수 있는데, 해당 변이가 있는 여성의 경우 유방암이 생길 가능성이 70~80%에 달할 정도로 높다고 합니다. 또 난소암, 췌장암, 전립선암 발병 확률 역시 다른 사람에 비해 상당히 높아집니다. 안젤리나 졸리처럼 미리 유방암이 생기는 유선 상당 부분을 제거하는 수술을 받으면 유방암 발병을 크게 낮출 수 있습니다. 통계에 따르면 최대 5%까지 발병률을 낮출 수 있습니다.

　이렇게 다른 사람에 비해 암에 좀 더 잘 걸리는 유전적 특성을 가진 사람이 있습니다. 조금 무섭게 들리지만 이른바 '암 체질'인 사람이 따로 있는 것이지요. 선천적으로 타고난 유전적 요인에 의해 어떤 병에 얼마나 잘 걸리느냐를 나타내는 용어가 '유전적 감수성(genetic susceptibility)'입니다. 유전적 감수성은 외부 위험 요소에 유난히 취약한 유전적 특성을 가리키는 의학 용어입니다.

　가령 담배를 피워도 폐암에 걸리지 않고 100세 넘도록 장수하는 사람이 있는 반면, 자신은 한 번도 흡연한 적이 없는데 간접흡연으로 폐암에 걸리는 사람도 있습니다. 이런 사람을 가리킬

때 담배로 인한 폐암 발병에 대해 유전적 감수성이 높다고 말합
니다. 만약 친족 가운데 흡연으로 인해 폐암으로 사망한 경우가
있고 내가 그런 유전자를 공유하고 있다면 본인 역시 폐암에 걸
릴 가능성이 높은 것입니다.

만약 암에 걸리기 쉬운 유전적 특성을 가지고 태어났다면 이를
그저 운명이라 여기고 체념해야 할까요? 꼭 그렇지는 않습니다.
의학적으로 회피할 방법이 얼마든지 존재하기 때문입니다. 이어
지는 답변들에서 그 해답을 찾아보기 바랍니다.

Question

006

면역력이 떨어지면
어떻게 되나요?

Answer

면역력이 떨어지면 즉각적으로 증상이 나타나기도 하지만 대부분의 경우 서서히 몸을 망치다가 갑작스레 심한 증상이 나타납니다. 그래서 면역력 저하가 무서운 것입니다. 면역력이 떨어지면 우리 몸 곳곳에서 다양한 증상이 나타납니다. 물론 의사의 정확한 진단과 검사가 필요하겠지만 지금부터 열거하는 신체 증상이 빈번하게 혹은 최근 들어 자주 나타난다면 면역력 저하가 나타나고 있는 것은 아닌지 의심해봐야 합니다.

우선 충분히 쉬었는데도 피로가 계속 이어질 수 있습니다. 심할 때는 만성적인 피로를 느낄 수 있습니다. 미국 질병통제예방센터(CDC) 기준에 따르면 특별한 원인 없이 충분한 휴식을 취해도 피로가 회복되지 않는 심한 피로가 6개월 이상 이어지는 증상을 '만성피로 증후군(CFS; Chronic Fatigue Syndrome)'이라고 정의 합니다. 최근 들어 이 만성피로 증후군을 호소하는 사람들이 증가하고 있습니다. 원인은 아직까지도 분명하게 규명되지 못하고 있습니다.

만성피로 증후군은 주로 20~40대 젊은 사람에게 자주 생기며 남성보다는 여성에게 훨씬 높은 비율로 나타납니다. 원인으로 지목되는 요인은 무척 다양합니다. 우선 정신적인 문제가 자주 지목되는데요. 우울증, 불안장애와 같은 다른 정신 질환과는 구별되는 차이를 보입니다. 한편 만성적인 바이러스 감염이 유력한 원인으로 지목되기도 합니다. 만성피로 증후군 환자들은 발병 초기 인플루엔자나 단핵구증과 비슷한 증상 경험을 보이기 때문입니다. 또 알레르기 증상, 면역 기능 이상, 신경내분비 반응, 중추신경계 이상, 유전자 소인, 성격 요인 등이 그 원인으로 지목됩니다. 충분히 쉬어도 잘 풀리지 않는 피로가 계속된다면 면역 기능의 저하나 불균형 여부를 반드시 점검해봐야 합니다.

면역력이 떨어지면 당연히 감기에 자주 걸리는 증상이 나타납니다. 최근 들어 감기에 반복해서 감염되고 있다면 가장 먼저 면역 기능이 저하된 것은 아닌지 의심해봐야 합니다. 또 피부에 염증이 잘 생길 수 있습니다. 특히 얼굴 부위에 염증이 자주 생긴다거나 다래끼가 생긴다면 그 원인이 면역력의 저하일 수 있습니다. 또 몸에서 계속 미열이 느껴질 수 있습니다. 우리 몸의 체온은 36~37.5℃ 사이가 정상인데요. 자신의 평소 체온보다 약 0.5℃ 정도 높은 상태가 이어진다면 면역력 저하를 의심해봐야 합니다. 일주일에 2~3회 이상 미열이 느껴진다면 몸속 어디선가 계속해서 염증 반응이 있다는 증거일 수 있습니다. 면역력이 떨어져 외부 세균이나 바이러스를 잘 제거하지 못해서 생기는 증상일 수 있습니다.

또 최근 들어 다크서클이 심해지고 있다면 면역력 저하를 의심해봐야 합니다. 다크서클이란 눈 주위의 피부가 짙은 색으로 변하는 '안구 주위 흑륜(眼球周圍黑輪)'을 뜻합니다. 다른 원인에 의한 것일 수도 있지만 면역력 저하로 인해 다크서클이 심해질 수 있습니다. 눈 밑 피부는 우리 몸에서 가장 얇은 부위 가운데 하나입니다. 그래서 모세혈관과 검푸른 정맥이 쉽게 비치는 신체 부위이기도 합니다. 잠을 잘 자지 못해서 혈관이 늘어지면 비치는 부위가 늘어나서 다크서클이 심해질 수도 있고, 혈액순환이 잘되지 못해서 심해질 수도 있습니다. 이렇게 다크서클이 심해지는 것은 우리 몸의 신체 기능 저하, 면역력 저하와 직간접적으로 이어질 수 있습니다.

입안이 자주 허는 증상 역시 면역력 저하가 원인일 수 있습니다. 우리 입안에는 세균이나 바이러스가 가득합니다. 면역력이 떨어지면 이 세균이나 바이러스가 입안에 염증을 일으켜 자주 헐수 있습니다. 입 속 여기저기에 염증이 산발하는 아프타성 구내염, 바이러스성 구내염, 진균성 구내염 모두 면역 기능이 떨어지면서 바이러스나 세균을 제때 제거하지 못했기 때문에 생기는 염증 질환입니다. 면역력이 떨어지면 입안에만 염증이 자주 나타나는 것이 아니라 입 주위에도 물집이 자주 잡힐 수 있습니다. 입 주위에 좁쌀만 한 물집이 자주 생긴다면 심한 피로와 그로 인한 면역력 저하가 원인일 수 있습니다.

면역력에서 많은 부분은 우리 장이 담당합니다. 우리 면역세포의 70% 이상이 장 속에 상주하고 있습니다. 따라서 면역력이 떨어지면 장에서 가장 먼저 신호를 보냅니다. 배탈이나 설사가 잦다면 가장 먼저 면역력이 떨어진 것은 아닌지 의심해봐야 합니다.

면역력이 떨어지면 대상포진에 자주 걸릴 수 있습니다. 대상포진은 어릴 때 수두를 앓고 난 사람이나 면역력이 저하된 사람이 잘 걸립니다. 수두 바이러스, 단순포진 바이러스, 대상포진 바이러스는 모두 같은 헤르페스(herpes) 바이러스 때문에 생기는데요. 그 증상이나 질병명이 다를 뿐입니다. 수두를 앓은 사람은 헤르페스 바이러스가 척추 신경절에 잠복해 있다가 면역력이 떨어졌을 때 이와 같은 질병으로 나타날 수 있습니다. 전에는 없던 피부 물집이나 붉은 띠가 나타났다면 가장 먼저 대상포진을 의심해봐야 합니다. 초기에 치료하지 않고 방치하면 증상이 점점 심해지고, 때로는 심각한 후유증에 시달릴 수 있습니다. 심한 경우 실명하는 경우도 있습니다. 증상이 나타나고 72시간 안에 항바이러스제 등의 약물치료를 받으면 쉽게 치료할 수 있습니다.

나이가 들면서
면역력도 떨어지나요?

나이가 들면서 면역력도 떨어집니다. 나이에 따른 면역력 저하가 노화의 주요한 원인이기도 합니다. 하지만 면역력이 떨어지는 정도는 사람에 따라 천차만별입니다. 고대 철학자 헤라클레이토스의 말처럼 '만물은 유전합니다(panta rhei).' 당연히 몸속 면역력 또한 나이에 따라 변합니다. 면역력은 30세를 기점으로 하락하기 시작합니다. 건강에 신경을 쓰고 면역력 관리에 힘쓰는 사람이라면 그 시간을 조금 늦출 수는 있지만 그렇다고 계속 면역력을 높은 상태로 유지할 수는 없습니다. 가장 큰 이유는 우리 몸속 면역세포의 수와 기능이 시간이 갈수록 떨어지기 때문입니다.

30세를 기점으로 우리 몸속 면역세포 수는 점점 줄어들기 시작합니다. 이렇게 면역세포가 줄면 당연히 면역력 역시 떨어질 수밖에 없고, 그로 인해 질병에 더 많이 걸립니다. 면역력 혹은 면

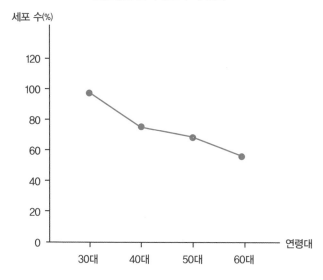

연령대별 면역세포 수의 변화

세포 수(%)

연령대

30대　40대　50대　60대

역세포의 밀도나 기능 역시 다른 많은 생체 기능 및 신체능력과 밀접한 관련이 있습니다. 나이가 들면 내 몸의 여러 생체지표 역시 함께 변합니다. 콜레스테롤 수치와 혈압이 올라가기 쉽고 체지방이 증가하는 반면, 골밀도와 근육량은 감소하기 쉽겠지요. 특히 면역력이나 각종 건강 기능과 관련이 깊은 중대 요소인 호르몬 수치 역시 나이에 따라 줄어들기 쉽습니다.

　비만과 밀접한 연관이 있는 테스토스테론, 에스트로겐, 성장호르몬의 분비 수치는 청소년기에서 청년기로 넘어올 때 정점을 찍고 점차 완만한 하강 곡선을 그립니다. 20대 때는 운동을 특별히 하지 않아도 뱃살이 하나도 없었던 사람이 중년을 넘어가면 운동을 충분히 해도 계속 뱃살이 늘어날 수 있는 것입니다. 평균적으로 40대 남성은 젊은 시절 최전성기에 비해 남성호르몬인 테스토

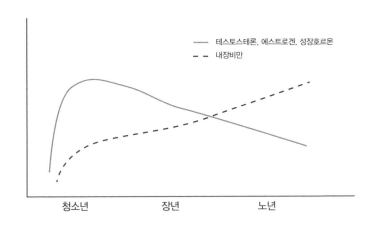

나이에 따른 호르몬과 내장비만의 변화

테스토스테론, 에스트로겐, 성장호르몬
내장비만

청소년　　　　　　장년　　　　　　노년

스테론의 수치가 절반 이하로 떨어집니다.

　우리는 나이가 들수록 면역력이 떨어지는 동시에 노화 현상을 겪습니다. 노화 현상과 가장 관련 깊은 것이 면역세포의 수와 기능의 감소입니다. 우리 몸의 면역세포인 'NK세포(natural killer cell, 자연살해세포)'는 몸속 구석구석을 다니며 제거 대상 세포를 찾는 능력과 제거 대상 세포에 착 달라붙는 능력, 그리고 세포독성물질인 퍼포린(perforin)과 그랜자임(granzyme)을 분비해 제거 대상 세포를 죽이는 능력을 갖고 있습니다. 그런데 나이가 들거나 우리 몸의 면역력이 떨어지면 이런 능력을 점차 잃어갑니다. NK세포의 이동능력도 떨어지고, 암세포나 감염된 세포를 찾아내는 식별능력도 떨어지고, 세포를 죽이는 능력도 함께 떨어집니다. 이렇게 몸의 면역 시스템이 무너지면서 바이러스 감염과 그에 따른

2차 감염으로 인해 몸속 장기들의 기능이 저하되고 노화가 더욱 빠르게 진행되는 것입니다.

그러나 나이가 들었다고 똑같은 비율로, 똑같은 속도로 노화를 겪는 것은 아닙니다. 가령 같은 나이의 50대 여성 두 사람의 성장호르몬 수치를 측정해보면 2배 이상 차이가 나는 경우가 다반사입니다. 육안으로도 성장호르몬 분비가 왕성한 여성분을 보면 피부가 탱탱하고 탄력 넘치고 윤기가 나며 뱃살이 거의 없는 보기 좋은 체형을 가진 것을 확인할 수 있습니다. 그러니 나이도, 건강도, 면역력도 노력 여하에 따라 개선할 수 있는 부분이 무척 많다는 사실을 잊지 말아야 합니다.

제 면역력 상태를
점검할 수 있을까요?

면역력 수준을 단번에 측정할 수 있는 검사법은 아직 존재하지 않습니다. 하지만 자신의 면역력 수준을 가늠해볼 수 있는 검사가 몇 가지 있습니다. 대표적으로 면역세포 가운데 하나인 NK세포의 농도를 확인해보는 검사가 있습니다. 'NK세포 활성도 검사'라고 하는데요. 이를 통해 NK세포의 면역력을 간접적으로 확인할 수 있습니다. NK세포 활성도는 혈액 내에 존재하는 NK세포를 인위적으로 활성화한 후 분비되는 인터페론감마의 양을 효소면역분석법(ELISA)을 이용해 측정하는 검사입니다. NK세포 수치가 500pg/ml 미만인 경우 암이 발생할 가능성이 높기에 검진을 해봐야 합니다.

따로 면역력 검사를 받아보지 않아도 간단히 자신의 면역력 상태를 알아볼 수 있는 방법이 있습니다. 다음의 문항을 꼼꼼히 확인해서 자신의 몸에 면역력 저하가 생긴 것이 아닌지 살펴보기 바랍니다. 다음의 20개 문항 중 해당되는 문항이 6개 이하라면 거의 정상에 가깝다고 보면 됩니다. 면역력 역시 평균 이상일 가능성이 높습니다. 해당되는 문항이 7~12개라면 조심해야 하는 단계입니다. 면역력이 상당히 떨어진 상태일 가능성이 있어 면역력 관리를 위해 보다 적극적이고 다양한 노력을 기울여야 합니다. 13개 이상 해당된다면 위험한 단계입니다. 이 경우 면역력 관리가 시급한데요. 어쩌면 좀 더 중대한 건강 위험이 존재할지도 모릅니다. 반드시 의사와의 면담이나 정식 검사를 통해 건강 문제를 점검해보기 바랍니다.

1. 입안이 헐거나 입 주위에 물집이 자주 잡힌다.

2. 상처가 전에 비해 잘 낫지 않는다.

3. 눈이나 눈 주위에 염증이 자주 생긴다.

4. 스트레스가 잘 풀리지 않는다.

5. 쉽게 피로를 느낀다.

6. 감기에 잘 걸리고 쉽게 낫지 않는다.

7. 체력이 전에 비해 많이 떨어진다.

8. 체중이 평균에 비해 많이 적거나 과체중 혹은 비만이다.

9. 인내력과 끈기를 발휘하기 어렵다.

10. 배탈이나 설사가 잦아졌다.

11. 아침에 일어날 때 몸이 무겁다.

12. 잠을 많이 잤는데도 개운하지 않다.

13. 운동시간이 많이 부족하다.

14. 몸이 나른하고 권태로움을 많이 느낀다.

15. 무좀이 심해졌거나 잘 치료되지 않는다.

16. 건강식보다는 인스턴트 음식을 즐긴다.

17. 자주 우울하고 기분이 가라앉아 있을 때가 많다.

18. 깊은 잠을 못 자고 자다가 자주 깬다.

19. 술을 자주 마신다.

20. 담배를 많이 피운다.

면역력이 나쁜 사람들의
특징은 무엇인가요?

Answer

면역력이 나쁜 사람들에게는 몇 가지 공통점이 있습니다. 면역력은 생활습관의 영향을 크게 받기 때문입니다. 물론 이 부분은 앞서 소개한 면역력이 약할 때 나타나는 여러 신체 증상이나 면역력 지수 테스트를 통해 어느 정도 알려드렸습니다. 자주 감기에 걸리거나 몸 여기저기서 염증이 나타나는 사람, 또 술과 담배를 과하게 하는 사람, 만성적인 피로나 스트레스에 시달리는 사람 등이 면역력 저하를 겪고 있을 가능성이 높습니다. 그런데 사실 이는 원인과 결과 가운데 결과에 해당하는 것들입니다. 타고난 자신의 유전적 특성이나 신체능력과 상관없이 면역력을 떨어뜨리는 주요 원인도 존재할 것입니다.

면역력이 나쁜 사람들의 특징은 앞으로 소개할 '원인'과 깊은 관련이 있습니다. 다시 말해 면역력이 나쁜 사람들에게서 보이는 공통적인 특징이 그 사람의 면역력을 점차 떨어뜨리는 원인으로 작용하리라 추측할 수 있습니다. 여기서는 면역력이 나쁜 사람들이 보이는 수많은 특징들 가운데서 의학적인 인과성이 어느 정도 검증되고 확인된 특성을 중심으로 알아볼까 합니다.

어떤 생활습관을 반복하면 면역력이 가장 큰 폭으로 떨어질까요? 면역력이 떨어지는 사람들의 특징에는 어떤 것이 있을까요?

첫 번째는 건강하지 않은 입맛을 꼽을 수 있습니다. 자신이 먹는 것이 바로 자기 자신이라는 말이 있습니다. 건강에서 음식보다 더 중요한 요인은 찾기 어려울 정도입니다. 대표적으로 잘못된 입맛은 짠맛, 단맛을 지나치게 추구하는 입맛, 탄수화물에 중독된 입맛, 필수 단백질 섭취를 꺼리는 입맛, 채소 섭취를 싫어하는 입맛 등이 있습니다.

특히 한국인에게 공통적으로 나타나는 대표적인 나쁜 입맛이 바로 짠맛 중독입니다. 우리나라를 비만과 고혈압 천국으로 만든 가장 큰 원인이기도 한데요. 음식을 짜게 먹으면 우리 몸은 이를 해소하려고 더 많은 음식을 찾을 수밖에 없습니다. 뇌의 시상하부에서 짠맛을 해결하라고 갈증 신호를 보내지만 사람들은 흔히 이를 배고픔으로 착각하고 다른 음식을 찾습니다. 게다가 짠 음식은 대부분 많은 지방, 탄수화물까지 함께 버무려져 있어서 칼로리가 상당히 높습니다. 고염식은 우리 몸을 해치는 가장 나쁜 입맛, 식습관입니다.

탄수화물 중독이나 의존도 문제가 큰 입맛입니다. 물론 탄수화물은 우리 몸에 없어서는 안 될 필수 영양소입니다. 우리의 뇌가 포도당을 주 에너지원으로 사용하기 때문입니다. 탄수화물 부족은 체단백 분해, 나트륨 손실, 탈수를 가속화시켜 뇌혈류 장애, 뇌에너지 공급 불량 등으로 이어져 뇌기능을 떨어뜨립니다. 탄수화물의 급격한 제한은 국소적인 신경장애, 간질발작, 혼수상태의 의식 변화를 일으키며 만성 결핍은 인지장애를 일으킬 수 있습니다. 최근 연구에서 저혈당증은 뇌졸중, 간질발작, 뇌염, 저혈당뇌병증, 치매와 유사한 신경장애의 증상을 일으킴과 동시에 뇌세포의 사멸을 가져와 영구적인 뇌기능 저하를 서서히 진행시키는 것이 확인되었습니다.

건강을 위해 우리는 최소 50~100g의 탄수화물을 매일 섭취해야 합니다. 우리나라에서는 전체 에너지 섭취량의 55~65% 정도를 탄수화물로 섭취하는 것이 바람직합니다. 즉 하루에 2,200칼로리를 섭취한다면 60%인 1,320칼로리를 탄수화물로 섭취해야 하므로, 330g 정도의 탄수화물 섭취가 필요한 것입니다. 그런데 문제는 갈수록 한국인의 탄수화물 섭취가 지나치게 많아지고 있다는 것입니다. 이는 현대인의 삶의 환경과 밀접한 관련이 있습니다. 현대인의 스트레스가 점점 커지고 두뇌활동 역시 급격히 늘어나면서 이를 해결하기 위해 탄수화물 과잉 섭취를 택하는 사람이 많아진 겁니다. 머리를 많이 써 뇌기능이 떨어지거나 피곤할수록 달거나 탄수화물이 넘치는 음식을 찾게 됩니다.

특히 정제당의 대명사인 밀가루가 한국인의 건강을 해치는 위험요소로 지목됩니다. 밀가루의 정제당은 담배의 니코틴이나 술의 알코올과 비견될 정도로 중독성이 강합니다. 밀가루는 가장 강력하고도 너무 쉽게 구할 수 있는 미각 중독 유발자입니다. 밀가루에 중독되면 혈당 조절 시스템에 의한 자연스러운 조절 작용이 망가집니다. 혈액 중 필요 이상으로 인슐린과 혈당이 과도하게 돌아다니면서 인슐린 저항성이 심해지고 이것이 고혈압과 당뇨, 고지혈증 등 각종 성인병의 주요 원인으로 작용합니다. 이 과정에서 우리의 면역 시스템도 쉽게 붕괴되는 것입니다.

짠맛 중독이나 탄수화물 중독과 밀접한 관련이 있는 것이 '뇌 과잉'입니다. 면역력이 떨어지는 사람들의 대표적인 특징 중 하나는 지나치게 뇌를 많이 쓰는 생활습관입니다. 그 반작용으로 짠맛 중독이나 탄수화물 중독이 더욱 심해지는 것입니다. 최근에는 사람들이 휴식시간이나 여가조차 뇌를 계속 쓰면서 보내는 경우가 많습니다. 쉴 때도 인터넷, 스마트폰, TV 시청으로 많은 시간을 보내는 것입니다. 이는 심리적 휴식일 뿐 신체적인 혹은 건강한 휴식일 수 없습니다. 뇌를 많이 쓰는 현대인은 쉴 때 뇌를 완전히 비우거나 생각의 상당 부분을 줄이는 휴식이 꼭 필요합니다. 지나친 두뇌 사용은 스트레스 유발, 수면 부족, 운동 부족으로 이어지고 앞서 말한 나쁜 입맛에 빠지기 쉽습니다. 뇌 과잉은 신체 에너지와 기능의 소진으로 이어지고, 결국 면역력 저하라는 결과를 가져옵니다.

면역력이 떨어지는 사람에게서 나타나는 마지막 특징은 근육 부족입니다. 실제로 체성분 검사를 통해 그들의 근육량을 살펴보면 근육이 크게 부족한 것을 확인할 수 있습니다. 흔히 우리는 근육을 운동이나 활동, 체형과 비만과 연관된 신체조직으로만 생각하기 쉬운데요. 근육은 거대한 면역기지이기도 합니다. 당연한 인과관계지만 근육이 줄어 근감소증이 생기거나 근육량이 과하게 떨어지면 생존의 필수 근육인 호흡근육과 심장근육의 기능까지 함께 떨어집니다. 이로 인해 혈액순환과 산소 공급이 제대로 이뤄지지 않게 되고, 체내 염증과 활성산소가 증가하고, 이에 따라 면역세포의 수나 기능 역시 함께 떨어집니다.

운동을 통해 근육에서 생성되는 마이오카인(myokine)은 우리 몸의 필수적인 항염증 단백질입니다. 종양 성장을 억제하고 암세포와 싸우는 역할을 하는 주요 단백질이라고 할 수 있습니다. 젊을 때는 특별한 노력 없이도 근육량이 유지되지만 나이가 들어감에 따라 근육량 역시 줄어듭니다. 근육량을 유지하던 성장호르몬 분비가 줄면서 근육 또한 함께 감소하는 것입니다.

근육은 기초대사량을 높이는 역할도 합니다. 따라서 근육량이 떨어지면 기초대사량이 떨어져 같은 양을 먹어도 살이 더 많이 찝니다. 전보다 적게 먹는데도 내장지방이 증가한다면 기초대사량 감소를 의심해봐야 합니다. 이렇게 쌓인 내장지방은 혈관 노화와 당뇨를 일으키는 주범입니다. 나이가 들수록 근육을 잘 유지하는 것이 면역력 관리의 핵심인 것입니다. 특히 그중에서도 하체 근육은 중요한 면역력의 창고입니다. 하체 근육이 부족하면 자연스레 걷기나 뛰기 등의 유산소운동을 피하고, 관절에도 무리가 가면서 행동이나 일상까지 제한합니다.

어떻게 하면 면역력을 높일 수 있을까요?

Answer

면역력은 고정불변한 것이 아닙니다. 본인의 노력에 따라 획기적으로 변화시킬 수 있는 신체 기능입니다. 사실 앞에서 이 문제의 해결책이 대부분이 제시되었습니다. 앞에서 이야기한 면역력 저하의 원인과 결과, 그리고 흔히 이 문제와 관련해서 반드시 교정해야 할 점들을 일목요연하게 요약해보겠습니다.

1. 건강한 식사

가장 먼저 정해진 식사시간을 지켜야 합니다. 제가『먹는 순서만 바꿔도 살이 빠진다』에서 제안한 바 있는 '거꾸로 식사법'을 익혀서 채소 반찬 한 번, 비채소 반찬 한 번, 밥 한 번을 먹는 식사법을 습관화하기 바랍니다. 거꾸로 식사법이란 평소 먹는 반찬을 채소와 비(非)채소로 구분한 다음, 이 두 가지를 밥보다 먼저 먹고 그다음 밥을 먹는 식으로 밥과 반찬을 먹는 순서를 바꾸는 것입니다. 거꾸로 식사법을 실천하면 탄수화물 섭취를 줄일 수 있고 차츰 탄수화물 중독에서 벗어나 건강한 입맛으로 바뀌면서 살이 저절로 빠집니다. 또한 외식보다는 집에서 식사하는 것이 중요합니다. 탄수화물, 단백질, 지방, 각종 무기질, 비타민, 피토케미컬 등 고르고 체계적인 영양 설계에 따른 식단을 유지해야 합니다.

2. 바른 식사법

천천히 꼭꼭 씹어서 먹어야 합니다. 하루 신선한 채소 500g 이상을 섭취하도록 식단을 유지하세요. 그러기 위해서는 거꾸로 식사법을 철저히 지키는 것이 중요합니다. 식사시간은 포만감 호르몬이 제대로 작용할 수 있도록 20분 이상 확보해야 합니다. 물론 과식이나 폭식, 편식은 금물입니다. 특히 탄수화물 과잉 섭취나 늦은 시간에 음식을 먹는 야식은 반드시 고쳐야 할 식습관입니다.

3. 술과 담배 줄이거나 끊기

건강을 해치는 가장 큰 원인을 꼽으라면 바로 지나친 음주, 흡연이 첫째일 것입니다. 다른 좋은 건강습관을 잘 지키고 실천한다고 해도 술과 담배를 계속한다면 건강 악화나 갑작스러운 질병, 조기 사망을 막기 어렵습니다. 이런 사태가 나타나기 전부터 이미 심각한 면역력 저하 증상이 몸과 마음 여기저기서 나타날 것입니다.

4. 각종 감염병에 각별히 주의하기

면역력 역시 무한하지 않습니다. 각자에게 한정된 면역력을 최대한 아껴야 합니다. 청결한 생활, 마스크 착용, 손 씻기 습관화와 같은 다양한 예방책을 적극적으로 실천해야 합니다. 각종 감염병과 관련된 주요 예방 수칙도 잘 따라야 합니다. 자신의 면역력만 믿고 외부 감염원에 쉽게 노출되는 생활을 해서는 안 됩니다. 걸려서 이겨내는 것보다는 애초에 걸리지 않는 것이 최선입니다.

5. 피로에서 벗어나기

뇌 과잉, 만성피로, 대사증후군과 같은 각종 심신의 피로와 관련된 문제에서 벗어나기 위해 노력해야 합니다.

6. 각종 위험물질에서 멀어지기

각종 위험물질에 주의해야 합니다. 가령 전에 없이 대기오염이 심해지면서 미세먼지가 강력한 발암물질로 새롭게 대두되었습니다. 많은 보고서가 향후 미세먼지와 대기오염으로 인한 폐암 사망자 수가 급격히 증가할 것으로 예측하고 있습니다. 미세먼지가 나쁜 날은 가급적 야외활동을 자제하고 외출 시 반드시 마스크를 착용해야 하며, 집이나 사무실에 공기정화기를 설치해 잘 관리하고, 공기 정화 식물을 많이 키울 필요가 있습니다. 사소해 보이지만 면역력과 건강을 지키는 중요한 건강습관입니다. 이 밖에도 해산물을 통해 섭취하는 미세플라스틱, 대기를 통해 우리 몸을 공격하는 각종 대기오염물질 등을 피하는 노력이 필요합니다.

7. 암의 주요 원인들에서 멀어지기

암을 예방하는 방법은 발암물질을 피하고, 암을 유발하는 생활 습관을 과감하게 버리는 것입니다. 공신력 있는 기관에서 제공하는 발암물질이나 발암 행위를 숙지해 이를 적극적으로 피하도록 노력해야 합니다. 국가암정보센터가 제공하는 정보부터 꾸준히 섭렵할 것을 제안합니다. 술을 마시지 않고, 담배를 끊는 것은 기본 중 기본입니다. 가령 기름에 오래 튀긴 음식을 멀리하고, 소금에 절인 식품을 가급적 먹지 않고, 숯불에 고기를 구워 먹는 식습관을 줄이는 것도 중요한 암 예방 실천에 해당합니다. 이 밖에 육가공 제품, 과자류, 청량음료, 통조림 식품을 멀리하고, 암을 유발하는 것으로 알려진 야근과 낮밤이 자주 바뀌는 교대근무에서 벗어나고, 라돈 가스와 같은 각종 방사능 오염물질을 차단하는 것도 여기에 포함됩니다. 놓치기 쉬운 것이 2시간 이상 한자리에 가만히 앉아서 지내는 좌식습관을 바꾸는 것입니다. 적어도 1시간에 한 번 이상 스트레칭이나 요가 동작, 가벼운 체조를 해야 합니다.

8. 각종 성인병에서 멀어지기

비만, 대사증후군, 고혈압, 당뇨, 고지혈증 등은 흔하면서도 면역력을 크게 떨어뜨리는 질환입니다. 이런 질병이 있다면 의사와 상의해 병이 악화하는 것을 막거나 치료하는 노력이 필요합니다. 아직 이런 질병이 생기지 않았다면 걸리지 않도록 최대한 노력해야 합니다. 이런 질병이 기저질환으로 존재할 때 면역력은 매우 취약해질 수 있으며, 앞으로 계속 반복될 것으로 예견되는 코로나19와 같은 무서운 전염병에 노출될 수 있습니다.

9. 좀 더 체계적인 관리능력 함양하기

운동습관, 수면습관, 스트레스 관리 등 체계적인 관리능력이 필요합니다. 우리는 갈수록 건강 위험이 증가하는 시대를 살고 있습니다. 나의 생명과 건강을 위협하는 건강의 적들이 끊임없이 출몰하고 증가하는 시대입니다. 과거보다 건강관리에서도 좀 더 각별한 노력과 실천이 필요한 때입니다. 전문가의 의견이나 검증된 정보를 계속 섭렵하고 체득해 자신에게 꼭 맞는 건강법을 철저하고 열정적으로 실천하는 '건강인'으로 거듭나는 노력이 필요할 것입니다.

2장

암으로부터
나를 지키는 면역력

우리 몸에는 계속 발생하는 암세포를 제거하기 위해 항상 감시하고, 발견 즉시 제거하는 겹겹의 면역 시스템이 존재합니다. 면역력의 핵심은 암세포를 인식하고 림프구에 정보를 전달하는 수지상세포와 같은 대식세포와 암세포를 직접 찾아 죽이는 림프구의 면역 담당 세포로 구성됩니다. 평상시 건강한 상태라면 이 면역 시스템이 활발하게 움직이며 암세포를 단시간에 발견해 죽이고 암 발병을 막아줍니다. 하지만 면역력이 떨어지면 암세포는 우리의 면역 시스템을 피해서 증식합니다.

면역력이 떨어지면
암이 생길 수 있나요?

Answer

네, 맞습니다. 그래서 우리가 면역력을 키워야 하는 것입니다. 무서운 이야기로 들리겠지만, 이 순간에도 내 몸에는 암세포들이 떠돌아다니고 있습니다. 우리 몸에는 매일 300~1천 개의 암세포가 생기고, 그것들은 우리 몸의 면역세포들에 의해 모두 박멸됩니다. 암은 어느 순간 갑자기 발병하는 것이 아니라 매일 새로 만들어지는 수백 개의 암세포 가운데 면역세포의 사정권을 벗어난 암세포가 몸 어디선가 뿌리를 내리고 증식하면서 발병합니다. 우리 몸을 구성하는 세포는 일반적으로 일정 주기에 따라 발생, 분열, 증식을 반복하다가 수명이 다하면 스스로 사멸하는데요. 하지만 이 정상 세포가 다양한 원인(발암물질, 스트레스, 바이러스 등 면역 이상을 유발하는 것)으로 유전자 이상이 생기면 암세포로 변하면서 비정상적 증식을 반복하고 결국 죽지 않고 계속 증식하는 암이 됩니다.

건강한 식생활이나 생활습관을 유지해야 하는 이유는 정상 세포가 암세포로 변하는 것을 원천적으로 막아주는 1차 방어이기 때문입니다. 앞서 여러 차례 설명했듯이 우리 몸에는 이렇게 유전자 이상으로 생긴 암세포를 항시 감시하는 삼엄한 면역 감시체계가 작동합니다. 우리 몸에는 '원종양유전자(proto-oncogene)'라는 것이 있는데요. 이는 모든 척추동물이 공통으로 가지고 있는 유전자입니다. 평상시에는 세포의 성장이나 분화를 담당하는 정상 유전자지만 바이러스 감염이나 방사선, 화학물질 노출, 유전자 변이의 누적, 흡연과 같은 요인들에 의해 변이가 생기면 '암유전자(oncogene)'로 변합니다. 암은 외부 바이러스나 독성물질에 의해 생기기도 하지만, 원종양유전자의 돌연변이에 의해서도 발병합니다.

우리 몸에는 'P53'이라는 '암 발생 억제 유전자(suppressor oncogene)'도 함께 존재합니다. 원종양유전자의 변이에 의해 발생하는 암세포의 80%는 이 P53이 제 역할을 하지 못해 생기는 경우입니다. P53이 역할을 하지 못하면 유전자의 염기서열이 바뀌면서 문제가 생기는데요. 우리 몸의 DNA 나선에는 각각 'A' 'G' 'C' 'T'로 표시되는 특정 코드가 존재하는데, 세포가 복제될 때 어떤 원인에 의해 종종 이 코드가 잘못 복사되는 일이 생깁니다. 즉 암을 유발하는 물질이나 다른 원인들에 의해 복제 과정에서 P53 유전자의 염기서열이 뒤바뀌는 일이 생기는 것입니다. 그러면 P53 유전자는 더 이상 세포의 이상증식과 돌연변이를 막을 수 없게 됩니다.

어떤 세포가 암세포로 바뀔 때는 이 두 가지 변이가 모두 발생합니다. 앞서 말한 원종양유전자가 암유전자로 바뀌는 것, 그리고 P53 유전자가 돌연변이에 의해 기능을 잃는 것이 한꺼번에 일어나는 것입니다. 그런데 P53 유전자의 활동이 왕성한 것이 무조건 우리 몸에 이로운 건 아닙니다. P53 유전자가 지나치게 활성화되면 정상 세포까지 공격하는 일이 생기기 때문입니다. 이때 우리 장기는 손상을 입고 때로는 목숨이 위태로워지는 상황이 벌어지기도 합니다. 우리가 무척 두려워하는 질병인 뇌졸중에 의한 사망 역시 P53 유전자가 강하게 활성화되어 정상 세포를 공격하는 사태를 의학적으로 제때 처치하지 못해 일어나는 일입니다. 즉 P53 유전자가 충분히 활성화되지 않았을 때는 암에 걸리고, 지나치게 활성화되면 정상 세포를 공격해 사망에 이를 수 있는 것입니다. 그리고 이미 생긴 암세포를 잡아먹는 NK세포의 역할도 대단히 중요합니다. NK세포의 특징과 기능에 대해서는 후술하겠습니다.

우리 몸에는 약 10만 개의 유전자가 존재하는데, 앞서 설명한 것처럼 이 중에는 암 발생 억제 유전자도 함께 존재합니다. 유전으로 인한 희귀암이 일반인에게 잘 생기지 않는 이유가 바로 암 발생 억제 유전자의 역할 덕분입니다. 가령 유전성 암 가운데 하나인 '망막아세포종(retinoblastoma)'은 아동기에 눈 안에 생기는 암인데, 조기에 치료하지 않으면 시력을 잃는 것은 물론이고 사망까지 이를 수 있는 무서운 질병입니다. 망막아세포종은 암 발생 억제 유전자 중 하나가 선천적으로 파괴된 채로 태어난 자녀에게 유전되면서 발병하는 것으로 알려져 있습니다.

이렇게 우리 몸에는 계속 발생하는 암세포를 제거하기 위해 항상 감시하고, 발견 즉시 제거하는 겹겹의 면역 시스템이 존재합니다. 면역력의 핵심은 암세포를 인식하고 림프구에 정보를 전달하는 수지상세포와 같은 대식세포와 암세포를 직접 찾아 죽이는 림프구의 면역 담당 세포로 구성됩니다. 평상시 건강한 상태라면 이 면역 시스템이 활발하게 움직이며 암세포를 단시간에 발견해 죽이고 암 발병을 막아줍니다. 하지만 면역력이 떨어지면 암세포는 우리의 면역 시스템을 피해서 증식합니다. 암이 더 커지면 암 자체가 우리 몸의 면역 시스템을 방해하거나 억제하는 기능을 발휘합니다. 우리 몸의 면역 시스템을 무력화하는 힘을 가진 것입니다. 그러면 면역력은 더욱 약해지고 암세포는 더 큰 조직을 형성하면서 점차 몸 곳곳에 퍼져나가 정착(전이)합니다. 이런 암의 병세가 심해지면 각종 합병증이나 장기의 기능 부전으로 사망에 이를 수 있습니다.

Question 012

암에 더 잘 걸리는
사람이 있나요?

Answer

네, 암에 잘 걸리는 사람이 있습니다. 불가능한 가정이겠지만 어떤 두 사람이 살아온 모든 조건이나 환경이 똑같다고 가정해봅시다. 한 사람은 암에 걸리더라도, 다른 한 사람은 암에 걸리지 않을 수 있습니다. 자신의 유전적 자질에 따라 특정 암에 잘 걸릴 수도, 잘 걸리지 않을 수도 있는 것입니다. 앞서 말한 것처럼 다른 사람에 비해 암에 좀 더 잘 걸리는 유전적 특성을 가진 사람, 이른바 암 체질을 타고나는 사람이 있습니다.

선천적으로 타고난 유전적 요인에 의해 어떤 병에 얼마나 잘 걸리느냐를 의학 용어로 '유전적 감수성'이라고 칭합니다. 이 유전적 감수성은 외부 위험 요소에 취약한 유전적 특성을 가진 것을 가리키는 의학 용어입니다. 가령 최근 발표된 장기간에 걸친 역학 조사에 따르면 폐암에 생긴 여성의 94%가 흡연 경험이 전혀 없는 비흡연자였습니다. 이런 사람을 가리킬 때, 담배로 인한 폐암 발병에 대해 유전적 감수성이 높다고 말할 수 있습니다.

만약 친족 가운데 흡연으로 인해 폐암으로 사망한 사람이 있다면 대체로 자신 역시 폐암에 걸릴 가능성이 커지는 것입니다. 그런데 이런 유전적 특성을 가지고 태어났다면 운명이라 여기고 체념해야 할까요? 꼭 그렇지는 않습니다. 타고난 유전적 감수성의 정도는 어찌할 수 없는 부분이라고 쳐도, 누구나 자신의 생활을 좀 더 건강하게 바꾸고 유지할 수 있는 기회는 있습니다. 물론 이 부분은 어느 정도 유전적 특성과도 연동되겠지만 암에 잘 걸리지 않는 식생활을 하는 사람은 암에 잘 걸리지 않을 것이고, 암에 잘 걸리는 식생활을 하는 사람은 암에 잘 걸릴 것입니다. 서구화된 식습관은 암 발병과 밀접한 관련이 있습니다. 지나친 육류와 가공식품 섭취, 그리고 잦은 음주 역시 암 발병을 높입니다. 암에 걸리기 쉬운 식생활과 관련해서는 후술하겠습니다.

암에 잘 걸리는 생활습관을 계속 유지하거나 중단하지 못하면 암에 걸리기 쉽습니다. 특히 술, 담배를 모두 중독적으로 일삼는 사람은 보통 사람보다 훨씬 암에 쉽게 걸립니다. 암종마다 조금씩 차이는 있지만 식도암의 경우 술, 담배를 즐기는 사람은 그렇지 않은 사람에 비해 발병률이 50배 이상 높은 것으로 조사된 바 있습니다.

성격도 문제가 될 수 있습니다. 마음을 어떻게 먹느냐가 질병과도 연결됩니다. 실제로 몇 가지 성격 유형은 좀 더 질병을 많이 경험하는 것으로 나타났습니다. 독일 심리학자 로널드 그로사스-마티섹은 유고의 크로센카 지방 주민들을 대상으로 성격과 암 발병과의 상관관계를 연구해 학술지 〈정신신체의학〉에 발표했습니다. 다음은 그가 발표한 '암에 잘 걸리는 성격 체크리스트'입니다. 이 중 3개 이상에 해당하면 암에 잘 걸리는 성격일 수 있습니다.

1. 언제나 논리적이고 타당성이 있는 것을 하려고 한다.
2. 사람들의 행동을 언제나 이해하려고 하며 감정적으로는 반응하지 않는다.
3. 모든 대인관계 갈등을 이성으로 극복하고 감정 반응을 자제하려고 노력한다.
4. 다른 사람이 감정을 많이 상하게 하더라도 이성적으로 그를 대하고 그 행동을 그대로 이해하려고 노력한다.
5. 대부분의 대인관계 갈등을 논리와 이성적인 방법으로 피하려한다.
6. 어떤 사람이 당신의 욕구, 욕망을 좌절시켜도 그를 이해하려고 노력한다.
7. 모든 생활 상황에서 이성적으로 행동하고 감정적으로는 행동하지 않는다.
8. 손해를 보거나 하기 싫은 일에도 이성적인 태도를 보이며 감정적으로는 행동하지 않는다.
9. 다른 사람을 좋아하지 않을지라도 싫다는 표현을 못 하고 어쩔 수 없이 그를 이해하려 노력한다.
10. 상대방을 공격할 만한 충분한 이유가 있었음에도 이성이 그를 공격하지 않게 한다.

자신의 감정을 계속 억누르는 사람의 경우 암에 좀 더 잘 걸릴 수 있는 것으로 나타났습니다. 자신의 감정을 잘 표출하지 못하고 억압하면서 욕구를 무시하면 무의식적으로 스트레스가 쌓일 수 있습니다. 이런 감정 억압 상태가 계속되면 면역계가 손상되고 체내 다발성 염증이 발생합니다. 이런 성격의 소유자는 만성 스트레스에 노출되기 쉽고 그로 인해 암 발생 가능성도 커지는 것입니다.

각종 발암물질에 많이 노출되는 사람도 암에 쉽게 걸릴 수 있습니다. 갈수록 환경오염이 심해지고 있습니다. 특히 직업적으로 이런 발암물질을 가까이 할 수밖에 없는 사람도 늘고 있습니다. 거주환경, 직무환경에 따라 발암물질에 가까워질 수 있습니다. 각종 유독 화학물질, 의약품과 약물의 남용, 미세플라스틱, 미세먼지 등 많은 발암물질이 있습니다.

마지막으로 잠을 제대로 자지 못하는 사람도 암에 잘 걸릴 수 있습니다. 질 낮은 수면은 암 발병과 직접적인 관련이 있습니다. 잠을 적게 자면 면역세포인 NK세포가 줄어듭니다. 건강한 성인 남성을 대상으로 실험한 결과, 잠을 4시간 잔 사람의 경우 8시간 잔 사람에 비해 NK세포가 70%나 적었습니다. 유럽에서 2만 5천 명을 대상으로 조사한 바에 의하면 매일 6시간도 못 자는 사람은 7시간 이상 숙면을 취하는 사람에 비해 암이 40%나 많이 발생했습니다.

질 낮은 수면을 유발하는 대표적인 증상으로 수면무호흡증이 있습니다. 스웨덴 예테보리대학교 연구팀이 1만 9,556명을 대상으로 진행한 연구에 따르면 수면무호흡증으로 인한 수면장애를 가진 사람은 암 진단을 받을 위험이 높았습니다. MIT 연구팀은 쥐 실험을 통해 생체 리듬이 깨지면 두 종의 종양억제유전자를 손상시켜 암세포의 성장이 빨라지는 것을 확인했습니다. 'Bmal1' 'Per2' 유전자는 생체시계 조절을 담당하는 유전자로 세포 분열, 대사 등과 같은 각종 생리현상을 조절하는데요. 정상 수면 패턴을 유지한 쥐들에 비해 인공적인 자극을 통해 수면 패턴을 깨트린 쥐들에게서는 두 종양억제유전자가 손상되어 암 유발 단백질이 빠르게 축적되는 것을 확인할 수 있었습니다.

야간 근무자나 주야간 교대 근무자들의 암 발병률이 높게 나타나는 것도 생체 리듬의 파괴와 관련 있습니다. 영국 브리스톨대학교 연구팀의 연구에 따르면 잠자리에서 일찍 일어나는 이른바 '아침형' 여성이 '올빼미형' 여성보다 유방암에 걸릴 확률이 낮은 것으로 확인되었습니다. 아침형 여성은 100명 가운데 1명꼴로 유방암이 발생한 반면 올빼미형 여성은 100명 중 2명꼴로 유방암이 발병하는 것으로 확인되었습니다. 물론 이는 후천적인 습관보다는 수면 패턴을 결정 짓는 유전자와 더 상관이 있을 것으로 판단됩니다. 인간의 수면에 관한 연구에 따르면 아침형 인간과 올빼미형 인간은 유전적인 특성과 관련이 깊기 때문입니다.

잠이 부족한 것도 문제지만 8시간 이상 잠을 자는 수면습관 역시 건강에 대단히 위험하다는 사실이 많은 연구를 통해 밝혀졌습니다. 평균 8시간 이상 잠을 자는 사람은 그렇지 않은 사람에 비해 뇌졸중 확률이 46% 높았고, 심장 질환의 위험도 눈에 띄게 증가했습니다.

정리하면 다음의 몇 가지만 바꿔도 여러분의 암 발병 가능성을 획기적으로 줄일 수 있습니다. 담배를 피우고 있나요? 흡연을 하고 있다면 폐암이 생길 확률이 20배 이상 높아집니다. 반대로 담배를 끊으면 지금 당장 폐암 발병 가능성을 80% 이상 낮출 수 있습니다. 술을 마시나요? 술을 끊으면 식도암 발병 가능성을 30% 이상 낮출 수 있습니다. 혹시 비만인가요? 비만인 경우 암에 걸릴 확률이 남성은 33%, 여성은 55%나 증가합니다. 비만에서 벗어나기만 하면 암에 걸릴 확률은 그만큼 줄어듭니다. 운동을 꾸준히 하고 있나요? 직장암과 대장암의 경우 하루 1시간 정도의 신체활동만으로도 발병률을 43% 낮출 수 있습니다.

가까운 미래에 암 역시
정복될 수 있을까요?

Answer

가까운 미래에 암은 정복될 것이라는 낙관적인 견해도 상당수 존재하지만, 그렇게 되려면 꽤 긴 시간이 필요할 것이라는 다소 비관적인 견해도 비등합니다. 여전히 암 정복은 사실상 불가능하거나 훨씬 먼 미래의 일이라고 보는 전문가도 많습니다. 그런데 사실 이 두 견해 모두 공통된 설명을 펼치고 있는데요. 이미 병세가 깊어진 암을 고치는 일은 대단히 어렵지만, 암이 생기기 전이나 암이 크게 자라기 전에 조기에 발견할 수만 있다면 훨씬 치료가 쉽다는 데는 의견을 같이합니다. 다시 말해 암에 대한 보다 효과적인 대처방법은 조기진단 기술을 개발하는 것입니다. 이미 진행된 암을 치료하는 기술은 투자 대비 결과가 너무 적고, 그 발전 속도도 상대적으로 더딥니다. 반면 조기진단 기술은 나날이 발전하고 있고, 현재도 조기진단이 암 치료의 90% 이상을 담당하고 있습니다.

사실 암 정복은 지금으로부터 100년 혹은 수백 년 이상 지나야 가능할 것이라고 보는 견해도 존재합니다. 현재의 비약적인 의학기술의 진보를 생각한다면 매우 비관적인 전망입니다. 가장 큰 이유는 암발생 메커니즘의 복잡성에 있습니다. 암은 우리 몸에 존재하는 세포 자살장치가 고장 나면서 생기는 질병입니다. 정상 세포는 일정 기간이 지난 뒤 사멸하지만, 정상 세포가 영원히 사는 세포로 돌변하면서 암이 생기기 때문입니다. 문제는 정상 세포가 암세포로 변하는 과정에 너무 많은 요인이 관여하고 있다는 것입니다. 따라서 그 발병 메커니즘을 규명하기도 어렵고 치료하기는 더더욱 어려운 것입니다. 암은 우리 몸의 소수 특정 유전자들이 고장 나 발병하는 것이 아니라 유전자들이 만들어내는 수많은 단백질이 어느 순간 복잡하게 상호작용하면서 발생하는 것이기에 특정 한 가지 경로를 차단한다고 해서 고칠 수는 없습니다.

암은 유전자 돌연변이로 인해 세포의 조절 기능에 문제가 생기고 비정상적인 세포들이 과다 증식하거나, 주변 조직이나 장기에 침입해 덩어리를 만들어내고 변형시키는 질환입니다. 이때 돌연변이를 유발하는 유전자는 암종에 따라 매우 다양할 뿐더러 계속해서 진화하고 변형하는 특성을 가지고 있습니다. 〈네이처〉의 발표에 따르면 지금까지 510개의 유방암 종양 조직에서 3만 626개의 돌연변이 유전자를 확인할 수 있었습니다. 이는 같은 암종으로 분류되는 암이라도 각각의 암세포는 서로 다른 유전자 돌연변이를 만들어낸다는 것을 의미합니다.

만약 돌연변이마다 똑같은 유전자가 있다면 그 유전자 돌연변이를 억제하는 약을 사용해 치료할 수 있겠지만 대부분의 암은 유방암처럼 무척이나 다양한 유전자 돌연변이를 가지고 있습니다. 그러니 모든 돌연변이에 들어맞는 치료제를 개발하는 것부터 힘든 일이고, 수많은 돌연변이를 하나하나 규명하고 치료법을 계발하는 것은 너무나 긴 시간을 요하는 일인 것입니다.

반면 설사 암이 생겼다고 해도 좀 더 빨리 그 암 조직을 발견하고, 적절한 치료법을 구사한다면 상당수는 크게 호전시키거나 완치할 수 있습니다. 암 치료에서 있어 암 발견은 빠르면 빠를수록 좋습니다. 최근 발달하는 초기 치료법들은 높은 치료 효율을 자랑합니다. 게다가 좀 더 적극적이고 선제적인 대처법도 존재합니다. 이미 여러 보도를 통해 알려진 바대로 할리우드 스타 안젤리나 졸리는 유방암이 생기지도 않았음에도 자신의 양쪽 유방을 절제하는 수술을 받았습니다. 그녀의 어머니는 유방암으로 10년 가까이 힘겹게 투병하다가 56세에 사망했는데요. 유전자 검사 결과 그녀 역시 어머니로부터 유방암과 관련 있는 유전자 'BRCA1'을 물려받았다는 사실을 알게 되었고, 유방암 예방을 위해 유방 절제술을 결심한 것입니다. 'BRCA1' 유전자를 가지고 있는 경우 유방암에 걸릴 확률이 87%에 달하는 반면, 유방 절제 수술을 받을 경우 발병 확률을 5%까지 획기적으로 낮출 수 있는 것으로 알려져 있습니다. 이미 미국에서는 유방암 관련 유전자가 발견되면 유방암 치료제인 타목시펜을 예방 목적으로 복용하거나 유방 절제술을 받는 경우가 증가하고 있습니다.

정말 한국인 1/3은
암으로 사망하나요?

Answer

암은 한국인의 사망 원인 1위를 차지하는 무서운 질병입니다. 2019년 국가암등록통계에 따르면 1999년 10만 명 정도이던 암 발생자 수가 20년이 지난 2019년에는 25만 5천여 명으로 2배 이상 늘었습니다. 기대수명까지 살 경우 남자는 약 40%, 여자는 약 36%가 암에 걸리는 것으로 예상됩니다.

한국인의 평균 수명은 꾸준히 늘고 있지만 2021년 한국인의 사망자 수 역시 사상 처음으로 30만 명을 넘었습니다. 그리고 그중 27%가 암으로 사망했습니다. 가까운 사람 중에서 암으로 사망한 사람을 찾는 일은 그리 어렵지 않습니다. 설사 자신의 암 발병을 최대한 늦춘다 해도 통계적으로 3명 가운데 1명에게는 암이 생기고, 또 병세를 막지 못해 사망한다는 점을 항상 명심해야 할 것입니다. 게다가 현재 통계에는 암을 조기에 발견해 완치했거나 현재 암을 치료하는

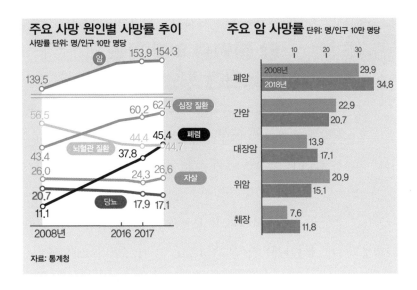

주요 사망 원인별 사망률 추이
사망률 단위: 명/인구 10만 명당

암
139.5 153.9 154.3

심장 질환
56.5 60.2 62.4

폐렴
44.4 45.4

뇌혈관 질환
43.4 37.8 44.7

자살
26.0 24.3 26.6

당뇨
20.7 17.9 17.1
11.1

2008년 2016 2017

자료: 통계청

주요 암 사망률 단위: 명/인구 10만 명당

10 20 30

폐암
2008년 29.9
2018년 34.8

간암
22.9
20.7

대장암
13.9
17.1

위암
20.9
15.1

췌장
7.6
11.8

과정인 사람의 수는 빠져 있습니다. 그 사람들까지 합한다면 암으로 고통받고 있는 사람의 수는 훨씬 늘어날 것입니다.

여러분이 한국인의 현재 기대수명인 83세까지 생존할 경우 통계상 암에 걸릴 확률은 남녀 통합 무려 37.4%나 됩니다. 그러니 자신에게는 절대 암이 생기지 않는다고 무조건 자신하기보다는, 언제 내게도 암이 찾아올지 모른다는 경각심과 대비 태세를 갖추고서 유비무환의 자세로 살아가는 태도가 필요합니다.

암 발병을 억제하는 NK세포란 무엇인가요?

Answer

우리 몸에는 암을 발병하게 만드는 유전자도 존재하지만, 암 발병을 억제하는 유전자도 존재합니다. 이를 1차 방어선이라고 할 수 있을 것입니다. 그러나 암 발병 유전자의 작동이나 감시를 피해서 암세포가 만들어졌을 때는 2차 방어선이 작동합니다. 이 2차 방어선에서 가장 중요한 역할을 담당하는 것이 바로 NK세포입니다.

우리 면역 시스템에서, 특히 암 면역 시스템에서 이미 생긴 암세포를 잡아먹는 NK세포의 역할은 대단히 중요합니다. 'NK세포(natural killer cell)'는 단어의 뜻 그대로 바이러스에 감염된 세포나 암세포를 직접 죽이는 면역세포입니다. 림프구 가운데 가장 크기가 크며, 전체 림프구 중 5~10%를 차지합니다. 참고로 림프구는 림프계, 혈액, 골수에 존재하며 B세포와 T세포로 분류되는데 세균, 바이러스나 질병을 일으키는 물질과 싸워 감염과 질병으로부터 우리 몸을 보호하는

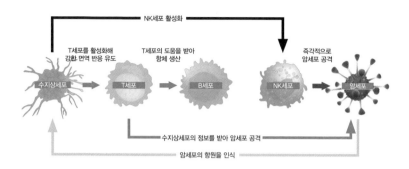

NK세포의 역할

NK세포 활성화

T세포를 활성화해   T세포의 도움을 받아   즉각적으로
강한 면역 반응 유도   항체 생산   암세포 공격

수지상세포 → T세포 → B세포   NK세포 → 암세포

수지상세포의 정보를 받아 암세포 공격

암세포의 항원을 인식

역할을 합니다.

NK세포는 암세포나 바이러스에 감염된 비정상 세포를 직접 공격해 사멸시키는데, 이때 퍼포린을 분비해 감염 세포나 암세포의 세포막에 구멍을 내고, 여기에 그랜자임을 분비해 암세포를 사멸시킵니다. 'NKG2D' 'NKp44' 등의 활성화 수용체의 발현은 항암, 항바이러스 활성을 돕고, 다른 면역세포의 증식을 유도하고, 또 면역 반응을 일으키는 물질인 케모카인, 사이토카인을 분비하는 역할을 합니다.

최근 암 치료에서는 이 NK세포를 적극적으로 활용하는 방법들이 활발하게 연구되고 있습니다. 특히 NK세포는 암세포를 죽이는 역할 말고도 부가적으로 암세포가 증식되거나 전이되는 것을 막아주는 역할도 합니다. 게다가 암을 만들어내는 암 줄기세포가 커지는 것을 억제하는 역할까지도 담당합니다. 이처럼 암 발병 억제와 치료에 있어 NK세포가 차지하는 역할은 대단히 큽니다.

암 치료 성공률,
어느 정도인가요?

암에 관한 최초의 기록은 170만 년 전 생존했던 인류의 화석에서 악성 종양의 흔적이 발견된 것입니다. 이미 고대 그리스인들은 암을 특별한 질병으로 규정하고 양성 종양과 악성 종양을 구분한 바 있습니다. 암이라는 이름을 처음 지은 사람도 의학의 아버지 히포크라테스였습니다. 암은 이후 여러 문헌에서도 발견된 바 있으며, 인류에게 가장 두렵고 고통스러운 질병 가운데 하나였습니다. 그리고 꽤 오랜 기간 절대 치료될 수 없는 불치병으로 묘사되었습니다.

지금까지 인류는 두려운 질병인 암을 치료하고 정복하기 위해 부단한 노력을 기울여 왔습니다. 의술이 발달하면서 암 치료 기술도 나날이 발전해왔습니다. 1993~1995년 사이 42.9%에 불과했던 '5년 암 생존율'은 2014~2018년 70.3%로 획기적으로 높아졌습니다. 그리고 지금 이 순간에도 항암 신약과 새로운 치료법이 계속 발표되고

암 치료의 역사

기업	주요 사업
170만 년 전	고인류 화석에서 악성 종양 발견
기원전 400년	고대 그리스 의사 히포크라테스가 '암' 명명
1838년	독일 학자 요한네스 뮐러가 암이 세포임을 증명
1913년	미국 암 학회 설립
1971년	리처드 닉슨 미국 대통령, 암과의 전쟁 선포
1989년	영국에 첫 양성자 치료센터 설립
2011년	미국 제약업체 BMS, 첫 면역관문억제제 여보이 출시
2013년	독일 제약업체 바이엘, 첫 알파핵종 표적치료제 조피고 출시
2017년	스위스 제약업체 노바티스, 첫 유전자 편집 치료제 킴리아 출시
2018년	1월 미국 스탠퍼드대학교에서 면역 치료 신약 동물실험 성공, 2월 미국 애리조나대학교에서 나노로봇 치료 동물실험 성공

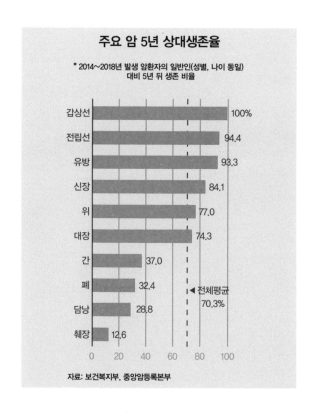

주요 암 5년 상대생존율

* 2014~2018년 발생 암환자의 일반인(성별, 나이 동일) 대비 5년 뒤 생존 비율

- 갑상선 100%
- 전립선 94.4
- 유방 93.3
- 신장 84.1
- 위 77.0
- 대장 74.3
- 간 37.0
- 폐 32.4
- 담낭 28.8
- 췌장 12.6

◀ 전체평균 70.3%

자료: 보건복지부, 중앙암등록본부

있고, 암 생존율과 완치율은 계속 올라갈 것으로 예측됩니다.

물론 여전히 암종에 따라 그 편차는 큽니다. 갑상선암, 유방암, 전립선암의 경우 생존율이 90% 이상인 반면, 췌장암은 12.6%, 폐암은 32.4%, 간암은 37.0% 정도로 낮은 편입니다. 자신에게 어떤 암이 걸리느냐, 어느 부위에 암이 발병하느냐에 따라 치료 경과가 크게 달라질 수 있습니다.

암의 초기 징후가
궁금합니다

Answer

우리가 인생에서 암을 겪지 않고 장수할 수 있다면 그보다 큰 복은 없을 것입니다. 암 때문에 겪을 수밖에 없는 어려움과 재정 문제가 무척이나 크기 때문입니다. 암이 생긴 후 감당해야 할 일들이 많기 때문에 비단 건강뿐만 아니라 우리 인생 전체에서 암 예방보다 중요한 사안도 없을 것입니다. 그런데 암 예방만큼이나 중요한 것이 이미 자신에 몸에 생긴 암을 한시라도 빨리 발견해내는 일입니다. 앞서 소개했듯이 나날이 치료 기술이 발전하고 있어서 아직 암이 힘을 제대로 쓰지 못하는 초기에 발견해 적절한 치료법을 따른다면 충분히 완치할 수 있기 때문입니다.

누구나 불시에 암이 닥칠 수 있다는 사실을 잊지 말아야 합니다. 물론 이 말은 전전긍긍하며 늘 암이 생길까를 걱정하라는 뜻은 아닙니다. 앞서 암과 심리적 문제, 성격과의 관련성을 설명한 것처럼 그런 마음이 오히려 암을 유발하고 키우는 정신적 요인일 수 있습니다. 다만 암을 제대로 알고 슬기롭게 대처하는 능력이 필요하다는 뜻입니다.

지피지기면 백전백승이라는 말처럼 암과 암의 전조증상, 암 예방 수칙과 조기발견 방법을 제대로 알고 따른다면 암의 고통과 난제에서 한결 자유로워질 수 있을 것입니다. 그렇다면 어떻게 하면 자신에게 생긴 암을 좀 더 빨리 발견할 수 있을까요? 제가 고안한 암을 조기에 발견하는 7원칙을 잘 따라야 합니다. 이 7원칙은 좀 더 치밀하게, 촘촘하게, 또 선제적으로 암 발병을 알아내기 위한 대책입니다.

1원칙: 40세가 넘었다면 매년 종합건강검진을 받는다. 가족력이 있다면 그 이전이라도 매년 종합건강검진을 반드시 받는다.

2원칙: 주치의를 두고 주기적으로 내 몸의 변화에 대해 상의한다.

3원칙: 암에 관한 전반적인 지식, 특히 각종 암의 전조증상을 제대로 배우고 늘 염두에 둔다.

4원칙: 매일 혹은 일주일에 수차례 내 몸과 대화하는 '내 몸 대화 시간'을 갖는다.

5원칙: 주기적으로 혹시 내 몸에 암의 전조증상이 나타나지 않았는지 살핀다.

6원칙: 가족이나 가까운 사람이 들려주는 내 몸의 변화에 관한 이야기나 조언에 항상 귀 기울인다.

7원칙: 암에 관해 정확한 정보를 알려주는 각종 매체와 글을 가까이하고 주기적으로 공부한다.

7원칙을 잘 실천하기 위해서 가장 먼저 숙지해야 할 것이 각종 암의 전조증상입니다. 암 가운데는 전조증상이 뚜렷해 쉽게 암 발병을 간파할 수 있는 암도 있지만 그렇지 않은 암도 상당수 있습니다. 발견했을 때는 이미 병세가 깊어져 치료하기 힘든 암 종류도 있다는 사실을 명심해야 합니다. 그러니 매년 실시하는 정기적인 건강검진만큼 중요한 일도 없을 것입니다. 재정 상황이 나쁘지 않다면 매년 실시하는 종합건강검진에 몇 가지 검사를 추가해 보다 정밀한 진단을 받는 일도 필요합니다.

2018년 통계에 따르면 한국인 남녀를 통틀어 가장 많이 발병한 암은 위암이었습니다. 갑상선암, 폐암, 대장암, 유방암, 간암, 전립선암이 그 뒤를 이었는데요. 이들 암 가운데는 5년 생존율, 완치율이 높은 암도 있지만 그렇지 않은 암도 있습니다. 가령 갑상선암, 전립선암, 유방암은 5년 생존율이 비교적 높은 암입니다. 물론 가볍게 생각하라는 뜻은 절대 아닙니다. 반면 간암이나 폐암, 그리고 중대 암에 속하지 않지만 췌장암, 담낭암 역시 생존율과 완치율이 상당히 낮은 암에 속합니다. 특히 본인이 전조증상을 느끼기 힘든 췌장암은 발견한 후 치료가 힘든 암으로 악명이 높습니다.

암마다 남녀 차이도 있습니다. 남성과 여성의 암 통계가 다른데요. 여성의 경우 남성에게는 없는 유방암이 갑상선암에 이어 2위를 차지합니다. 반대로 남성은 위암, 대장암, 폐암, 간암에 이어 전립선암이 5위를 차지하고 있습니다. 그러니 자신의 성별에 따라서 조심해야 하는 암도 달라지는 것입니다.

한편 통계상 정확한 분석이라 보기는 힘들지만 사망률과 연관 지어 폐암(11.6%), 여성 유방암(11.6%), 대장암(10.2%), 전립선암(7.1%), 위암(5.7%)이 '사망률 높은 5대 암'으로 지칭되기도 합니다. 더불어 췌장암, 담낭암의 경우 초기에 눈에 띄는 증상이 잘 나타나지 않기 때문에 이상을 느꼈을 때는 3~4기까지 진행된 경우가 많아 좀 더 위험한 암으로 분류되기도 합니다.

다시 한번 강조하지만 생존율, 완치율과 무관하게 암 가운데 가볍게 여길 만한 암은 절대 없습니다. 사람마다 암의 특성과 양상이 천차만별이기 때문에 일단 자신에게 암이 생겼다면 이런 통계나 평균은 사실상 무의미해질 수 있는 것입니다. 중요한 건 통상 어떤 암종이라도 좀 더 조기에 발견할 수만 있다면 생존율과 완치율을 높일 수 있다는 것입니다. 즉 무엇보다 중요한 것은 암을 좀 더 일찍 발견하는 일입니다.

이제 주요 암의 초기 증상을 하나씩 살펴보겠습니다.

우선 대장암입니다. 대장암의 전조증상은 소화 기능과 관련된 것들이 많습니다.

1. 복통을 느낀다.

2. 식욕 부진이 나타난다.

3. 구토가 생긴다.

4. 빈혈이 나타난다.

5. 소화불량이 나타난다.

6. 대변에 이상이 있다. 혈변, 검은 변, 붉은 변, 갑작스러운 변비, 설사 등 변에 변화가 나타난다.

7. 만성피로를 느낀다.

8. 체중이 크게 줄었다.

다음은 폐암의 초기 증상입니다. 폐암의 주요 전조증상은 호흡기나 호흡과 관련된 것이 두드러집니다.

1. 4주 이상 기침이 이어진다.

2. 쉰 목소리가 난다.

3. 뇌로 전이된 경우 두통이나 감각 변화, 경련, 구토가 동반한다.

4. 호흡 곤란을 느낀다.

5. 피 섞인 가래가 나온다.

6. 흉통이 느껴진다.

7. 뼈로 전이된 경우 뼈 통증이나 골절이 나타난다.

8. 식욕이 떨어지고 음식 삼키기가 어렵다.

만약 현재 담배를 피고 있거나, 근래에 흡연 경험이 있다면 혹은 각종 분진이나 유해물질을 자주 접하는 직업을 가지고 있거나, 과거에 가진 적이 있다면 폐암 발병에 각별히 신경을 써야 할 것입니다.

그다음은 간암의 초기 증상입니다.

1. 복부 팽만이 나타난다.

2. 무기력감이 이어진다.

3. 식욕 부진 및 구토가 있다.

4. 피부나 눈이 노랗게 변했다.

5. 체중이 크게 줄었다.

6. 오른쪽 윗배에 통증이 느껴지거나 덩어리가 만져진다.

7. 피가 섞인 구토, 혈변이 나타난다.

그다음은 쉽게 발견하기 어렵고 전조증상도 잘 나타나지 않는 췌장암의 초기 증상입니다.

1. 식욕 부진이 나타나고 체중이 크게 줄었다.

2. 복통이 있다.

3. 피부나 눈이 노랗게 변했다(황달 증상).

4. 당뇨가 심해졌다.

5. 위 근처 속이 좋지 않다.

6. 만성피로가 느껴진다.

7. 췌장염 증상이 나타난다.

다음은 위암의 초기 증상입니다.

1. 소화불량이 이어진다.

2. 검은 변이 나온다.

3. 구토가 잦아진다.

4. 포만감을 빨리 느낀다.

5. 체중이 크게 줄었다.

6. 심한 복부 통증이 느껴진다.

발병 빈도가 높은 갑상선암의 초기 증상입니다.

1. 만성피로를 느낀다.

2. 목에 이물감이 느껴지고 멍울이나 덩어리가 있다.

3. 체중이 많이 변한다.

4. 갑상선 질환이 생긴다(호르몬 문제가 생겨 기분이 갑자기 변화한다).

5. 성욕이 감소한다.

6. 목에 통증이나 목감기 증상이 나타난다.

그다음은 여성에게만 생기는 자궁경부암의 증상입니다. 자궁경부
암은 초기에 증상이 잘 나타나지 않는 특성이 있습니다. 주요 증상은
다음과 같습니다.

1. 질에서 출혈이 생긴다.

2. 체중이 크게 줄었다.

3. 골반통, 요통이 나타난다.

4. 방광염에 자주 감염된다.

5. 질 입구에 사마귀가 생긴다.

6. 하체가 붓는다.

7. 질 분비물이 많아진다.

8. 질 분비물에서 악취가 느껴진다.

9. 등 아래쪽에서 통증이 느껴진다.

10. 빈혈이 나타난다.

그다음은 역시 여성에게 자주 생기는 유방암의 초기 증상입니다.

1. 체중이 크게 줄었다.

2. 유두가 함몰된다.

3. 가슴 통증이 나타난다.

4. 만성피로를 느낀다.

5. 가슴 크기에 변화가 생긴다.

6. 유방에서 악취 나는 분비물이 나온다.

7. 복부 출혈이 나타난다.

지금까지 알려드린 각종 암의 초기 증상을 반복해서 숙지하시고 '내 몸 대화시간'에 이런 증상이 나타나지 않았는지 꼼꼼하게 살펴보시기 바랍니다. 책에는 빠졌지만 전립선암, 후두암, 구강암 등 다른 여러 암의 초기 증상도 함께 알아둘 필요가 있습니다. 검색창에 정부에서 운영하는 국가암정보센터 사이트를 입력해 방문하면 정확한 정보를 얻을 수 있습니다.

매일 빠뜨리지 않고 반드시 해야 할 열 가지 암 체크리스트는 다음과 같습니다. 여러분이 쉽게 놓칠 수 있는 암의 초기 징후들이므로 꼭 기억하시고 늘 점검해보기를 당부합니다.

1. 특정 부위에 지속적인 통증이 느껴진다.

2. 목 부위에 통증이 나타난다.

3. 신체 특정 부위에 덩어리나 혹이 만져진다.

4. 기침이나 쉰 목소리가 오래 지속된다.

5. 변이 가늘어지거나 혈변이 나오는 등 대변에 변화가 나타난다.

6. 소변습관이 변했거나 방광에 이상이 나타난다.

7. 급격한 체중 감소가 나타난다.

8. 피부에 점이나 주근깨, 사마귀 등이 나타나거나 변화가 생긴다.

9. 음식을 삼키기 어렵다.

10. 기침이나 구토, 질이나 유두에서 출혈이 나타나고 소변에 피가
    섞여 나온다.

지금까지 알려드린 다양한 암의 초기 징후들을 잘 숙지하시고 꾸준히 내 몸을 점검하는 습관을 가져야 합니다. 의학이 나날이 눈부시게 발전하면서 암을 조기에 발견할 경우 완치율이 크게 높아졌습니다. 조금 늦게 발견한다 해도 치료가 잘 이뤄지는 경우도 많고요. 그러니 암 발병을 무작정 두려워하기보다는 암이 생겨도 충분히 이겨낼 수 있다는 마음을 가지는 것이 중요합니다. 그리고 계속 강조하지만 암을 완벽히 예방할 수 없다면 암 발병을 최대한 빨리 발견하는 것이 중요합니다.

Question 018

최고의 암 치료법은 무엇인가요?

Answer

암에 걸린 것을 확인했다면 이제 치료를 시작해야 할 것입니다. 그러나 병기(질병의 경과를 그 특징에 따라 구분한 시기)에 따라 치료법이 달라질 수 있습니다. 암 치료법은 크게 수술요법, 항암화학요법, 방사선 치료 세 가지로 나뉘는데요. 이 밖에도 국소치료법, 호르몬요법, 광역학치료법, 레이저치료법 등이 있으며 최근에는 면역요법, 유전자요법까지도 활용되고 있습니다.

암 치료는 암의 종류와 병기, 환자의 상태 등을 종합해 결정됩니다. 기본적으로 암 치료는 무척 다양하고 복잡하며 부작용이 생길 가능성도 큽니다. 일단 암이 생긴 것을 확인했다면 환자의 암이 어느 정도나 진행되었는지, 즉 암이 몇 기나 진행되었는지를 알아보기 위해 병기 검사를 진행합니다. 암의 병기에 따라 암 치료법이 달라지기 때문입니다. 1·2·3·4기 가운데 어디에 해당되는지에 따라 암 치료법에 큰 차이가 생길 수 있습니다.

암의 종류에 따라 병기 검사의 항목도 달라질 수 있는데요. 일반적으로 CT 또는 MRI 검사, 그리고 PET-CT 검사를 통해 정확한 병기를 측정하고, 치료과정에서도 치료 경과를 살피기 위해 주기적으로 병기 검사를 시행합니다.

이렇게 이뤄진 암의 조직 검사나 병기 검사에 따라 치료법이 결정됩니다. 암 치료법은 크게 수술, 방사선 치료, 항암제 치료 세 가지가 있습니다. 암의 종류와 병기에 따라 수술, 방사선 치료, 항암제 치료를 단독으로 혹은 두세 가지를 병행해서 진행할 수 있습니다.

일반적으로 초기인 1·2기 암은 수술이 주 치료법이며 수술 후 재발 가능성을 낮추기 위해 항암제 치료와 방사선 치료를 추가할 수 있습니다. 4기 암은 수술이 불가능한 경우가 많기 때문에 항암제 치료가 주 치료법이 됩니다. 그리고 3기 암은 상태에 따라 수술을 할 수도 있고, 하지 못할 수도 있기 때문에 수술을 못하는 경우 항암제 치료와 방사선 치료가 주 치료법이 됩니다.

예시 자료는 대장암의 치료 과정입니다. 암종마다 조금 차이가 날 수 있지만 대체로 이와 같은 치료과정을 밟습니다.

우선 암 수술은 크게 근치적 수술과 고식적 수술이 있습니다. '근치적 수술(radical operation)'은 암 조직을 완전히 제거하는 수술로 완치를 목적으로 하는 수술이며, 대부분의 암 수술이 여기에 속합니다. 반면 '고식적 수술(palliative surgery)'은 암의 완전 제거는 불가능하지만 암 때문에 생긴 환자의 증상을 호전시키기 위해 하는 수술입니다. 가령 암이 위장관을 막아서 음식을 먹지 못한다면 암 부위를 일부

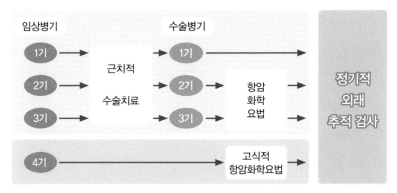

병기에 따른 대장암의 치료과정

*임상병기: 의사의 임상 진찰과 조직 검사, 영상 검사 등의 결과를 기초로 판단한 병기로 수술병기와 다를 수 있음
*수술병기: 수술 후 확인한 병리학적 병기
*근치적 수술치료: 암세포를 완전히 제거하기 위해 행하는 수술
*고식적 항암화학요법: 암으로 인해 나타나는 여러 증상을 완화해 삶의 질을 향상시키고자 행하는 수술(환자 수행능력에 따라 시행)

제거해 식사가 가능하게 하는 것이 고식적 수술에 해당됩니다.

여러분이 암 수술을 떠올릴 때 대부분은 배나 머리와 같은 수술 부위를 직접 절개하는 절개수술부터 떠올리겠지만, 최근 암 수술법이 발전하면서 다양한 기능보존수술이 시행되고 있습니다. 가령 위암의 경우 내시경을 이용한 점막절제술, 위의 절반 이하만 절제하는 축소수술 등이 이뤄지고 있으며 유방암의 경우 유방보존수술, 감시 림프절 생검을 이용한 선택적 림프절 절제술 등이 이뤄집니다. 또 이 밖에도 대장암, 위암, 자궁암, 전립선암, 신장암 등에서 내시경, 흉강경, 복강경, 골반경, 요도경, 로봇 수술 등을 이용한 최소 침습적 수술이 광범위하게 이뤄지고 있습니다. 이런 최소 침습적 수술을 활용하면 일반적으로 배를 가르고 수술하는 절개수술에 비해 상대적으로 매우 작은 절개로도 수술이 가능하고, 흉터 부위가 크게 줄어들고, 출혈도 적고, 합병증의 위험도 줄일 수 있습니다. 더불어 통증 역시 적고, 회복이 빠르며, 입원 기간 역시 짧아집니다.

최근에는 로봇을 활용한 수술이 점점 자주 활용되고 있는데요. 로봇 수술은 3차원의 수술 시야를 안정적으로 확보할 수 있고, 손 떨림 없이 정밀한 수술 기구 조작이 가능하며, 수술 기구의 자유로운 움직임을 통해 수술 부위에 보다 쉽고 효과적으로 접근할 수 있습니다. 이미 인공지능을 이용한 방사선 치료가 현장에서 활용되고 있습니다. 인공지능을 통해 방사선의 세기를 자동으로 조절하는 '세기조절 방사선 치료(IMRT)'가 그것입니다. 이를 통해 과거보다 훨씬 정확하고 안전한 방사선 치료가 가능해졌습니다. 덕분에 방사선 치료로 인한 부작용도 크게 줄어들었습니다. 머지않아 인공지능을 활용한 수술까지도 가능할 것으로 전망됩니다. 인공지능이 수술과정에 직간접적으로 참여해 암 수술을 돕는 날도 머지않았습니다.

방사선 치료에 대해 좀 더 자세히 알아보겠습니다. 방사선은 코발트와 같은 방사선 물질 또는 원자 입자(선형) 가속기와 같은 특수장비를 통해 생산하는 강력한 에너지입니다. 방사선은 빠르게 분열하는 세포와 DNA 복구가 어려운 세포를 먼저 파괴합니다. 암세포는 정상 세포보다 분열 속도가 빠르며 방사선으로 발생한 손상을 스스로 잘 복구하지 못하는 특성을 가지고 있습니다. 따라서 방사선을 암세포에 쬐면 정상 세포는 남고 암세포만 파괴될 수 있습니다. 그러나 방사선에 잘 파괴되는 암세포도 있지만 저항력이 강해서 방사선에 잘 파괴되지 않는 암세포도 존재하기 때문에 치료 경과를 잘 살피며 진행할 필요가 있습니다.

방사선 치료법에는 크게 체외 빔 방사선 치료법과 체내 방사선 치료법이 있습니다.

체외 빔 방사선 치료법은 전자기 방사선 에너지 빔인 감마선이나 X-선을 선형 가속기로 생성시켜서 암을 주사합니다. 체외 빔 방사선에는 '3차원 입체조형 방사선(3D-CRT)' '세기조절 방사선 치료(IMRT)' '영상유도 방사선 치료(IGRT)' '토모테라피' '정위방사선수술' '정위체부방사선 치료' '양성자 빔 방사선' '전자 빔 방사선 치료' 등이 있습니다. 정상 조직이 파괴되지 않도록 기술적인 조사방법이 중요합니다. 특히 양성자 빔 방사선은 매우 정확하게 특정 부위에 초점을 맞출 수 있으므로 눈, 뇌, 척수 등 정상 조직의 파괴가 생길 수 있는 특정 암 치료에 자주 활용됩니다.

체내 방사선 치료법은 먼저 방사선 물질을 정맥에 주사하거나 환자가 입으로 삼켜서 해당 물질이 암 주위로 이동하도록 만듭니다. 그리고 방사선을 암 조직에 주사하면 다른 정상 세포의 파괴를 최소화면서 치료할 수 있습니다.

최근에는 더 반갑고 놀라운 소식도 전해지고 있습니다. 꿈의 방사선 암 치료기라고 칭해지던 양성자 치료, 중입자 치료가 속속 임상에 돌입했기 때문입니다. 양성자 치료와 중입자 치료는 입자 방사선의 독특한 물리적 특성을 이용해 정상 조직의 손상을 획기적으로 줄이면서 암세포만을 파괴하는 첨단 암 치료 기술입니다. 특히 양성자 치료는 수소원자의 핵을 구성하는 소립자인 양성자를 가속해 빔을 발생시키고 이를 통해 암 조직을 파괴하는 치료법입니다. 기존의 X-선을 이용한 방사선 치료 시 발생할 수 있는 부작용이 거의 사라진 '꿈의 치료기'라고 할 수 있습니다. 양성자 치료기는 '브래그 피크(bragg peak)'라는 양성자 빔의 물리적 특성을 이용하는데요. 양성자 빔이 인체를 투과해 암 조직에 닿는 순간 체내 에너지 흡수가 절정에 달해 암 조직만 에너지 흡수가 일어나도록 집중시키는 현상으로, 양성자 치료기를 비롯한 입자선 치료기만의 특별한 장점이라고 할 수 있습니다.

마지막으로 항암제 치료는 치료 목적에 따라 몇 가지로 구분됩니다. 우선 백혈병과 악성림프종처럼 완치를 목표로 항암제 치료를 하는 예도 있고, 유방암과 대장암처럼 수술 후 재발 가능성을 낮추기 위해 진행하는 보조 항암제 치료도 있습니다. 또 두경부암의 경우 수술 전에 항암제 치료를 먼저 실시해 불가능하던 수술을 가능하게 할 수 있습니다. 수술적 치료가 힘든 전이성 암의 경우 생명 연장과 증상 완화를 목적으로 항암제 치료를 진행할 수도 있고요.

최근에는 항암제를 통해 암세포만 표적으로 공격하는 기술이 발전하고 있습니다. 최근 개발된 표적항암제는 특정 성격을 지닌 암세포만 선택적으로 공격하고 정상 세포는 거의 손상을 주지 않기 때문에 기존의 세포독성 항암제와 효과는 비슷하지만 부작용은 크게 줄어들었습니다. 가령 과거에는 골수이식술을 통해서만 완치가 가능했던 만성골수성백혈병의 경우 경구용 표적항암제만으로 95% 이상의 완치율을 보이기도 합니다.

또 최근에 개발된 면역항암제는 암 자체를 공격하는 기존의 항암제와 달리 인공면역 단백질을 환자의 체내에 주입해 면역체계를 자극함으로써 환자의 면역세포가 선택적으로 자신의 암세포만을 공격하도록 유도하는 항암제로까지 발전했습니다.

90대 지미 카터 전 미국 대통령의 악성 흑색종으로 인한 전이성 뇌종양의 경우 면역항암제 키트루다로 완치된 바 있습니다. 이처럼 새로운 면역항암제의 효능은 무척 탁월합니다. 현재 면역항암제는 악성 흑색종뿐만 아니라 비소세포폐암, 신세포암, 호지킨림프종, 두경부 편평상피암, 요로상피세포암 치료에 널리 사용되고 있습니다. 이 밖에도 많은 종류의 암 치료에 적용방법이 연구되고 있습니다.

또 다른 면역항암제인 면역관문억제제는 말 그대로 면역세포에 존재하는 '관문(checkpoint)'을 억제하는 항체를 말합니다. 면역세포에는 일종의 스위치 역할을 하는 관문이 존재하는데요. 어떤 관문은 면역세포의 작용을 촉진하지만 면역세포의 작용을 막는 관문도 존재합니다. 우리 몸의 면역조절 세포는 이 관문을 작동해 면역세포를 강화하거나 약화합니다. 문제는 암세포도 이 관문을 이용한다는 점입니다. 암세포를 공격하는 면역세포인 T세포가 암세포를 찾아가 달라붙으면 암세포는 재빨리 T세포의 작용을 약화하는 관문을 작동합니다. 면역관문억제제는 바로 암세포와 관문이 서로 접촉하는 것을 차단하는 물질입니다. 이렇게 되면 면역세포가 쉽게 암세포를 공격할 수 있습니다. 관문을 작동하지 못한 암세포는 T세포에 쉽게 작아지거나 사멸됩니다.

암 치료법은 앞으로도 계속 발전할 것이고, 암을 정복하는 날도 머지않았다는 전망까지 나오고 있습니다. 2017년 국립암센터 통계에 따르면 우리나라 암 환자의 70.6%가 완치되었고, 최근 표적항암제와 면역항암제를 적극적으로 활용하면서 완치율이 더욱 올라갈 것으로 예상됩니다.

　면역세포를 강화하는 방법은 면역관문억제제 말고도 또 있습니다. 면역세포의 유전자를 편집하는 CAR-T 요법입니다. 환자의 몸에서 꺼낸 T세포에 암세포를 탐지하는 '키메라 항원 수용체(CAR)' 유전자를 넣어 CAR-T세포로 재조합한 뒤, 이를 배양시켜 수를 늘린 다음 몸에 다시 주입하는 방법입니다. 최근 FDA는 세계 최초로 CAR-T 치료제를 승인했습니다. 제약사 노바티스의 백혈병 치료제 '킴리아'입니다. 유전자가 변형되어 투입된 T세포는 기존 T세포가 잘 찾아내지 못한 암세포까지 정확하게 찾아내서 파괴하는 능력이 탁월합니다. 다른 암 치료방법과 달리 환자의 면역체계를 손상하지 않을 뿐 아니라, 한 번 주입한 T세포는 체내에 오래 잔존하며 효과를 발휘합니다.

　노바티스의 또 다른 만성골수성백혈병 치료제 글리벡은 만성골수성백혈병 환자 95%가 동일한 유전자 변형을 일으키는 특성을 이용한 치료제입니다. 글리벡은 이 동일 유전자 돌연변이인 'Ber-Aal Kinase'를 억제하는 약물입니다.

감염으로도 암에 걸릴 수 있나요?

Answer

인간에게 생기는 암 가운데 약 20%는 감염으로 발병합니다. 미국인의 약 22.5%가 암으로 죽는데, 전체 사망률의 2%가 감염성 암입니다. 이는 미국인 사망률의 2.1%를 유발하는 인플루엔자, 폐렴과 맞먹는 수준입니다. 바이러스, 세균, 기생충 등에 감염되면 세포 내 유전자에 영향을 미쳐 만성염증을 유발하거나 면역 억제 현상을 초래해 암을 일으킬 수 있습니다.

암을 일으키는 대표적인 바이러스로는 B형간염 바이러스, C형간염 바이러스, 인체유두종바이러스 등이 있습니다. B형간염과 C형간염 바이러스는 수혈, 면도기나 주사기 공유, 출산 등을 통해 전염되는데요. 간에 만성염증을 유발해서 간암의 위험을 높입니다. 다행히 B형간염의 경우 백신이 개발되면서 B형간염과 이로 인한 간암 발병은 크게 줄어드는 추세입니다. 하지만 C형간염 예방 백신은 아직 개발되지 않았기 때문에 대단히 주의를 기울여야 합니다. 전 세계적으로 B형간염 바이러스나 C형간염 바이러스에 만성적으로 감염된 사람은 대략 3억 2,500만 명으로 추정됩니다.

인체유두종바이러스는 신체 접촉을 통해 전염되며 일부 사람들에게 암을 일으킵니다. 주로 성 접촉을 통해 자궁경부암을 유발하고, 드물지만 다른 신체 부위에도 암을 발생시킬 수 있습니다. 인체유두종바이러스 예방 접종은 개발되었고 접종이 가능합니다.

이 밖에도 버킷림프종 등을 일으키는 엡스타인-바 바이러스, 카포시육종과 원발삼출림프종을 일으키는 KSHV, 간세포암을 일으키는 B형간염 바이러스와 C형간염 바이러스, 성인T세포백혈병을 일으키는 사람T세포림프친화바이러스 1형 등도 있습니다.

암을 일으키는 세균으로는 헬리코박터 필로리균이 대표적입니다. 전 세계 인구의 절반 이상이 헬리코박터 필로리에 감염되어 있으며, 이들 중 1~2%가 위암에 걸립니다. 헬리코박터 필로리균은 위궤양을 유발하고 위 내벽에 염증과 손상을 일으켜 위암을 유발할 수 있다. 헬리코박터 필로리는 오염된 음식이나 물을 통해 전염되거나 직접 입에서 입으로 전파되는 경우가 많은데요. 감염 진단법이 개발되고 항생제 등 효과적인 제균 요법이 개발되면서 치료가 가능해졌습니다.

또 기생충도 인체 내에 생존하면서 암을 발생시킬 수 있습니다. 간흡충은 익히지 않은 민물고기를 생식했을 때 자주 감염되는데 담도암 발생을 높입니다. 또 방광암을 일으키는 빌하르츠 주혈흡충, 담관암을 일으키는 타이간흡충 등이 여기에 속합니다.

지금 소개한 감염에 의한 암들은 전염 차단이나 치료를 통해 예방 가능하다는 공통점을 가지고 있습니다. 특히 B형간염 바이러스, 인체유두종바이러스는 예방 접종을 통해서, 헬리코박터 필로리, 간흡충, 주혈흡충 등은 예방과 치료를 통해서 암 발생을 예방할 수 있습니다.

췌장암처럼 진단이 어려운 무서운 암이 또 있나요?

암 가운데는 증상이 거의 없어 '침묵의 살인자'로 불리는 암들이 있습니다. 대중에게 가장 잘 알려진 것은 췌장암입니다. 애플의 CEO였던 스티브 잡스가 걸렸던 암으로 유명하지요. 췌장은 위장 뒤에 자리 잡은 장기인데 소화효소와 호르몬을 분비합니다. 또 크기가 12~20cm밖에 안 되는 작은 장기입니다.

췌장암은 증상을 거의 느끼기 힘들어서 진단이 가장 어려운 암으로 꼽힙니다. 아직 뚜렷한 증상이 나타나지 않았다면 췌장암 여부를 진단할 수 있는 확실한 진단법은 없습니다. 게다가 췌장암에 걸렸을 경우 복통, 식욕 부진, 체중 감소, 황달과 같은 다른 질병에서 흔히 보이는 증상만 나타나기에 조기진단이 어렵습니다.

췌장암의 경우 암이 많이 진행된 후에 발견되는 경우가 허다합니다. 또 췌장암이 생기면 지방이 제대로 소화되지 않기 때문에 변과 함께 기름이 보이는 지방 변 또는 회색 변, 식후 통증, 구토, 오심 등의 증상이 나타날 수도 있습니다. 당뇨병이 새로 생기거나 기존의 당뇨병이 악화하기도 하고, 췌장염 증상이 나타나기도 합니다.

전립선암 역시 췌장암과 마찬가지로 증상이 거의 없습니다. 전립선암은 뼈로 전이가 되었을 경우에만 증상이 분명하게 나타날 뿐입니다. 게다가 뼈로 전이된 다음에는 치료가 무척 어렵습니다. 전립선(전립샘)은 샘 조직과 섬유근 조직으로 이뤄진 부속생식샘입니다. 전립선은 정액을 생성, 분비하는 기관으로 위로는 방광과 맞닿아 있고, 아래로는 비뇨생식격막에 의해 고정되어 있습니다. 또 전립선 안쪽으로는 요도가 지납니다. 전립선암과 전립선 비대증은 증상이 비슷하고, 나이가 들면서 자연스럽게 나타나는 노화 증상과도 무척 비슷합니다. 따라서 비뇨기관 감염이 생기거나, 소변 줄기가 가늘어지고 소변에 혈액이 섞여 나오는 경우, 또 발기 부전이나 허리 통증이 생기면 암 검사를 받아볼 필요가 있습니다.

대장암은 대변에 혈액이 섞여 나오는 것이 주요 증상인데요. 문제는 이때 대변색이 빨간색을 진하게 띄지 않는다는 점입니다. 게다가 대장암 초기에는 증상이 거의 없습니다. 대장암은 대장 용종에서 생기는 경우가 많으므로 용종을 수술을 통해 제거하면 발병 위험을 크게 줄일 수 있습니다. 따라서 50세 전후로 대장 내시경 검사를 주기적으로 받는 것이 필요합니다. 대장암의 일반적인 증상인 어둡고 검은색의 혈변이 나오는지 유심히 관찰하는 생활습관이 필요합니다. 물론 이런 대변이 나온다고 모두 대장암인 것은 아닙니다. 출혈성 궤양이나 궤양성 대장염(염증성 장 질환)이 있을 때도 이런 증상이 동반되기 때문입니다. 혈변과 함께 복부 통증, 체중 감소, 그리고 식욕 부진이 나타난다면 정밀 검사를 받아볼 필요가 있습니다.

방광암 역시 발견이 어렵습니다. 발견한 후에는 이미 암이 진행된 경우가 허다합니다. 방광암의 가장 일반적인 증상은 소변에 혈액이 섞여 나오는 것이다. 또 소변을 자주 보고 소변을 볼 때 통증이 있을 수도 있습니다. 가족력이 있고 소변에 혈액이 섞여 나온다면 정밀 진단을 받아볼 필요가 있습니다. 방광암은 발암물질인 담배나 공업 용제, 페인트, 도로 희석제 등에 노출되었을 때 발병 위험이 큽니다.

남성에게 생기는 고환암 역시 발견이 어려운 암 가운데 하나입니다. 50세 이후에 생길 가능성이 큰 암입니다. 하지만 20~45세 사이에서도 50%나 발병하기 때문에 한시도 경각심을 늦춰서는 안 됩니다. 고환암은 정액을 생산하는 생식세포에서 생깁니다. 종양이 고환에 생기기 때문에 척추 근처나 폐 사이로 전이될 가능성이 큽니다. 단 초기에 발견하면 완치되는 경우가 많고, 다소 진행이 된 후라도 치료가 비교적 잘 이뤄지는 암 가운데 하나입니다. 고환암 역시 초기에는 증상이 거의 없습니다. 단 고환에 응어리가 생기거나 고환이 커지거나 하는 증상이 나타날 수 있으므로 항상 세심하게 살피는 주의가 필요합니다. 만졌을 때 응어리가 완두콩보다 작고 통증이 거의 없더라도 정밀 검진을 받아볼 필요가 있습니다.

3장

바이러스와
면역력

현대인들은 감기에 자주 걸리는 것을 불편하게 느끼거나 싫어합니다. 그래서 감기도 자주 앓으면 안 된다는 생각이 지배적이지요. 하지만 코로나19가 전 세계적으로 유행하면서 이런 생각에도 조금씩 변화가 생기기 시작했습니다. 연구에 따르면, 놀랍게도 평소 다른 여러 종류의 감기를 앓은 사람의 경우 높은 확률로 코로나19 면역력을 획득한 사실이 밝혀졌기 때문입니다.

코로나19는 왜 걸리는 건가요?

Answer

　원래 코로나19 바이러스는 사람에게 감염되지 않는 종이었습니다. 하지만 몇 가지 변화가 생기면서 사람에게 감염되는 치명적인 감염병이 되었지요. 〈네이처〉에 발표된 바에 의하면 신종 코로나19 바이러스의 기원은 박쥐가 가지고 있던 바이러스였습니다. 과학자들은 코로나19가 박쥐의 기생 바이러스에서 발원해 중간 숙주인 천산갑을 거쳐 인간에게 전염되었을 것으로 추정한 바 있습니다. 하지만 이 기원설은 아직 명확한 결론이 나지 않았습니다. 또 다른 학자들은 아직 발견되지 않은 중간 숙주 동물을 통해 인간에게 전염되었을 가능성도 크다고 말하고, 소수의 전문가는 코로나19 바이러스가 중국의 바이러스 실험실에서 우연히 방출되었을 가능성도 배제할 수 없다고 주장합니다. 최근에는 중국의 우한 시장에서 처음 인간에게 감염될 수 있는 코로나19 바이러스가 발생했다고 어느 정도 의견이 모아지고 있습니다.

코로나19(COVID-19) 원인 바이러스의 정확한 명칭은 중국 우한 지역에서 처음 발생한 'SARS-CoV-2'입니다. 2020년 2월 11일, 세계보건기구(WHO)에서는 이 새 감염병의 명칭을 '코로나바이러스감염증 2019(Coronavirus disease-2019)', 줄임말로 '코로나19(COVID-19)'라고 공표했습니다.

감염성 질환은 기본적으로 병인, 숙주, 환경 세 가지 요소의 상호작용으로 발생합니다. 병원체는 여러 경로를 통해 우리 몸에 침입하고 다른 사람에게 퍼집니다. 이때 숙주는 감염원에 의한 다양한 증상을 겪게 되는데요. 세 가지 요소가 항상성을 이루며 균형을 유지할 때 우리는 건강을 지킬 수 있습니다. 하지만 어느 한 요소라도 변화가 생기면서 균형이 깨지면 감염병이 발생하고 다른 사람에게로 확산합니다.

병인은 생물학적 요인(세균, 바이러스, 진균, 기생충), 물리·화학적 요인(대기, 수질, 계절, 기상, 유독성 물질), 사회적 요인(스트레스, 긴장, 습관) 등으로 나뉘며 질병의 주요 변수가 됩니다. 감염 대상이 되는 숙주(사람이나 생명체)는 숙주의 생물학적 요인(성별, 나이), 사회적 요인(직업, 계급, 결혼 및 가족 상태), 체질적 요인(면역, 영양 상태, 선천적) 등으로 세분화할 수 있으며 인간이 가지고 있는 면역력과 감수성 등이 질병 발생의 주요 변수가 됩니다. 마지막으로 환경은 생물학적 요인(매개 곤충, 기생충의 중간 숙주), 물리·화학적 요인(실내외 환경, 계절), 사회적 요인(사회풍습, 직업, 인구 밀도) 등으로 분류할 수 있고 질병 발생과 유행에 큰 변수로 작용합니다.

감염병은 주로 우리가 미생물에 노출되면서 발병합니다. 침입 경로는 호흡기, 위장관, 피부, 비뇨생식기 등입니다. 각각의 경로에도 면역 방어 시스템이 존재하지만, 방어에 실패하면 감염됩니다. 지금도 우리는 수많은 미생물을 호흡기를 통해 흡입하고 있습니다. 큰 미생물은 상부 호흡기의 점액에 잡힌 채 목 위와 뒤로 이동하면서 대부분은 강력한 소화액에 의해 죽습니다. 작은 입자들은 폐포 내부로 운반되고, 상주하고 있는 대식세포와 호중구에 의해 잡아먹힙니다.

위장관을 통해 들어온 병원체 가운데 상당수는 분변 때문에 오염된 음식과 물에 의해 전염됩니다. 그리고 우리 몸은 산성 위액, 위장관 점막, 이자액과 담즙 등 다양한 소화액, 연동 운동 등으로 위장관에서 방어 시스템을 형성해 이런 병원체를 하나씩 제거합니다. 피부 역시 강력한 기계적 방어막 역할을 하는데요. 피부에서는 '항-미생물'을 만들어내기도 합니다. 물론 무좀균과 같은 곰팡이(dermatophyte)는 피부 방어막을 뚫고서 감염을 일으키지만, 대부분은 손상된 피부를 통해서 감염될 때가 많습니다.

병원체의 '감염능력'과 숙주의 '방어능력'에 따라서 감염 여부가 갈립니다. 숙주는 이미 각종 방어기전을 가지고 있지만 병원체 역시 이런 숙주의 다양한 방어능력을 피하고 숙주를 감염시킬 다양한 방법을 지니고 있습니다.

흔히 '변이종의 변이'라고 부르는 '항원변이(antigen variation)'는 숙주의 항체(무기)를 회피하는 핵심적인 전략입니다. 병원체는 돌연변이를 통해 숙주의 항체가 병원체의 항원을 인식하지 못하게 변하도록 진화합니다. 또 '탄수화물 피막'을 만들거나 '단백질C'를 생산해

호중구와 대식세포의 포식 작용을 피할 수도 있고, 숙주 면역세포의 활성을 줄이거나 이동을 방해하는 능력을 지니게 될 때도 있습니다. 또 숙주의 체내에서 소량의 바이러스만이 생존하며 다른 숙주에게 감염시키는 '잠복감염(latent infection)'을 활용하기도 합니다.

코로나19 역시 다른 감염병과 마찬가지로 면역력이 떨어지는 기저질환자, 노인의 사망률이 높은 치명적인 감염병입니다. 주로 호흡기를 통해 침입하는데요. 이미 감염된 사람의 입에서 나온 비말을 통해 다른 사람의 몸으로 침투합니다. 감염자가 기침, 재채기, 말, 노래, 호흡을 할 때 입이나 코에서 작은 입자로 나와 다른 사람에게 옮겨가는 것입니다. 이러한 입자는 크게는 비말부터 작게는 미세한 에어로졸과 같은 다양한 형태를 나타냅니다. 실외에서의 비말 감염 확률은 낮지만 실내나 밀폐된 공간에서는 감염이 잘 이뤄집니다. 여러 사람이 긴 시간을 함께하는 실내라면 먼 거리에 있더라도 감염될 수 있습니다. 따라서 예방을 위해 마스크를 쓰고 다니고, 공중시설이나 사무실에서는 대화를 삼가고, 서로 간 기침을 조심하는 것이 무척 중요합니다.

각종 증상은 바이러스에 감염되고 1~14일 사이에 나타납니다. 코로나19의 증상은 다양하나 발열 증상이 가장 대표적입니다. 그런데 감염된 사람 가운데 1/3은 증상이 거의 나타나지 않는 무증상 감염자입니다. 나머지 사람들에게 증상이 나타나는데 경증에서 중증까지 차이가 존재합니다. 대략 14%는 호흡 곤란, 저산소증 등의 뚜렷한 증상이 발생하며, 5%는 호흡기 부전, 쇼크 등과 같은 심각한 증상이 발생하기도 합니다. 특히 고령자는 심각한 증상이 발생할 확률이 더욱 높으며 일부 사람은 회복 후에도 상당 기간 장기 손상과 같은 다양한 후유증이 나타날 수 있습니다.

현재 코로나19 감염에서 회복한 후 '코로나 후유증(long COVID)'을 겪는 사람이 많은데요. 전 세계적으로 수백만 명에서 수천만 명이 코로나 후유증를 겪는 것으로 파악되고 있습니다. 아직까지 구체적인 증상, 기간, 치료 등에 대해서는 정확한 연구 결과가 나오지 않은 상황입니다. 코로나19 확진자 가운데 대략 10~30% 정도가 후유증을 겪는 것으로 알려져 있습니다.

코로나19는 서로가 만진 물건을 통해서도 감염될 수 있지만 확률은 매우 낮습니다. 또 증상이 아직 나타나지 않고 있는 잠복기에도 바이러스를 전파할 수 있습니다. 통상 증상은 감기나 독감처럼 10일가량 이어지며, 중증이면 20일 이상 이어질 수도 있습니다.

코로나19 바이러스를 진단하는 방법은 여러 가지가 있지만 표준 진단방법은 '실시간 역전사 중합효소연쇄반응(rRT-PCR)' '전사 매개 증폭(TMA)' '역전사 루프 매개 등온 증폭(RT-LAMP)' 등입니다.

코로나19는
왜 무서운 질병인가요?

Answer

코로나19 바이러스는 높은 감염력과 심각한 증상을 동반하며 심한 경우 생명까지도 위협하는 무서운 질병입니다. 과거와 달리 의료 기술이 대단히 발달했지만 여전히 중증화율이나 치명률이 높은 전염병에는 속수무책일 때가 많습니다. 다행히 조금 안심할 수 있는 부분은 코로나19가 변이종으로 계속 진화하면서 중증화율이나 치명률도 조금씩 떨어지고 있다는 사실입니다.

가령 코로나19 오미크론 변이는 델타 변이보다 치명도가 낮고 무증상, 경증인 경우가 많은 것으로 알려졌습니다. 오미크론 변이의 중증화율, 치명률은 델타 변이의 1/4 수준이었습니다. 그러나 약한 변이가 나타났다고 예방 백신을 맞지 않아도 된다는 것은 아닙니다. 백신 미접종자의 중증화율은 접종 완료자보다 최대 35배까지 높았기 때문입니다. 게다가 이는 통계적인 수치일 뿐 개별 사람들에게서 똑

같은 증상이 나타나는 것은 아니므로 한시라도 방심해서는 안 됩니다. 여전히 오미크론으로 인한 사망자가 속출하고 있기 때문입니다.

학자들은 변이종이 급격히 우세해지는 이유로 이 치명률과 중증화율이 낮은 특성을 꼽기도 합니다. 코로나19 바이러스 돌연변이들 가운데 치명률이나 중증화율이 낮고, 무증상이나 경증 환자가 많은 경우 숙주(감염자)가 더 많이 활동하거나 다른 사람과 빈번하게 접촉하기 때문입니다. 그러나 꼭 명심해야 할 부분은 무조건 자신의 종을 더 확산하기 위해 덜 치명적인 종으로 변하는 것은 아니라는 사실입니다. 즉 변이의 방향은 불규칙적입니다. 단적으로 말해 변이종이라고, 나이가 젊다고, 기저질환이 없다고 치명적인 증상이나 상황을 겪지 말라는 법은 없습니다.

가령 코로나19뿐만 아니라 우리가 크게 문제 삼지 않는 독감으로 죽는 사망자도 매년 적지 않습니다. 미국 질병통제예방센터(CDC)의 통계에 따르면 2010년 이후 매년 계절 독감(인플루엔자)으로 인해 900만~4,500만 건의 질병이 발생했고, 14만~81만 명이 입원했으며, 1만 2천~6만 1천 건의 사망이 발생한 것으로 나타났습니다. 정확한 통계가 존재하지 않아서 단정할 수는 없지만 국내에서도 독감으로 매년 수백 명에서 수천 명까지 사망하는 것으로 추정됩니다.

물론 코로나19 변이종 입장에서는 숙주를 죽이거나 많이 아프게 하지 않는 것이 스스로를 퍼트리는 데 더 유리하겠지만, 감염력이 높아지면서 치명률까지 높아지는 변이종이 출현할 가능성도 결코 배제할 수 없는 노릇입니다. 역사적으로도 1918년 인플루엔자 A형 바이러스의 변형인 H1N1 바이러스, 통칭 스페인 독감이 전 세계로 퍼져 약 5억 명을 감염시킨 바 있습니다. 사망자는 최소 1,700만 명에서 최대 5천만 명에 달하는 것으로 알려져 있습니다.

갈수록 팬데믹의 주기가 짧아지고 있는 작금의 상황에서, 치명적이면서 감염력까지 강한 또 다른 전염병이 출몰하지 않으리란 보장은 없습니다. 코로나19 우세종이 오미크론이 되었다고 해서 결코 안심할 수는 없습니다. 여전히 현재 유행하는 코로나19 바이러스 종류 가운데는 우세종 이전에 퍼졌던 치명률 높은 델타 변이도 포함되어 있기 때문입니다.

Question 023

면역력이 떨어진 상태에서 바이러스가 침투한다면?

Answer

면역력이 떨어지거나 면역체계에 문제가 생긴 상태에서 코로나 19와 같은 전염병에 걸리면 급성 면역 이상 반응, 일명 '사이토카인 스톰(cytokine storm)'이 일어날 수 있습니다. 사이토카인 스톰은 '사이토카인 폭풍' '사이토카인 방출 증후군'으로도 불리는데요. 바이러스 등 외부 항원에 인체의 면역계가 대응하는 과정에서 세포 간 신호 전달 기능을 하는 사이토카인 단백질이 과다하게 만들어져 인체에 심각한 피해를 주거나 생명까지도 위협하는 급성 면역 이상 반응을 의미합니다. 대표 증상으로는 체온이 42℃를 넘나드는 심한 고열과 오한 등이 있으며 구토, 설사, 두통, 저혈압, 의식 상실 등이 나타날 수도 있습니다.

코로나19가 한창이던 때에 국내 연구진이 사이토카인 스톰의 원인을 규명한 바 있는데요. 사이토카인 자체는 면역계에 꼭 필요한 요

사이토카인 스톰의 위험도

분류	설명
1급(D89.831)	미약한 반응. 해열제 등으로 처치 가능
2급(D89.832)	24시간 이내의 약한 반응
3급(D89.833)	장기적 반응. 증상 개선 후 재발(신부전, 폐침윤 등)
4급(D89.834)	생명 위험. 승압제, 인공호흡기 필요
5급(D89.835)	사망(다발성 장기 부전 등)

소로, 외부 항원이 유입되었을 때 항원을 사멸하기 위해 우리 몸의 면역세포에서 '염증성 사이토카인(pro-inflammatory cytokines)'을 분비해 면역 시스템을 활성화한다고 합니다. 사이토카인도 종류가 다양해서 염증성 사이토카인은 '종양괴사인자 알파(TNF-α)' '인터루킨-1(IL-1)' '인터루킨-8(IL-8)' 등이 있습니다. 이들 사이토카인 때문에 우리 몸에 염증 반응이 나타나고, 이렇게 경계경보가 켜지면 체온이 올라가고 고름을 형성하는 등 면역 방어 시스템이 작동하는 것입니다.

여러 원인으로 인해 사이토카인이 과도하게 생성되면 퇴치 대상인 항원뿐만 아니라 우리 신체에까지 악영향을 미치는 급성 면역 이상 반응, 즉 사이토카인 스톰이 일어납니다. 사이토카인 스톰의 위험도는 국제적으로 5개 등급으로 분류됩니다.

우리 면역체계가 세균과 같은 병원체와 싸울 때, 감염 부위에서 만들어지는 사이토카인의 일종인 '케모카인(chemokine)'이 호중구나 대식세포와 같은 면역세포들을 감염 부위로 집결하도록 유도합니다.

그러면 감염 부위에 존재하는 세포와 이렇게 모인 면역세포들에 의해 염증성 사이토카인이 만들어지는데요. 이 염증성 사이토카인 역시 면역세포들을 자극해 더 많은 염증성 사이토카인을 만들어내도록 유도합니다.

면역력이 뛰어나고, 면역체계가 건강한 상태일 때 우리 몸은 과도한 염증 반응을 어느 정도 제어하면서 조절할 수 있는 능력이 존재합니다. 가령 염증성 사이토카인과 반대되는 '항-염증성 사이토카인(anti-inflammatory cytokine)'을 체내에 분비해 중립 상태를 만드는 것입니다. 그런데 면역력이 떨어지거나 면역체계에 문제가 생긴 경우 염증성 사이토카인이 과잉 분비되는 것을 통제하거나 조절할 수 없게 됩니다.

염증성 사이토카인의 핵심 기능은 염증 반응을 일으키는 것입니다. 염증 반응은 침입한 병원체를 죽이기 위해 다양한 증상(병원체를 죽이기 위한 발열 반응, 감염 부위에 면역세포가 모여 부어오르는 증상, 면역세포의 통행을 돕는 혈관 확장 등)을 유도합니다. 그런데 이런 염증성 사이토카인이 제대로 조절되지 못하면 분비된 다량의 염증성 사이토카인이 우리 뇌의 시상하부를 자극해 42℃까지 고열을 일으킵니다. 심부 체온이 급격히 상승하면 체내 주요 효소들을 이루는 단백질에 변성을 가져오고 결국 치명적인 상황에 이를 수도 있습니다. 적당한 발열은 병원체의 번식과 활동을 막아주지만 과도한 발열은 생명까지도 위협할 수 있습니다. 가장 직접적인 결과로는 체온이 42℃ 가까이 오르면 우리의 뇌는 마치 찜기에 들어간 것처럼 익어버릴 수 있습니다.

국내 모 연구진은 중증 및 경증 코로나19 환자로부터 혈액을 얻은 후 면역세포들을 분리해 '단일 세포 유전자 발현 분석'이라는 최신 연구기법을 적용해 그 특성을 분석했습니다. 연구에 따르면 중증 또는 경증을 막론하고 코로나19 환자의 면역세포에서 염증성 사이토카인의 일종인 '종양괴사인자(TNF)'와 '인터루킨-1(IL-1)'이 함께 발견되었습니다. 특히 중증과 경증 환자를 비교 분석한 결과, 중증 환자에게서만 '인터페론(interferon)'이라는 사이토카인 반응이 특징적으로 강하게 나타났습니다.

　인터페론은 바이러스, 세균, 기생균과 같은 병원체에 감염되거나 암세포로 인해 만들어지는 당단백질인데요. 인터페론은 주변 세포들이 항바이러스 기능을 하도록 유도하는 역할을 합니다. 그래서 현재까지도 인터페론은 각종 바이러스 치료제나 면역항암제 개발을 위한 중요 물질로 인식되고 있습니다. 지금까지는 인터페론이 일반적으로 항바이러스 작용을 하는 소위 착한 사이토카인으로 알려져 있었지만, 코로나19 환자에게서 인터페론이 과도하게 생성되어 염증 반응을 일으키는 것으로 밝혀졌습니다. 이는 생명까지 위협하는 기저 원인으로 작용할 수 있습니다. 향후 과도한 인터페론 생성을 억제하거나 방해하는 약물이나 치료법을 계발한다면 사이토카인 스톰으로 인한 후유증이나 사망을 크게 줄일 수 있을 것으로 예측됩니다.

Question 024

백신을 맞으면 코로나19를 완벽히 예방할 수 있을까요?

Answer

안타깝게도 그럴 수 없습니다. 여러분은 돌파 감염이라는 말을 익히 들어봤을 텐데요. 비록 백신을 정해진 지침대로 철저하게 접종했다 하더라도 우리는 코로나19에 감염될 수 있습니다. 물론 공인된 코로나19 백신은 해당 코로나19의 감염을 예방하는 데 매우 효과적이기 때문에 그 가능성은 상대적으로 낮아질 수 있습니다. 그러나 다른 모든 백신이 그렇듯이 어떤 백신도 코로나19를 100% 막아내지는 못합니다.

백신 접종을 완료한 사람에게서는 비록 돌파 감염이 일어나더라도 백신을 접종하지 않은 상태에서 감염된 사람에 비해서는 중증화 가능성이 크게 낮아집니다. 또 백신 미접종자보다 입원 또는 사망 가능성 역시 훨씬 낮아집니다. 사실 백신 접종이 중요한 보다 현실적인 이유 역시 바로 이 부분입니다. 즉 백신 접종 완료자가 돌파 감염으로 인해 증상이 나타나더라도 백신 미접종자에 비해 경미한 증상을 겪을 가능성이 훨씬 높은 것입니다. 코로나19 감염보다 더 무서운 것이 감염 이후 후유증이 발생하거나 혹은 그 후유증이 상당 기간 지속되는 '롱 코비드'입니다.

백신 접종을 통해 우리 몸이 미리 코로나19를 한 번 접한 뒤에는 비록 돌파 감염이 되더라도 좀 더 빠르고 효과적으로 감염 상황에 대처할 수 있습니다. 그 결과 중증화 가능성이나 심각한 후유증도 훨씬 떨어질 수 있는 것입니다. 다만 백신 돌파 감염자도 다른 사람을 감염시킬 수 있으므로 감염이 확인된 후에는 자가격리와 같은 감염을 차단하는 조치를 취해야 합니다. 돌파 감염자의 경우 증상이 미미해 감염 사실을 미처 인지하지 못하고 지나갈 수 있어 다른 사람을 감염시킬 위험이 커지기 때문입니다. 만일 의심스러운 증상이 있다면 반드시 코로나19 항원검사를 받아 감염 여부를 확인해야 할 것입니다.

연구에 따르면 코로나19 mRNA 백신 3차 접종은 변이종인 오미크론에 대한 중화능력을 크게 증가시키는 것으로 나타났습니다. 2차 접종 후 6개월이 지나면 예방 효과가 30~35%로 많이 감소되는 반면, 3차 접종 후에는 0~3개월 80~95%, 4~6개월 75~85%로 백신 효과가 크게 증가하는 것을 확인할 수 있었습니다. 따라서 고연령층, 면역력 저하자를 대상으로 4차 접종을 실시하는 국가도 많습니다.

코로나19, 변이가 거듭되면 백신은 필요 없지 않나요?

Answer

여러분은 대중매체를 통해 코로나19의 변이가 거듭되는 것을 지켜봤을 것입니다. 코로나19는 델타 변이, 오미크론처럼 여러 가지 새로운 코로나19 바이러스 변이종을 만들어낸 바 있습니다. 이 새 변이종들은 기존 백신으로는 완벽한 예방이 어렵고, 효과도 크게 떨어지는 경우가 많았습니다. 게다가 새로운 코로나19 변이는 기존 바이러스보다 감염력이 높아서 더 빨리 전파되었습니다. 새로운 변이종이 끊임없이 인간의 면역체계를 피하거나 예방 백신을 무효화하는 방향으로 진화해왔기 때문입니다.

그렇다면 이렇게 새 변이종이 계속 생겨나고 그에 따라 백신 접종 효과도 떨어진다면 백신을 예방 접종할 필요도 사라지는 것일까요? 사실 코로나19 바이러스는 불과 몇 시간 만에 새 변이종을 만들어냅니다. 바이러스 복제는 언제나 세포 안에서만 일어나는데요. 따라서

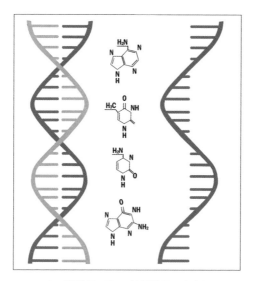

DNA(왼쪽) 구조와 RNA(오른쪽) 구조의 차이

바이러스가 계속 퍼지기 위해서는 반드시 숙주 세포를 효과적으로 감염시키는 능력을 지니고 있어야 합니다. 계속 숙주에게 바이러스를 전파하지 못하는 종은 결국 멸종하기 때문입니다. 코로나19 바이러스의 감염력은 스파이크 단백질에 의해 크게 좌우되는데요.

　바이러스는 유전자 구조에 따라 DNA 구조와 RNA 구조로 구분됩니다. 콜레라, B형간염이 대표적인 DNA 구조의 바이러스입니다. 코로나19 바이러스는 DNA 구조가 아닌 RNA 구조로 이뤄진 까닭에 다른 바이러스보다 변이가 쉽게 일어납니다. 거의 모든 생명체는 자신의 유전 정보를 DNA 구조로 담고 있습니다. RNA 구조로 된 종은 지구상에서 매우 적은 수의 바이러스들뿐입니다. RNA 바이러스는 복제될 때 RNA가 DNA로 변하는 역전사 과정을 거치게 됩니다. 이 과정에서 복제 오류가 자주 발생하기 때문에 DNA 바이러스보다 더 많은 돌연변이가 발생하는 것입니다.

변이종에서 주로 변이가 나타나는 부분은 스파이크 단백질의 수용체 결합 부위이며, 변화한 결합 부위는 더 단단하고 안정적인 형태를 가지는 방향으로 진화합니다. 이 이유로 바이러스가 다른 물질이나 환경에 의해 쉽게 손상되지 않도록 보호하는 능력까지 가질 수 있게 된 것입니다. 또 변이된 바이러스는 전염력이 높아질 수 있도록 호흡기 주변에 좀 더 오래 머무를 수 있는 능력을 지니게 되는데요. 이를 통해 기존 바이러스보다 체내 침투력이 높아지는 것입니다. 또한 변이종은 공기 중이나 다른 물체와 같은 숙주(사람)를 벗어난 외부 환경에서도 오래 생존할 수 있는 능력을 점점 갖추게 됩니다.

새로운 변이종은 숙주를 만났을 때 숙주의 면역 반응과 백신 효과를 회피할 수 있는 능력까지 가지게 됩니다. 더불어 인간의 면역 시스템이 달라진 스파이크 단백질을 인식하고 항체를 만들 수 없도록 스파이크 표면에 면역 반응을 회피할 수 있는 다당류 분자를 포함하게 됩니다. 이 다당류 분자들이 항체가 병원체를 인지하지 못하도록 유도해 더욱 침투력을 높일 수 있는 것입니다.

변이종은 진화하면서 자신의 숙주 세포뿐만 주변 세포까지도 함께 침투하는 능력을 지닙니다. 감염 숙주(사람)는 무한대가 아니므로 여러 변이가 서로 다양한 스파이크 단백질 구조를 만들어내면서 감염 경쟁을 벌입니다. 한 번 감염된 숙주는 면역력을 얻기 때문에 늦게 전파된 변이종은 결국 도태하고 맙니다. 반면 전파력이 높은 스파이크 단백질 구조를 가진 변이종은 더 많은 숙주에게 자신의 종을 퍼뜨릴 수 있습니다.

당연히 스파이크 단백질이 바뀐 변이종에 대해서는 기존 백신의 효과도 떨어집니다. 코로나19 바이러스를 둘러싼 단백질은 스파이크(돌기)가 돋아난 형태인데, 코로나19 바이러스는 스파이크 단백질을 인체의 세포 수용체에 결합하는 방식으로 감염을 일으킵니다. 마치 스파이크 단백질이 열쇠처럼 세포의 문을 여는 것입니다.

이미 만들어진 백신은 해당 코로나19종의 스파이크 단백질만을 표적으로 삼아 항체가 작동하도록 만들어졌기 때문에 새로운 변이종은 스파이크 단백질의 종류를 변화시켜 항체의 공격을 피합니다. 이로 인해 백신이 변이종의 스파이크 단백질을 효과적으로 포착하지 못하는 것이지요.

이렇게 코로나19가 계속 변이종을 만들고 백신을 회피하는 능력을 지닌다면 현재 사용되는 백신은 아예 무용지물이 되는 것일까요? 결론부터 말씀드리겠습니다. 그렇지 않습니다. 비록 백신의 효과가 떨어지기는 하나, 아예 맞지 않은 것에 비하면 훨씬 큰 예방 효과를 지니기 때문입니다. 원래 종과 변이종 사이에는 상당한 유전적 유사성이 존재하기 때문에, 백신을 통해 우리 면역 시스템에 항체를 만들어내면 비슷한 변이종까지도 어느 정도 막아낼 수 있는 면역력이 체내에 형성되기 때문입니다.

앞으로 코로나19와 전혀 다른 새로운 종류의 전염병이 등장한다고 해도 국제적, 의학적 공인을 받은 백신을 제때 접종하는 편이 맞지 않은 편보다 훨씬 이득이라는 사실만은 변하지 않을 것입니다. 향후 2~3년 내 거의 모든 인류는 코로나19에 걸릴 것입니다. 그중에는 무증상이나 경증으로 별다른 건강상의 문제를 겪지 않을 사람도 있지만 코로나19에 걸려서 큰 고통과 후유증을 겪을 사람도 많을 것입니다. 그중에는 백신 덕분에 별 탈 없이 지나갈 사람도 많을 것입니다. 설사 돌파 감염이 된다 해도 백신 덕분에 경미한 증상이나 후유증만 겪는 사람도 많을 것입니다. 반면 백신을 맞지 않으면 심한 증상이나 후유증으로 오랜 시간 큰 어려움을 겪을 가능성을 배제할 수 없겠지요.

이런 백신 접종의 이해득실 공식은 대부분의 전염병에 그대로 적용됩니다. 따라서 백신 개발이 가능한 전염병이라면 대부분의 경우 백신을 접종하는 편이 훨씬 더 이득입니다. 세상에는 백신이 개발되지 않은 전염병도 무척 많습니다. 실제로 여러 가지 이유에서 무서운 감염병임에도 백신이 개발되지 않은 사례가 많습니다. 가장 큰 이유는 백신 회사에서 해당 백신을 생산해서 얻을 수 있는 경영 이득이 거의 없기 때문입니다. 그런 까닭에 아직도 백신이 개발되지 못한 전염병도 적지 않습니다. 조류인플루엔자(AI) 인체감염증, 중동호흡기증후군(MERS), 모기매개감염증(뎅기열, 지카바이러스 등), 바이러스성출혈열(에볼라, 라싸열 등), 병원성 비브리오감염증 등이 대표적입니다. 이런 전염병이 자주 발병하는 지역을 지날 때는 각별히 감염에 주의를 기울이는 방법밖에는 없습니다.

그러니 어떤 면에서는 백신이 개발된 것만으로도 감사해야 할 일이지요. 게다가 앞으로 백신과 관련된 새로운 의학적 진화가 한층 가속화될 것이므로, 백신을 맞아서 얻는 혜택은 더더욱 커질 것입니다.

부스터 샷,
꼭 맞아야 할까요?

Answer

부스터 샷도 반드시 맞아야 합니다. 예방주사에서 부스터 샷을 맞는 경우는 인플루엔자(독감) 접종 외에는 없었습니다. 부스터 샷을 접종하는 이유는 그만큼 독감과 코로나19의 전염력이 높고, 변이종이 기존 백신을 쉽게 회피하면서 끝까지 살아남는 능력이 뛰어나기 때문입니다. 코로나19 바이러스 감염을 예방하기 위해서는 인플루엔자 접종과 마찬가지로 몇 차례 부스터 샷을 맞아야 합니다. 부스터 샷을 통해 감염과 중증화율을 크게 낮출 수 있기 때문입니다. 물론 단 한 차례의 예방 백신만으로도 충분한 항체가 형성되는 사람도 있겠지만 그렇지 않은 사람도 많습니다. 대한민국 질병관리청에 따르면 3차까지 부스터 샷을 맞을 경우 감염 예방 효과는 11.3배 높아졌고, 중증화 예방 효과 역시 19.5배 높아졌습니다.

부스터 샷을 맞아야 하는 또 한 가지 이유는 우리 체내 항체의 방어능력이 갈수록 떨어지기 때문입니다. 사실 단 한 번의 접종으로 평생 항체가 만들어지는 감염병도 있습니다. 가령 홍역 백신은 생후 12~15개월경에 접종하면 항체 양성률이 95~98%에 달하고 면역 상태는 평생 지속됩니다. 처음 접종에서 항체가 생기지 않았을 경우에도 2차 접종 후에는 90% 이상 면역이 형성됩니다. 그러나 코로나 19 백신의 효과는 그리 오래 가지 않습니다. 여러 연구에서 백신 접종 후 6개월 정도가 지나면 바이러스에 대한 방어능력이 거의 사라지는 것으로 나타났습니다.

미국 방송사 CNN은 예방 백신의 오미크론 변이에 대한 효능을 일목요연하게 정리한 바 있습니다. 미국 10개 주 20만 명의 사례를 종합한 결과, 병원 방문율은 2차 접종 시 38% 감소, 3차 접종 시 90% 감소, 병원 입원율은 2차 접종 시 57% 감소, 3차 접종 시 90% 감소한 것으로 확인되었습니다. 특히 3차 접종자의 중증화 확률은 66%까지 낮아지는 것으로 나타났습니다.

물론 새로운 변이종에 대해서도 부스터 샷은 효과가 있습니다. 비록 돌연변이가 일어나긴 했지만 여전히 기존 바이러스와 유전적 특성을 상당 부분 공유하고 있기 때문입니다. 이스라엘 셰바 메디컬센터와 보건부 산하 중앙 바이러스연구소에 따르면 화이자 2차 접종 이후 6개월이 지나면 오미크론 변이에 대한 중화능력이 거의 사라지는 것으로 나타났습니다. 하지만 부스터 샷을 접종할 경우 오미크론 변이에 대한 중화능력이 100배 늘어나 상당한 예방 효과를 보였습니다.

우리 모두가 감염 예방을 위해 부스터 샷을 무한히 맞아야 하는 것은 아닙니다. 실제로 코로나19 예방 백신 부스터 샷을 4차 접종까지 실시한 국가는 그리 많지 않습니다. 4차 접종을 실시한 국가들의 조사에 따르면, 4차 접종 일주일 후에는 3차 접종 때보다 코로나19 항체가 5배가량 늘었으며 접종 이후 이상 반응도 심각하지 않는 것으로 알려졌습니다.

이렇게 효과가 좋음에도 모든 국가가 4차 접종을 실시하지 않는 이유는 장기적으로 이 방법은 지속 가능한 전략이 아니기 때문입니다. 추가 접종을 하면 바이러스 확산을 일시적으로 늦춰 의료 시스템에 대한 부담을 줄일 수는 있지만, 어느 순간부터는 부스터 샷을 접종하지 않고 자연 면역을 획득하거나 코로나19와 함께 공존하는 위드 코로나 정책을 펼쳐야 합니다. 또 새로운 변이 바이러스의 출현에 따라 백신 역시 지속적으로 업그레이드될 것으로 전망됩니다. 이미 백신 회사 모더나는 부스터 샷을 위한 차기 코로나19 백신 제품군을 공개한 바 있습니다. 1세대 코로나19 백신군인 'mRNA-1273' 플랫폼에 속한 개량 백신들과 2세대 제품군인 'mRNA-1283'에 속한 백신이 출시될 것이라고 예고한 바 있습니다.

각국의 정부가 부스터 샷을 실시했던 현실적인 이유 가운데 하나는 의료체계의 붕괴를 막기 위함이었습니다. 영국 보건청은 오미크론 변이에 대해 3차 접종이 75%의 예방률을 보인 것으로 나타났다고 발표했는데요. 2차 접종만으로도 중증률을 낮출 수 있지만 오미크론의 전파율이 높아 입원율이 0.5%만 되어도 의료체계가 무너질 수 있기 때문에 3차까지 부스터 샷을 실시했던 것입니다. 영국 임페리얼칼리지 런던 연구팀은 모델링 결과, 3차 접종의 오미크론 변이에 대한 방어율은 80~85.9%일 것이라고 발표했습니다. 이는 3차 접종의 델타 변이에 대한 방어율 97%와 비교해 약 10%p 낮은 수치입니다.

바이러스를 이기는 항체는 어떻게 만들어지나요?

여러분은 항체라는 말을 무척 많이 들어봤을 텐데요. 항체는 우리 면역 시스템이 만들어내는 당단백질의 일종으로 우리 몸이 감염원 (항원)에 대항해 싸우고 질병에 걸리지 않도록 보호하는 역할을 합니다. 항체(抗體) 또는 면역글로불린(immunoglobulin, Ig)은 항원(병원체)과 특별한 결합을 통해 항원-항체 반응을 유발하는 물질입니다.

예방 백신을 맞거나 코로나19에 한 번 걸리고 나면 우리 몸에서는 항체가 형성됩니다. 이 항체는 다시 해당 병원체가 체내에 들어올 경우 재빨리 해당 병원체를 낚아채서(포획해서) 면역세포 속으로 가져가고, 면역세포는 이 병원체를 사멸시켜 병에 감염되지 않게 됩니다.

백신 접종을 통해서 우리 몸에는 안전하게 항체가 만들어집니다. 즉 특정 질병이나 감염원에 대한 항체가 있으면 해당 질병에 대한 면역력이 만들어집니다. 설사 감염되더라도 항체가 있으면 우리 몸

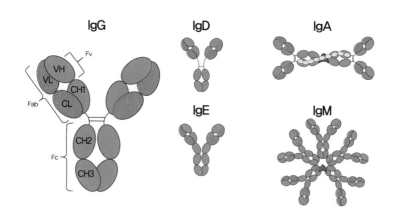

항체의 분류

은 그 감염원과 싸운 경험이 있었기에 쉽게 중증화되지 않을 수 있는 것입니다.

항체는 항원에 따라 각기 다른 모양을 가지는 Fab 부위와 공통 부분인 Fc로 구성되어 있습니다. 앞서 말한 것처럼 병원체를 꽉 낚아챈 항체의 Fc 부위가 우리 몸의 면역세포가 가진 Fc 수용체와 만나서 병원체를 면역세포 안으로 끌고 들어가고, 면역세포는 들어온 병원체를 사멸시킵니다.

항체는 혈액과 조직액뿐만 아니라 분비물(눈물 등)에서도 발견되는데요. 플라즈마 세포에서 생성 및 분비됩니다. 플라즈마 세포는 면역계의 B세포가 T세포와의 상호작용을 통해 특정 항원과 결합해서 만들어지는 세포입니다. 각 항체는 해당 항원과만 결합하는데, 플라즈마 세포에 의한 항체의 생산은 체액성 면역이라고 부릅니다. 사슬의 불변 영역의 차이에 따라 항체는 IgG, IgD, IgA, IgE, IgM과 같이 다섯

우리 몸의 면역체계

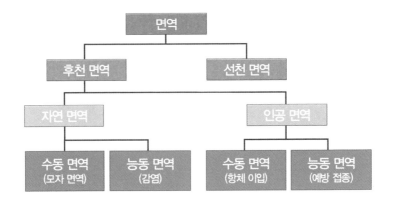

가지로 나눌 수 있습니다.

사람에게는 태어날 때부터 타고나는 선천 면역이 존재합니다. 선천 면역은 외부 접촉 없이도 우리 몸에서 자연적으로 만들어지는 면역 시스템입니다. 그리고 두 번째가 후천 면역입니다. 후천 면역은 다시 두 가지로 나뉘는데요. 태아 상태에서 부모에게서 물려받는 모자 면역과 감염을 통해 항체가 만들어지는 능동 면역으로 나뉩니다. 체내의 면역세포에서 항체가 만들어지는 능동 면역은 감염병에 전염되어 생기는 자연 능동 면역과 예방 접종이나 항원주사와 같이 인공적으로 항원을 체내에 주입해 항체를 형성하는 인공 능동 면역으로 구분됩니다.

이때 감염을 통해 항체가 만들어지는 두 가지 능동 면역을 세포성 면역이라고도 부릅니다. 이 면역 반응은 각기 지금까지 만난 적 없는 감염원을 처음 만났을 때 일어나는 1차 면역 반응과 이미 항체가 형성되고 난 후 일어나는 2차 면역 반응으로 구분할 수 있습니다.

처음 외부 항원이 체내에 침입하면 먼저 대식세포가 병원체를 분해해 항원 조각을 제시합니다. 이 항원 조각을 보조 T림프구가 인식하면서 활성화됩니다. 그 결과 세포독성 T림프구가 활성화되어서 항원에 감염된 세포를 파괴하는 것이 1차 면역 반응입니다. 1차 면역 반응에서 보조 T림프구에 의해 활성화되는 B림프구는 각각 '기억세포(memory cell)'와 '형질세포(plasma cell)'로 분화되는데요. 이때 형질세포는 항원에 대한 항체를 생산하고, 항원에 대한 정보를 기억세포가 저장합니다.

이렇게 항체가 형성되면 다시 똑같은 항원이 침입했을 때 2차 면역 반응이 일어납니다. 이전과 같은 항원이 침입했을 때 항원의 정보를 기억하고 있던 기억세포가 빠르게 다량의 형질세포를 만들어내고, 이 형질세포가 항체를 생산하면서 병원체의 침입을 방어해내는 것입니다.

백신이 면역 시스템을
손상시킨다는 말이 있던데요?

혹자는 우리 몸이 자연적인 면역능력을 지니고 있는데 백신이 면역 시스템을 손상시켜 다른 감염에 취약해질 수 있다고 주장합니다. 즉 백신을 맞으면 오히려 면역력이 떨어진다는 이야기입니다. 그러나 이는 전혀 과학적인 사실이 아닙니다. 일부 온라인 커뮤니티와 블로그에서 주장하는 코로나19 백신 접종이 우리 몸의 면역 시스템을 손상시켜 면역력을 약화시키고 다른 감염에 취약하게 만든다는 주장은 일고의 가치도 없는 비과학적인 주장입니다.

이는 ADE(항체의존면역증강) 현상과 혼동해 빚어진 주장인데요. ADE는 백신 접종으로 만들어진 항체들 가운데 질이 떨어지는 항체가 바이러스를 제대로 중화하지 못하고 오히려 바이러스가 면역세포를 감염할 수 있도록 도와주는 현상입니다. 바이러스가 면역세포 속에서 증식하고 결국 면역세포가 죽게 만들면서 면역력이 약해지는 증상인데요. 사실 ADE는 극히 드물게 나타나는 증상입니다. 면역세포는 대식세포, 항체를 만드는 중요한 B세포, 선천 면역과 후천 면역이 다 필요한 수지상 세포 등으로 구성됩니다. ADE는 이런 면역세포에 바이러스가 들어가 면역세포 안에서 바이러스가 증식하는 현상으로, 이런 현상이 벌어지면 면역세포들은 대부분 죽고 맙니다. 그러나 ADE 현상이 생길 가능성은 매우 낮습니다. 게다가 코로나19의 경우 ADE 현상이 보고된 바도 없습니다.

우리 몸에는 선천적 면역능력도 존재하지만 선천 면역이 모든 질병을 예방할 수는 없습니다. 따라서 질병을 이겨내기 위해서는 반드시 후천 면역도 필요합니다. 게다가 후천 면역은 그 병에 직접 걸리든가, 아니면 백신 접종을 하든가 둘 중 하나에 의해서만 만들어질 수 있습니다. 후천 면역을 만들어내는 백신은 대단히 중요한 인류의 발명품입니다. 백신의 발명 덕분에 인류 가운데 수억 명 이상이 목숨을 구할 수 있었습니다. 다시 말해 백신 접종은 면역력을 강화하는 방법이지, 결코 면역력을 떨어뜨리는 방법이 아닙니다.

백신 접종으로 면역력이 떨어질 수도 있다는 미신이 만들어진 이유는 충분히 추측할 수 있습니다. 백신을 접종하면 면역력이 떨어지는 것처럼 보이기 때문입니다. 주로 면역 저하자들이 백신 접종을 더 많이 하기 때문인데요. 그러니까 백신을 접종한 사람들 가운데 면역력이 떨어진 사람이 많다 보니, 그 이유가 백신 접종이 아닐까 하는 억측을 하게 된 것입니다.

그렇다면 우리의 면역력을 구성하는 가장 중요한 후천 면역, 그리고 후천 면역을 지켜주는 항체는 어떻게 만들어지는 것일까요? 우리의 면역 시스템은 외부에서 침투한 병원체를 인식하고 이를 신속히 제거해서 병원체로 인한 피해를 막는 역할을 합니다. 병원체에는 우리 몸의 구성성분과는 다른 고유한 특성, 즉 PAMP(병원체연관분자유형)가 존재하는데요. 우리 몸이 이 PAMP를 탐지하는 것이 바로 면역 반응의 첫 단계입니다.

코로나19 바이러스로 이를 설명해보겠습니다. 유전 정보가 RNA에 담긴 코로나19 바이러스가 침입하면 침입자의 RNA를 수용체(TLR3, TLR7, RIG-I·MDA-5)가 인식합니다. 동시에 바이러스가 증식하는 과정에서 만들어지는 '이중가닥RNA(dsRNA)'를 탐지해서 새로운 단백질이 합성되지 못하도록 막는 수용체 PKR도 활동하기 시작합니다. 코로나19 바이러스의 경우 세균 내독소인 '지질다당질(LPS)'을 인지하는 것으로 알려진 수용체 TLR4도 이런 역할을 하는 것으로 밝혀진 바 있습니다. 또 NLRP3이라는 수용체는 코로나19 바이러스의 외피(E) 단백질과 3a 보조단백질을 인식해서 염증성 세포의 사멸을 유도하고 감염된 세포를 죽이는 역할도 합니다.

이런 수용체들은 또 염증성 사이토카인과 제1형 인터페론, 케모카인 등의 단백질 분비를 촉진합니다. 제1형 인터페론은 주위 세포들을 자극해서 모든 세포가 '바이러스 비상 체제'에 돌입하게 만들고, 바이러스의 증식을 억제하게 유도합니다. 이 과정은 선천 면역계가 침입한 바이러스에 대응하는 가장 중요한 메커니즘 가운데 하나입니다.

사이토카인과 케모카인은 세포와 세포 사이에서 신호를 전달하는 일종의 '세포 간 언어'에 해당합니다. 케모카인은 세포의 이동을 유도하는 신호로 세포들을 특정 위치로 불러 모읍니다. 사이토카인은 여러 면역세포들을 활성화해 바이러스와 잘 싸울 수 있는 태세를 갖추게 하고, 동시에 후천 면역이 바이러스의 침입에 적절히 대응할 수 있도록 조절합니다. 즉 바이러스 제거에 가장 중요한 것이 사이토카인이 적절히 작동하는 것입니다. 그러나 앞에서도 언급했듯 과도한 면역 반응이 일어나면 사이토카인 스톰이라는 역효과를 가져올 수도 있습니다.

독감과 감기는
무엇이 다른가요?

Answer

　대중매체를 통해 수년간 이어진 코로나19 팬데믹으로 감기와 독감 환자가 현저하게 줄었다는 소식을 들었을 것입니다. 많은 사람이 외부 활동을 가급적 삼가고 철저하게 마스크 쓰기를 지킨 덕분이라고 추측됩니다.

　독감과 감기는 증상이 비슷하고 증상의 정도에서만 차이가 나기 때문에 흔히 같은 질병으로 오해하는 경우가 많습니다. 많은 사람이 독감을 독한 감기 정도로 생각하며 일반 감기와 독감의 차이를 구분하지 못하는데요. 사실 이 두 가지는 겉으로 드러나는 증상만 비슷할 뿐, 완전히 다른 질병이라고 할 수 있습니다. 또 증상조차도 조금만 자세히 살펴보면 그 차이가 뚜렷한 것을 알 수 있습니다.

　무엇보다도 감기와 독감을 일으키는 원인이 완전히 다릅니다. 감기는 200여 가지 이상의 다양한 바이러스 때문에 발병하지만 독감

독감과 감기의 차이점

구분	독감	감기
원인	인플루엔자 A·B·C 바이러스	200여 가지 바이러스
시작	갑자기	서서히
고열	고열	드물다
콧물, 인후통	때때로	흔하다
두통, 피로감	흔하다	약하다
예방약	인플루엔자 백신, 항바이러스제	없다
치료약	타미플루, 리렌자	대중요법

은 A·B·C로 나뉘는 인플루엔자 바이러스에 의해 발병하는 질환입니다. 증상에서도 감기와 확연히 차이가 나타나는데요. 독감은 일반 감기와 달리 콧물, 기침, 인후통과 같은 국소 증상보다 발열, 근육통, 두통 등과 같은 전신 증상이 훨씬 더 많이 나타납니다. 또 감기는 사계절 내내 걸릴 수 있지만, 독감은 인플루엔자 바이러스가 활동하기 적당한 춥고 건조한 10~5월 사이에 주로 발생합니다.

감기는 증상이 조금씩 심해지는 반면, 독감은 갑자기 증상이 나타나고 심해지는 특징을 가지고 있습니다. 또 독감에 걸리면 38℃ 이상의 고열이 나타나기도 하고 심한 두통과 피로감을 느끼게 됩니다. 콧물과 인후통이 나타나기도 합니다. 반면 감기는 콧물과 인후통이 일반적인 증상이며 고열이나 두통, 심한 피로감을 느끼는 경우는 그리 흔하지 않습니다. 감기는 워낙 변이종이 많고 해당 변이종의 백신도 존재하지 않기 때문에 특별한 치료방법이 없는 반면, 독감은 인플루엔자 백신을 통해 상당 부분 예방할 수 있습니다. 타미플루, 리렌

자처럼 효과가 뛰어난 항바이러스 치료제가 존재합니다.

독감과 감기는 서로 경쟁관계에 있습니다. 바이러스 차원에서는 독감이 더 강한지, 감기 바이러스가 더 강한지 판가름하기 어렵습니다. 영국 글래스고대학교의 세마 니크바키시 박사 연구팀은 9년간 3만 6,157명의 급성 호흡기 질환자에게서 채취한 11종의 호흡기 바이러스를 분석한 결과, A형 독감 바이러스와 감기를 일으키는 라이노바이러스가 서로를 억제한다는 사실을 밝혀낸 바 있습니다. A형 독감 환자는 라이노바이러스에 감염될 가능성이 다른 바이러스에 감염될 가능성보다 약 70% 낮은 것으로 나타났는데요. 이는 감기에 걸리면 독감에 잘 안 걸리고, 독감에 걸리면 감기에 잘 안 걸린다는 사실을 과학적으로 증명한 연구입니다. 또한 독감 바이러스가 활성화되는 겨울철에 라이노바이러스의 활동이 줄어드는 것도 확인할 수 있었습니다. 연구팀은 독감 바이러스와 감기 바이러스가 호흡기에서 서로 세포를 감염시키려고 경쟁할 뿐만 아니라, 한 가지 바이러스에 대한 면역 반응이 다른 바이러스의 감염을 차단하는 효과를 가지고 있기 때문이라고 그 이유를 설명하고 있습니다.

감기에 자주 걸리면
면역력이 약해지나요?

Answer

 현대인들은 감기에 자주 걸리는 것을 불편하게 느끼거나 싫어합니다. 그래서 감기도 자주 앓으면 안 된다는 생각이 지배적이지요. 하지만 코로나19가 전 세계적으로 유행하면서 이런 생각에도 조금씩 변화가 생기기 시작했습니다. 연구에 따르면 놀랍게도 평소 다른 여러 종류의 감기를 앓은 사람의 경우 높은 확률로 코로나19 면역력을 획득한 사실이 밝혀졌기 때문입니다.

 독일 튀빙겐대학교 연구팀은 코로나19에 걸린 적이 없던 185명의 혈액을 코로나19 바이러스에 노출하는 실험을 진행했습니다. 그 결과 185명 중 150명(85%)이 코로나19에 면역 반응을 보였습니다. 비밀은 T세포에 있었는데요. 이들은 과거 감기에 걸렸을 때 T세포가 생성되었고, 이 T세포가 코로나19 바이러스를 방어하는 역할을 했던 것입니다. 튀빙겐대학교 연구팀은 이를 근거로 어린이가 코로나19에 상대적으로 덜 걸리고, 감염되었을 때도 경증인 경우가 많은 이유 역시 바로 감기를 자주 앓기 때문으로 추정했습니다. 한 해 평균 어린이는 12회, 성인은 2~4회가량 감기에 걸린다고 알려져 있습니다.

사실 이런 결과는 이미 예견되었던 사실입니다. 영국 런던대학교 그레이엄 루크 박사가 내세운 이론인 '위생가설(hygiene hypothesis)'에 따르면, 주위 환경이 위생적이고 청결할수록 우리 신체가 세균이나 바이러스, 기생충 등 면역력을 활성화하는 항원들에 제대로 노출이 되지 못해 면역력을 키울 수 없다고 합니다. 위생가설을 적용하면 알레르기 질환이나 천식 환자가 급증한 이유도 쉽게 규명됩니다. 현대인의 삶이 갈수록 청결해지면서 여러 가지 미생물이나 기생충을 접할 기회가 줄어들었고, 그 때문에 오히려 자신의 몸을 외부의 적으로 착각해 공격하는 알레르기 질환이나 자가면역 질환이 증가한 것이라고 추론할 수 있습니다.

최근 다른 연구에서도 외부 세균에 접촉하지 못한 실험 쥐의 몸에서 알레르기 질환이나 자가면역 질환을 유발하는 신호전달 단백질이 많은 것이 확인된 바 있습니다. 어린 시절 세균과 같은 특정 미생물에 노출되지 않으면 'DNA 메틸화(DNA methylation)'가 발생하면서 관련 질병이 잘 생기도록 유발하는 체내 물질이 증가하고, 결국 질병 발병으로 이어지는 것입니다.

가령 개발도상국보다 선진국에서 자가면역 질환이 더 많이 발생하는 이유가 여기에 있습니다. 항생제 과다 사용으로 인해 아이들의 세균 노출 기회가 줄었기 때문입니다. 물론 지금이라도 늦지 않았다고 생각해 일부러 감기에 좀 더 자주 걸리기 위해 노력할 필요는 없을 것입니다. 사실 불가능한 일이기도 합니다. 감기는 약 100여 개 이상의 다양한 바이러스에 의해 나타나는 급성 호흡기 질환입니다. 그래서 한 번 어떤 감기에 걸렸다고 해서 모든 감기에 대한 특정 면역이 생기지는 않습니다. 감기에 대한 근본적인 치료를 위해서는 원인이 되는 바이러스에 대한 치료제가 필요합니다. 하지만 감기는 대부분 저절로 낫기 때문에 증상을 경감시키는 정도의 약물 치료만으로도 충분합니다.

이제부터는 만약 자신이 감기에 걸렸다 해도 너무 나쁘게만 생각할 필요는 없을 것 같습니다. 감기에 걸렸을 때 동반되는 기침, 콧물, 열 등과 같은 증상은 해당 바이러스에 대한 항체가 만들어내는 자연스러운 치료과정입니다. 이런 증상은 우리 몸의 자연스러운 면역과정이므로 증상이 심하지만 않다면 너무 걱정할 필요도, 불편해할 필요도 없는 것입니다. 물론 증상이 심하다면 반드시 가까운 병의원을 찾아 신속하게 증상을 완화하는 치료를 조치해야 할 것입니다.

그리 심하지 않은 감기 증상을 겪고 있다면 '나에게 지금 새로운 면역 항체가 만들어지고 있구나!' 생각하며 좀 더 편안한 마음을 가져보면 어떨까요? 지금 생긴 항체가 앞으로 만나게 될 다른 전염병을 이겨낼 면역력을 만들어줄 수도 있는 일이기 때문입니다.

또 다른 무서운 감염병이
우리에게 찾아올까요?

Answer

예, 물론입니다. 정확하게 시기를 특정할 수는 없지만 앞으로 코로나19에 버금가는, 혹은 그보다 심각하고 치명적인 팬데믹이 끊이지 않고 인류를 공격해올 것입니다. 마이크로소프트의 창업자 빌 게이츠는 코로나19에 이어 또 다른 팬데믹이 올 것이 거의 확실하다고 예언한 바 있습니다. 새로운 팬데믹은 코로나19 바이러스 계통과는 전혀 다른 병원체에서 기원할 가능성이 크다고 예측하고 있는데요. 이런 예측은 개인적인 견해가 아니라 비교적 정교한 과학적 근거에 따른 것입니다.

미국 조지타운대학교 콜린 칼슨 교수는 〈네이처〉에 모의실험 결과를 게재했는데요. 시뮬레이션 결과, 기후 변화로 인해 앞으로 50년간 동물 간 바이러스 전염이 1만 5천 건 이상 증가할 것으로 나타났다고 합니다. 치명적인 바이러스가 만들어질 가능성도 그만큼 커질 수밖에 없습니다. 코로나19는 박쥐가 가지고 있던 바이러스가 중간 숙주 동물을 거쳐 사람에게 퍼지면서 발생했습니다. 이런 현상이 생긴 가장 큰 원인은 지구온난화입니다. 여기에 인적 교류의 확대나 인구가 밀집하는 도시화, 무분별한 자연 파괴 등도 한몫했습니다.

21세기는 '종간 전염(CST; Cross-Species Transmission)'이 빈발할 수밖에 없는 상황입니다. 종간 전염이란 어떤 종에 감염되어 있던 바이러스가 다른 종의 숙주를 감염시켜 새로운 숙주 개체군에 퍼지게 되는 현상을 말합니다. 도시화와 무분별한 개발, 급격한 온난화 등으로 인해 야생동물의 서식지가 변하고, 그 결과 종간의 바이러스 전염이 빈발하게 된 것입니다.

밀림 깊숙한 곳의 야생동물을 사고팔며 직접 도살하고 조리까지 행하는 중국 우한 시장처럼 야생동물과 인간 사이의 종간 감염이 빈발할 수밖에 없는 환경을 최대한 줄여나가는 노력이 무엇보다 중요할 것입니다. 동물 사이에 바이러스가 옮겨 다니는 일이 빈발하면 인간에게도 치명적인 결과가 찾아올 가능성이 높아집니다. 동물 간 전염이 늘어나면 동물과 사람 사이의 바이러스 전염도 빈발해질 것이 거의 확실하기 때문입니다.

박쥐는 바이러스 137종을 갖고 있는데, 이 중 61종이 사람에 감염될 수 있습니다. 치명적인 출혈열인 에볼라를 비롯해 광견병, 니파병, 마르부르크병 등이 모두 박쥐의 바이러스에서 시작된 감염병입니다. 코로나19 이전에도 박쥐의 바이러스가 각각 사향고양이와 낙타를 거쳐 사람에게 사스와 메르스를 유발한 전력이 있습니다.

많은 전문가는 동물의 병원성 바이러스가 인간 사회로 대량 유출되는 위험을 막기 위해 팬데믹 대책을 수립함에 있어 야생동물 서식지 변화에 대한 감시도 포함시켜야 한다고 주장합니다. 팬데믹 대응과 새로운 감염병 감시, 기후 변화 대응 사이에 공조와 협력이 절실하게 필요한 것입니다.

새로운 전염병의 출현(혹은 재출현)은 21세기 인류에게 가장 중요하고 심각한 문제가 될 것입니다. 20세기 중반만 하더라도 항생제와 백신의 개발, 경제·사회적 성장 덕분에 전염병은 급격히 감소했고 예방과 치료가 비교적 잘 이뤄졌습니다. 그래서 전염병의 시대가 끝났다는 주장이 대세를 이뤘는데요. 그러나 에이즈를 비롯한 새로운 전염병이 출현하고, 항생제에 내성이 있는 병원체들이 급격히 확산하면서 이런 낙관론도 자취를 감추고 말았습니다.

최근 20년 사이에도 서른 가지 이상의 새로운 전염병이 나타났고 그러한 병원체를 발견했습니다. 1970년대의 에볼라(1977년), 레지오넬라증(1977년), 바이러스성출혈열(1976년), 1980년대의 에이즈(1981년), 1990년대의 말라리아(1993년), 인도의 페스트(1994년), 동남아에 등장한 니파 바이러스(1998년), 뇌염(1999년)까지 무서운 질병들이 끊임없이 출현하고 있습니다.

새로운 전염병 출현의 가장 중요한 원인은 기후와 생태계 변화로 인해 인간이 숨어 있던 자연계 병원소나 숙주와 접촉할 기회가 늘어난 점입니다. 21세기 개도국의 산업화는 도시로의 인구 집중을 초래하고 있으며, 2025년이면 세계 인구의 65%가 도시에 모여 살 것으로 예상됩니다. 이러한 도시화와 밀집화로 인해 시골 오지에서 드물게 생기던 전염병이 도시로 유입되어 급속히 확산할 가능성이 매우 커졌습니다. 21세기에 들어선 지금까지 거의 매년 새로운 질병으로 또다시 우리 인류를 계속 위협하고 있습니다. 단지 새로운 전염병을 겪고 견뎌나가는 데 그치지 않고 새로운 교훈을 받아들이고 발전을 거듭해야만 그다음 전염병에 빈틈없이 대비할 수 있을 것입니다.

한국은 코로나19 팬데믹을 거치며 모범 방역국으로 위상을 높였습니다. 그러나 이는 우리 방역 당국이 사스라는 신종 전염병을 겪으며 많은 교훈을 얻은 덕분이라는 견해가 지배적입니다. 2002년 중국 광동성 사스-코로나 바이러스는 고병원성 감염병이었습니다. 전 세계적으로 8,422명이 발병하고 치사율은 11%에 이르는 유행병이었습니다. 그다음 이어진 2009년 신종플루, 2015년 메르스를 통해서도 많은 것을 배울 수 있었습니다. 이런 경험이 누적되어 코로나19 당시 효과적인 방역 대책을 수립할 수 있었던 것입니다.

지난 경험에서 우리는 새로운 전염병에 대한 국가적 차원의 신속하고도 단호한 대응이 얼마나 중요한지를 깨달았습니다. 정보의 정확한 전달과 홍보의 중요성도 배울 수 있었습니다. 무엇보다도 국가, 전문 단체, 국민 각 개개인이 각자의 영역에서 앞장서 해야 할 역할을 되짚어 볼 수 있는 중요한 계기였습니다.

앞으로 인류는 끊임없이 새로운 전염병과 맞서 싸워야 합니다. 이번에 코로나19에서 배운 많은 것을 다시 한번 곱씹고 지혜롭게 적용한다면 새로운 전염병도 잘 이겨낼 것입니다.

4장

탄탄한 면역력, 자율신경에 달려 있다

현대인 상당수는 자율신경계 이상이나 불건강 문제를 겪습니다. 이는 자율신경계의 혹사, 과로로 인해 자율신경계의 균형이 깨졌기 때문에 생긴 결과입니다. 자율신경계는 말초신경계에 속하는 신경계로 우리 몸의 장기와 심장, 외분비샘, 내분비샘을 통제해 우리 몸을 일정한 상태로 유지하는 역할을 합니다. 자율신경계는 교감신경과 부교감신경으로 나뉘는데요. 교감신경은 위급한 상황에서 신속하게 대처하는 역할을 하고, 부교감신경은 위급한 상황에 대비해 평상시 에너지를 저장합니다.

자율신경계와 면역력의 관계가 궁금합니다

현대인 상당수는 자율신경계 이상이나 불건강 문제를 겪습니다. 이는 자율신경계의 혹사, 과로로 인해 자율신경계의 균형이 깨졌기 때문에 생긴 결과입니다. 자율신경계는 말초신경계에 속하는 신경계로 우리 몸의 장기와 심장, 외분비샘, 내분비샘을 통제해 우리 몸을 일정한 상태로 유지하는 역할을 합니다. 자율신경계는 교감신경과 부교감신경으로 나뉘는데요. 교감신경은 위급한 상황에서 신속하게 대처하는 역할을 하고, 부교감신경은 위급한 상황에 대비해 평상시 에너지를 저장합니다. 부교감신경이 활성화된 상태에서 우리는 휴식과 수면, 이완을 경험합니다. 이런 자율신경계는 몸 전체에 퍼져 우리 몸을 마치 그물처럼 감싸고 있습니다.

교감신경이 활성화되면 동공이 확장되고, 땀이 분비되기 시작하고, 심장 박동 수가 증가하고, 혈관은 수축하고, 기관지는 확장하고,

우리 몸의 자율신경계

구분	부교감신경 활성화	교감신경 활성화
눈	동공 축소	동공 확대
침샘	침 분비 자극	침 분비 억제
허파	기관지 축소	기관지 확대
심장	심장 박동 억제	심장 박동 촉진
위장관계	소화, 장 운동 촉진	소화, 장 운동 억제
간-쓸개	쓸개즙 분비 촉진	글리코겐 분비 촉진
방광	방광 수축	방광 이완

위장 운동이 떨어집니다. 현재 위기에 대처하기 위해 온몸의 에너지를 하나로 집중하는 신체 변화라고 할 수 있습니다. 반면 부교감신경이 활성화되면 동공은 작아지고, 땀 분비와 심장 박동 수가 줄고, 혈관이 확장되고, 기관지는 수축하고, 위장 운동이 증가합니다. 다음에 찾아올 위기 상황에 대처해 최대한 에너지를 비축하며 몸을 휴식 상태에 머무르게 하는 것입니다.

과로, 운동 부족, 스트레스, 급격한 환경 변화를 일상적으로 겪는 현대인은 이런 상황을 돕고 유지하는 자율신경계 역시 균형을 잃고 불건강해지기 쉽습니다. 교감신경은 항상 각성되어 있는 반면, 부교감신경은 좀처럼 활성화되지 못한 채 살아가는 것입니다. 이런 상황이 심할 때 우리는 '자율신경계 실조증(autonomic dysfunction)'이라는 상당히 고통스러운 질병까지도 겪을 수 있습니다.

자율신경계 실조증은 자율신경계의 조절이 제대로 이뤄지지 않는 병입니다. 내분비계와 더불어 자율신경계의 역할인 심혈관, 호흡, 소화, 비뇨기 및 생식기관의 기능이 모두 영향을 받을 수 있습니다. 땀이 나오지 않는 무한증, 누웠다 일어날 때 혈압이 과도하게 떨어지면서 어지러운 증상을 동반하는 기립성 저혈압이 대표적입니다. 이 밖에도 발기 부전, 배변 기능의 이상, 모발 운동과 혈관 운동 반응의 소실, 실신, 동공 이상 등이 나타날 수 있습니다. 성인과 소아 모두에서 발생하며 일주일 또는 수 주일에 걸쳐 증상이 발생합니다.

보툴리누스 중독인 경우에도 자율신경 이상이 동반되는데요. 이는 근신경 접합부의 시냅스 전 신경 말단에서 아세틸콜린 분비의 차단으로 인해 급성 마비 증상을 보이는 상황입니다. 보툴리누스 중독의 경우 교감신경계와 부교감신경계의 경미한 기능 이상을 보이며 안구 건조, 구강 건조, 장 운동 기능 이상을 보입니다. 그러나 동공은 보통 정상입니다.

기립성 저혈압은 누웠다 일어섰을 때 500~700cc의 혈액이 다리와 내장 부위에 모이고, 심박 출량이 10% 감소해 발생합니다. 정상적으로 기립 시 발생하는 교감신경의 혈관 운동 반응이 소실되어 혈관 수축 등으로 혈압을 유지시키는 기능이 없어져 발생합니다. 일어나면서 혈압이 급격하게 저하되어 앉았다 일어설 때 어지러움을 호소하거나 실신을 하는 등의 증상이 나타날 수 있습니다.

자율신경계 실조증의 원인은 다양합니다. 자율신경성 다발신경병증, 보툴리누스 중독을 통해 자율신경계 이상을 보일 수 있으며, 기립성 저혈압의 원인이 되는 원발성 기립성 저혈압과 길랑-바레 증후군(Guillain-Barre syndrome), 만성염증성 탈수초 다발신경병증, 당뇨, 아밀로이드증, 알코올이나 영양과 관련된 말초신경병증, 포르피린증 등에서도 이차적으로 발생할 수 있습니다. 파킨슨 증후군 환자들에게도 자율신경 실조 증상이 동반되는 경우가 많습니다. 드물지만 상염색체 열성 유전으로 유대인에게서 발견되는 '가족성 자율신경병증(Riley-Day syndrome)' 등에서도 발생할 수 있습니다.

나이가 들면 자율신경계의 균형 회복력 역시 점점 떨어집니다. 특히 중년 여성의 경우 갱년기의 급격한 호르몬 및 신체 변화와 함께 자율신경계 기능이 급격히 쇠퇴합니다. 이로 인해 다양한 건강 이상을 겪기 쉽습니다. 설상가상 여러 가지 악재가 겹치는 것이지요. 그래서 겨울철에 필자가 운영하는 병원을 내원하는 중년 여성 환자들 상당수가 손발이 차갑고, 소화불량과 무기력 같은 각종 증상이 동반되는 자율신경계 균형 상실 문제를 호소합니다. 문제는 자율신경계 기능이 저하되면 우리 몸을 지키는 면역력까지 급격히 떨어진다는 것입니다. 내원하는 중년 여성들이 각종 감염 질환이나 장염, 대상포진 등에 시달리는 이유도 여기 있습니다.

특히 겨울철에는 바깥 온도와 실내 온도 차가 커지면서 자율신경계 기능 저하, 면역력 저하가 동반되기 쉽습니다. 우리 몸이 급격한 온도 변화를 자주 겪으면서 자율신경계가 과로하고, 그로 인해 면역력까지 떨어지는 것입니다. 이렇게 자율신경계 피로가 쌓이면 혈액순환 역시 나빠지면서 수족냉증이 더욱 심해집니다. 우리 몸의 체온 조절력을 잘 유지하기 위해서는 가급적 옷은 두꺼운 옷 하나만 입기보다는 얇은 옷을 여러 벌 껴입고 필요할 때마다 하나씩 벗는 지혜가 필요합니다. 급격한 체온 변화를 막음으로써 자율신경계를 보호할 수 있습니다.

가급적 실내 온도를 지나치게 덥지 않게 유지하는 것도 중요합니다. 실내외 온도 차이를 조금이라도 줄여야 자율신경계의 피로 및 혹사를 막을 수 있습니다. 겨울은 겨울답게, 여름은 여름답게 보내야 수족냉증, 자율신경계 피로 누적을 막을 수 있습니다. 지나치게 문명의 이기에 의존하지 말고 자연의 리듬에 자신을 맞추는 야생적인 라이프 스타일을 추구해야 합니다.

겨울에는 어느 정도 추위를 느끼고, 여름철에는 어느 정도 더위를 느껴야 건강한 자율신경계를 지킬 수 있습니다. 이런 순리를 어기고 여름철에 지나치게 냉방기계에 의존하고 겨울철에 실내 온도를 너무 높이면 냉방병, 온난병이 생기기 쉽습니다. 결국 둘 다 실내외 온도 차가 너무 커서 우리 몸의 자율신경계가 혹사되어 생기는 병이기 때문입니다.

겨울철 실내 온도는 18~20℃가 적정하며, 실내 온도를 너무 높이지 않도록 주의해야 합니다. 습도 역시 40~60%로 일정하게 유지해서 자율신경계를 안정화시킬 필요가 있습니다. 자율신경계가 안정되면 각종 감염병이나 피부병, 알레르기 질환까지 덤으로 예방할 수 있습니다.

또 겨울철 건강을 해치는 원인 가운데 하나가 수면 리듬을 잃는 것입니다. 수면 리듬을 잃으면 자율신경계가 조절하는 생체 리듬도 불균형해지고, 그에 따라 면역력도 떨어지기 쉽습니다. 겨울철 춥다는 이유로 바깥활동을 줄이고, 수면시간이 불규칙해지면 우리의 생체 리듬도 균형을 잃습니다. 특히 일조량이 부족하면 우울감을 유발하고, 수면장애나 생체 리듬 파괴까지 초래할 수 있습니다. 따라서 아무리 추워도 야외활동을 규칙적으로 하는 생활습관이 필요합니다. 추위가 가장 덜한 시간을 정해서 하루 1시간 정도는 햇빛을 쬐는 습관을 갖기 바랍니다. 매일 1시간 정도 일광욕을 겸한 유산소 및 근력 운동을 병행한다면 면역력을 키울 수 있습니다.

낮에 햇빛을 쬐면 비타민D가 생성되고 낮에 만들어진 멜라토닌이 밤에 분비되면서 숙면을 취할 수 있습니다. 비타민D는 우리 몸을 전방위적으로 지켜주는 '방어호르몬'입니다. 특히 혈관을 보호하는 기능이 큰데요. 잘 때 분비되는 멜라토닌은 항산화 호르몬으로 혈액의 염증을 떨어뜨리고, 활성산소도 제거해줍니다.

또 잘 때는 외부의 빛을 완전히 차단해 멜라토닌이 잘 분비되도록 도와야 합니다. 비타민D가 낮의 호르몬이라면, 멜라토닌은 생체 리듬을 조절하는 밤의 호르몬입니다. 불면증 환자의 치료제로 직접 사용되기도 하지요. 멜라토닌 호르몬은 어른뿐만 아니라 신체 성장에 따른 세포의 피로도가 심한 아이들에게도 특히 중요한 호르몬입니다. 멜라토닌은 스트레스가 많은 직장인이나 수험 공부에 시달리는 수험생에게도 필수적인 호르몬인데요. 멜라토닌이 가진 특별한 항산화 능력 덕분입니다.

항산화 능력은 세포를 산화시키고 공격하는 활성산소가 다른 세포에 가서 달라붙지 못하게 하는 능력을 뜻합니다. 항산화 능력이 떨어지면 각종 바이러스 질병에 시달리기 쉽고 혈관과 세포의 노화를 초래합니다. 멜라토닌 호르몬은 비타민C, 비타민E보다 더 강력한 항산화 능력을 가지고 있습니다. 특히 항산화 활성도가 매우 높다고 알려진 비타민E보다도 두 배나 활성도가 높습니다. 실제 프랑스 마리

퀴리연구소에서 쥐에 멜라토닌을 주사했더니 노화가 지연되고, 노화와 연관된 100개의 유전자를 조절시켜 젊음을 유지하는 것을 확인한 바 있습니다.

우리가 건강기능식품이나 비타민으로 섭취하는 항산화제에 비해 멜라토닌은 호르몬이기에 세포막 통과가 쉽고, 뇌세포와 혈관 사이를 자유자재로 오갈 수 있는 특징이 있어 신경세포의 보호 효과가 탁월합니다. 멜라토닌은 면역세포를 활성화시켜서 아이들로 하여금 잦은 바이러스 감염을 줄여주는 효과를 가지고 있습니다. 스위스의 한 연구진은 바이러스에 감염시킨 생쥐를 두 집단으로 나눠 스트레스가 많은 환경에 두고 실험을 진행한 적이 있습니다. 한 집단은 멜라토닌을 투여하고, 한 집단은 아무런 개입 없이 그냥 관찰했습니다. 멜라토닌 주사를 맞지 않은 쥐 집단은 92%가 죽은 반면, 멜라토닌을 주사한 쥐 집단은 16%만 죽었고 84%는 생존한 것을 확인했습니다. 멜라토닌이 면역 기능을 향상시켜 생존율을 높인 결과입니다.

멜라토닌은 낮에 햇빛을 받아서 송과선에서 생성되기 시작하다가 어두워지면 밤으로 인지하고 분비가 시작됩니다. 잠들기 2시간 전쯤부터 분비되기 시작하다가 잠이 들면 보통 자정 12시부터 새벽 2시까지 분비되는데요. 우리가 주목해야 할 것은 빛을 완벽히 차단하고 깊은 잠을 자야 멜라토닌이 최고조로 분비된다는 점입니다. 따라서 밤에 잘 때 소음과 조명을 완벽히 제거해야 합니다. 머리맡에 스마트폰을 두거나 TV를 켜놓고 자는 것이야말로 빨리 늙는 지름길입니다. 전자기기에서 새어나오는 빛이 송과선의 멜라토닌 분비를 방해하기 때문입니다. 잠들기 바로 전에 음식을 섭취하면 위장 운동 때문에 숙면을 취하기 어려우므로 가급적 잠들기 전에는 공복 상태를 유지하는 것이 좋습니다.

호르몬 균형을 맞추는 데 도움이 되는 음식을 충분히 섭취하는 것도 중요합니다. 가령 바나나와 파래에 많이 들어있는 트립토판이라고 하는 물질은 체내 세로토닌과 멜라토닌을 활성화시켜서 신경을 안정시키고 수면에 도움을 주는 물질입니다. 파래는 트립토판성분을 100g당 250mg 이상 함유하고 있는 식품입니다. 바나나는 신경을 안정시키는 마그네슘이 풍부해 숙면을 도와주는 효과를 가지고 있습니다.

겨울철 줄어들기 쉬운 멜라토닌 호르몬 분비를 도와주는 음식으로는 다음과 같은 것이 있습니다.

1. 타르트 체리(산양앵두)
2. 토마토
3. 연근
4. 우유
5. 호두

타르트 체리는 운동선수들이 피로 회복에 사용할 정도로 활성산소를 제거하는 능력이 뛰어납니다. 비타민C가 풍부해 트립토판을 세로토닌으로 전환시키는 역할을 합니다. 토마토는 비타민B와 칼륨이 풍부해 근육을 이완시켜 심신을 안정시키고, 광범위한 항산화 물질을 함유하고 있습니다. 연근에는 수면을 유도하는 멜라토닌 성분이 함유되어 있어 좋습니다. 그리고 우유의 경우 풍부한 아미노산이 세로토닌 성분의 합성을 도와 숙면을 돕습니다. 따뜻하게 데운 우유 한 잔을 자기 전에 마시면 뇌를 진정시키고 심신을 편안하게 해줍니다. 마지막으로 호두에 들어 있는 트립토판은 세로토닌의 재료입니다. 마그네슘이 풍부하게 들어 있어 신경을 안정시키며 불포화지방산은 피로 회복을 돕습니다.

소화가 안 되면
면역력이 떨어지나요?

고대 그리스 의학자 히포크라테스는 이미 2,500년 전에 "모든 질병은 장에서부터 비롯된다." "건강은 우리의 장 속에 있는 미생물에 의해 결정된다."라고 설명한 바 있습니다. 실제로 면역에서 장만큼 중요한 장기도 없습니다. 우리의 장은 영양 흡수와 소화는 물론, 면역력과 관련된 필수 기능이 이뤄지는 대단히 중요한 장기입니다. 특히 장 속 세균들이 만들어내는 작은 우주, 장내세균숲에는 균형과 건강은 우리 면역력과 직결됩니다. 장내세균숲에는 우리 몸의 면역세포 70%가 모여 있는데요. 사람의 장 점막에는 100조 마리가 넘는 장내세균이 살고 있으며, 그 종류만 해도 400~500개나 되고, 총량은 무려 1~1.5kg에 달합니다.

장내세균은 우리 몸과 관련된 다양한 기능을 담당하며 특히 면역에도 큰 영향을 미칩니다. 건강하고 균형 잡힌 장내세균숲은 외부 공기나 음식물에 섞여 들어온 각종 세균, 바이러스, 환경호르몬, 중금속 등이 장 점막으로 스며들지 못하게 막는 역할을 합니다. 장내세균 숲의 균형이 깨지면 면역력이 떨어지고 쉽게 감염 질환에 노출될 뿐만 아니라, 장 점막이 약해지면서 장벽을 통해 외부 침입자가 쉽게 파고들어 전신 염증을 초래할 수 있습니다. 따라서 장을 건강하게 지키는 것은 무병장수를 위한 필수 조건입니다.

특히 장내 존재하는 다양한 유익균은 우리 면역력을 지키는 군대와 같은 역할을 합니다. 우리 장에 존재하는 세균을 다른 신체기관으로 이식하면 자가면역 질환이 생긴다는 연구가 있습니다. 장내 유익균은 우리 장에 최적화된, 안성맞춤으로 진화한 종인 것입니다. 우리 장의 세균들은 마치 신체의 일부처럼 작용합니다. 최근 많은 연구에서 건강한 사람의 장내세균과 특정 질병을 가지고 있는 사람의 장내세균 사이에 확연한 차이가 나타난다는 사실이 밝혀진 바 있습니다. 노화, 당뇨, 비만, 암, 스트레스성 질환, 염증성 장 질환 등이 장내세균과 깊은 연관이 있음이 밝혀지고 있습니다.

또 우리 장은 면역 시스템 자체를 훈련하는 역할도 담당하고 있습니다. 우리가 음식을 먹으면 외부 항원 역시 장 점막을 통해 유입되는데요. 장 점막에 사는 장내세균은 음식에 포함된 외부 미생물에 대해 일차적 방어를 담당하면서 신속하게 면역 반응을 일으킵니다. 이 과정에서 장내세균은 우리 면역계와 지속해서 상호작용하며 면역계를 훈련하고 면역력을 키워주는 역할을 합니다.

장내세균은 유전자 발현의 스위치 역할을 하면서 유전자의 발현까지 조절합니다. 가령 특정 암에 쉽게 걸리는 등 부모에게 나쁜 유전자를 물려받더라도 장에 유익한 장내세균을 충분히 지니고 있고, 꾸준히 좋은 음식을 섭취한다면 유전자 스위치가 켜지지 않아서 발암 유전자 발현을 억제할 수 있습니다.

최근 서구화된 식생활로 인해 동물성 지방과 단백질, 정제당, 단순당의 과잉 섭취와 비타민과 무기질, 섬유질의 결핍과 같은 영양 불균형이 심해지고 있습니다. 그로 인한 성인병의 발생도 급격히 증가하고 있는데요. 불균형한 식사는 장내에 유해 세균을 증식시켜 장 건강을 악화하는 것은 물론, 일차적으로 염증성 장 질환과 대장암과 같은 각종 관련 질병까지도 초래할 수 있습니다. 그런데 나쁜 식습관은 단지 여기서 그치는 것이 아닌, 이런 결과가 나타나기도 전에 이미 우리 면역계와 건강 전반에 심대한 타격을 가하기도 합니다. 또한 항생제 오남용도 장내세균의 균형을 파괴합니다. 연구에 따르면 항생제를 투여하고 불과 며칠 만에 장내세균의 다양성이 확연히 감소하고 항생제 내성이 나타나는 것으로 밝혀졌습니다.

장내세균 가운데 유익균은 약 30%, 유해균은 5~10% 정도를 차지합니다. 이 중 유익균을 프로바이오틱스라고 칭하는데요. 프로바이오틱스를 투여하는 식이요법을 진행하면 암, 심장 질환, 우울증, 간 질환, 항생제 유발 장염, 염증성 장 질환, 천식, 자가면역 질환, 노화, 비만 등을 예방하고 치료 효과가 나타나는 것으로 보고되고 있습니다. 프로바이오틱스의 효과에 대해서는 아직 계속 연구가 진행되고 있지만 장내 보호막 형성, 장내 산도 조절, 인체 면역 조절, 항균 물질 생성, 장관 내 병원균과의 경쟁 등을 통해 다양한 긍정적 효과를 발휘하는 것으로 밝혀지고 있습니다.

소화가 잘 안 되는 문제를 단지 위 기능의 문제로만 국한해서 생각해서는 안 됩니다. 대부분의 경우 위장관 전체의 기능 저하와 장내세균 불균형까지 초래할 수 있는 문제이기 때문입니다. 특히 장에 여러 가지 문제가 생긴 경우 연쇄적으로 소화에도 문제가 나타날 수밖에 없습니다.

소화 기능을 직접 높이는 가장 좋은 방법은 소화효소 섭취를 늘리는 것입니다. 가령 현미에는 비타민B군과 비타민E군, 미네랄, 식이섬유 그리고 각종 효소가 풍부합니다. 현미는 효소로서 소화 기능을 촉진하는 동시에 비타민, 미네랄이 효소대사를 매개하고 풍부한 식이섬유가 장내 유익균의 먹이가 됩니다. 현미를 주식으로 삼으면 소화 기능을 높일 수 있습니다.

가장 중요하고 시급한 것은 장 점막을 훼손하거나 염증을 일으키는 식습관부터 개선하는 것입니다. 지나치게 많이 먹는 과식, 짜게 먹는 것, 당이 높은 음식을 자주 먹는 것, 빨리 먹는 것과 같은 식사 행태는 장 점막을 망가뜨리는 요인입니다. 반면 10% 절식, 저염식, 저혈당지수 식사, 천천히 먹기 등은 장 점막을 보호하는 중요한 실천입니다.

흔히 장 건강을 위해 쉽게 생각하는 방법은 유산균 섭취, 프로바이오틱스 제품의 복용입니다. 하지만 이는 결코 근본적인 해결책이 아닙니다. 수면이나 운동, 스트레스 관리와 같은 기본적인 건강 수칙을 잘 지키는 것도 중요하지만, 무엇보다 중요한 것은 나쁜 식습관을 버리고 건강한 식습관을 취하는 것입니다. 또 장내세균숲을 건강하게 유지하고 소장과 대장을 보호하는 음식들을 규칙적으로 섭취하는 노력 또한 무척 중요합니다.

　장 건강을 위해서는 위 건강부터 신경 써야 합니다. 소화 기능이 떨어진 위는 소장은 물론, 대장까지 큰 부담을 줍니다. 위에서 제대로 소화되지 못한 음식이 아래로 내려가면서 각종 유해 세균과 독소가 소장과 대장의 장내세균숲 균형을 망가뜨리기 때문입니다. 최근 들어 현대인들에게서 소장의 세균 과다증식증이 유행하고 있습니다. 그 주된 원인으로 소화불량과 위산 억제제의 남용을 꼽을 수 있습니다.

　소화불량의 가장 큰 원인은 소화효소 부족입니다. 나이가 들수록 체내 효소가 감소합니다. 사람이 평생 만들 수 있는 효소의 양은 한정되어 있어 나이가 들수록 주는데요. 체내 효소 보유량은 20대가 60%라면 40대는 40%, 60대는 25%까지 감소할 수 있습니다. 엎친 데 덮친 격으로 현대인은 숙명적으로 소화효소가 부족할 수밖에 없습니다. 현대인들이 음식 때문에 소비하는 체내 소화효소의 양이 크게 늘었기 때문입니다.

　현대인들이 선호하는 음식 중에는 자체 소화효소가 부족하고, 오히려 소화할 때 체내 소화효소를 과하게 소모해야만 겨우 소화할 수 있는 음식들이 무척 많습니다. 또 과식은 소화불량을 일으키고 음식의 장내 부패, 산패 등을 일으켜 소화효소를 낭비합니다. 이런 식습관 때문에 체내 생산량이 한정된 소화효소가 조기에 고갈되고, 만성 피로와 환경오염으로 인해 소화효소의 기능이 떨어져 소화효소 저항성마저 흔히 나타납니다.

　소화효소가 부족하고 소화효소의 품질이 떨어져 제대로 소화가 이뤄지지 않으니 위산이 과하게 분비됩니다. 이렇게 증가한 위산이 위벽을 망가뜨리고 장과 식도로 넘치면서 복통이나 위식도 역류를 일으키는 것입니다. 소화효소가 몸에 부족하면 우리 몸은 대사효소까지 가져와 소화에 써버리고 맙니다. 따라서 우리 몸의 대사에 필요한 대사효소가 소화 작용에 전용되는 일, 즉 대사 작용에 자율신경계가 총동원되는 일이 벌어지면서 체온이 떨어지고 면역력까지 손상시키는 것입니다.

소화효소를 지키기 위해서는 다음과 같은 생활습관을 꼭 지켜야 합니다. 무엇보다 과식하지 말아야 합니다. 과식하면 나이가 들수록 줄어드는 소화효소의 고갈 속도가 더 빨라집니다. 식품첨가물이나 농약 범벅 음식으로 효소의 기능을 떨어뜨리지 않도록 주의해야 합니다. 각종 유해물질이 효소 저항성을 증가시킵니다. 지나치게 혈당이 높은 음식도 삼가야 합니다. 또 소화효소의 낭비와 더불어 혈당찌꺼기가 장까지 악영향을 미쳐 장내 유해균의 증식을 조장하고 장내 세균숲을 파괴할 수 있습니다.

결론은 소화효소가 많고 발효가 잘된 조화로운 음식을 충분히 섭취하는 것입니다. 대표적인 소화효소 음식으로는 식이섬유가 풍부한 각종 채소를 꼽을 수 있습니다. 마늘, 생강, 파, 양파, 부추, 브로콜리, 우엉 등에는 식이섬유와 해독 성분이 풍부합니다. 특히 현미는 소화 기능을 촉진하는 동시에 식이섬유가 풍부합니다.

또 하나 우리가 주목해야 할 것은 항산화 효소입니다. 노화는 활성산소와의 전쟁이라 해도 과언이 아닙니다. 이때 각종 항산화 효소는 먹어서 제공되는 항산화 음식과 함께 우리 몸의 활성산소 방어 시스템을 구축해줍니다. 우리 몸에서 자연적으로 만들어지는 항산화 효소 외에도 음식에서 얻을 수 있는 최고의 항산화 효소는 비타민A, 비타민C, 비타민E, 셀레늄, 아연 등입니다. 그런 면에서 채소와 과일은 항산화 효소 역할도 하고 장내유익균의 먹이도 되는 최고의 음식인 셈입니다.

특히 소장의 장내세균총 균형에 상당히 도움을 주는 음식으로 아욱이 있습니다. 아욱이 소장 건강에 도움이 되는 이유는 풍부한 베타카로틴 성분 때문입니다. 녹황색 채소에 함유되어 있는 대표적인 항산화 성분이 베타카로틴입니다. 베타카로틴은 소장에서 비타민A로 바뀌는데요. 비타민A는 세포 분화과정 전 단계에 관여하면서 각각의 세포 기능을 발달시키도록 돕습니다. 더불어 아욱의 풍부한 섬유질은 소장의 혈액순환과 소화 흡수에도 도움을 줍니다.

최근 면역 악화의 주범으로 지목되는 것이 바로 장누수증후군을 비롯한 각종 염증성 장 질환입니다. 우리 대장은 표면적이 300m^{2}나 되는데요. 이 정도면 120평 정도 되는 넓이입니다. 이 넓은 면적이 전부 장 점막을 이루고 있는 것입니다. 소장, 대장 등의 우리 위장관은 음식물을 통해 외부 환경과 접촉하는 곳이므로 많은 외부 유해물질에 직접 노출될 수밖에 없습니다. 우리 몸속 장 점막과 장내 유익균은 체내에 유입된 유해물질을 차단하고, 안전하게 처리해 몸 밖으로 배출하는 중요한 역할을 담당하고 있습니다.

우리 장에는 엄청난 수의 장내세균이 존재합니다. 몸 밖으로 배출되는 변 1g에 장내세균이 무려 1천억 마리나 발견될 정도입니다. 이런 장내세균은 우리 면역과도 밀접한 관련이 있습니다. 장내세균숲을 '마이크로바이옴(microbiome)'이라고도 부르는데, 마이크로바이옴은 장내 점막 면역계의 발달과 성숙을 돕는 필수적인 요소입니다. 장내세균숲은 면역세포의 분화와 활성화를 유도하고 림프계 발달에도 중요한 역할을 하면서 면역세포의 기능에 큰 영향을 미칩니다. 게다가 우리 장에는 우리 몸 전체의 면역세포의 70~80%가 집중되어 있습니다.

그런데 여러 가지 이유로 장 점막에 미세한 구멍이 날 수 있습니다. 장 점막 세포는 단일 세포층으로 일정한 세포 사이에서 간격을 두고 영양분을 흡수합니다. 그러나 장내 유해물질이 많아지거나 장 점막 손상이 심해지면 장벽 세포 간 결합이 느슨해지면서 장 점막을 뚫고 우리 몸으로 유해물질이 유입될 수 있습니다. 이렇게 장 점막이 새는 증상이 심해지는 장누수증후군은 각종 정신 질환, 치주 질환, 순환기 질환, 간 질환, 피부 질환, 근골격계 질환, 소화기 질환, 생식기 질환 등 셀 수 없이 많은 질병의 원인이 될 수 있습니다. 장 점막의 벌어진 틈으로 들어오지 말아야 할 유해물질이 많이 들어오면 면역계에 교란을 일으키고, 염증 세포를 자극해 만들어진 염증 물질이 혈액을 타고 온몸을 돌며 몸 전체에 각종 질병을 일으킬 수 있습니다.

대장에 좋은 음식으로는 도토리묵이 있습니다. 도토리묵은 89% 정도가 수분이고 100g당 43칼로리로 저열량 식품에 해당합니다. 포만감은 주면서도 살이 찌지 않는 다이어트 식품이기도 합니다. 또 대장 건강에 도토리묵이 도움이 되는 이유는 도토리의 핵심 성분인 '탄닌' 덕분입니다. 탄닌은 도토리의 떫은맛을 내는 식물 영양소인 폴리페놀의 일종으로 유해 활성산소를 없애는 항산화 능력이 뛰어납니다. 이런 항산화 기능 덕분에 염증으로 인해 장 점막이 손상되는 것을 막아주고, 또 대장 운동을 도와서 유해물질이 장에 머무는 시간을 줄여 독소와 장 점막의 접촉시간을 줄입니다. 독소로 인해 유해균이 증식하는 것을 막아서 대장암을 비롯한 각종 암까지 예방합니다.

또 장내세균숲의 균형 유지에 도움이 되는 음식으로 오미자가 있습니다. 오미자에는 식물 영양소인 폴리페놀의 일종인 리그난 성분이 다량 함유되어 있는데요. 이 성분은 강력한 항산화 작용을 하기 때문에 소장과 대장 세포의 재생을 돕고 염증을 완화하는 효능이 있습니다.

이 밖에도 생과일, 생채소, 생곡류 등 가열하지 않은 식품 대부분에는 음식물을 분해하고 영양분이 체내에 잘 흡수되도록 돕는 소화 효소가 풍부하게 함유되어 있습니다. 이런 음식 효소들은 체내에서 음식물이 소화 및 분해되는 것을 도와 소장이 제 기능을 잘할 수 있도록 돕습니다. 따라서 제철 과일을 껍질째 섭취하는 것이야말로 장내 유익균에 음식 효소와 섬유질을 풍부하게 제공하는 최선의 건강 활동이라고 할 수 있습니다.

장내세균숲이 면역력의 균형을 유지하면 사소한 면역 교란이나 면역 위협에 우리 몸이 쉽게 흔들리지 않습니다. 유산균의 총량을 늘려주는 발효음식의 충분한 섭취, 유산균의 먹거리를 제공해주는 섬유질의 규칙적인 섭취, 그리고 각종 항산화 효소를 통한 장내 유익균 보호 등이 함께 이뤄져야 장내세균숲도 균형을 유지할 수 있습니다.

장 건강을 도와서 면역을 높여주는 대표 식품으로는 다음과 같은 것이 있습니다.

1. 마른 김

2. 양배추

3. 버섯

　마른 김과 양배추는 비타민U가 풍부합니다. 또 김에는 '포피란'이라는 생리 활성 물질이자 식이섬유의 일종이 함유되어 있습니다. 포피란은 소화 작용을 활발하게 해 독소를 배출하고 위 점막의 충혈과 부종을 억제해 위 건강을 지키는 데 도움을 줍니다. 또 면역력을 높여 몸속에 생긴 각종 염증을 제거하는 데도 도움을 줍니다. 버섯은 콜레스테롤을 낮춰주고 비만, 변비를 막아주며, 암을 예방하는 웰빙 식품이자 장수 식품입니다. 이런 효능의 중심에는 '베타글루칸'이라는 피토케미컬 성분이 있는데요. 이 성분은 우리 몸의 콜레스테롤을 낮추고 항암 효과에 탁월합니다. 또 버섯은 식이섬유가 풍부해 변비 예방 및 치료에도 효과가 탁월합니다.

체온은 낮은 것이 좋나요, 높은 것이 좋나요?

병원을 찾는 환자들 가운데 자신의 손발이 차가운 점을 걱정하는 분이 많습니다. 자신의 몸이 차갑다고 걱정하거나, 몸이 서서히 차가워지고 있다고 말하는 분도 적지 않습니다. 이러한 분들은 자신이 지금 저체온 증상을 겪고 있는 것 같다며 걱정합니다. 그러나 실제로 그들의 체온을 재보면 큰 문제가 없는 경우가 대부분입니다. 어째서 이런 일이 생기는 것일까요?

체온계상으로 문제가 없다는 건 몸 전체가 차가운 것이 아니라 몸의 특정 부위, 심장에서 거리가 먼 손이나 발의 말단 부위가 차갑다는 뜻입니다. 손발이 차가운 증상은 혈액순환이 잘되지 않아 생기는 증상입니다. 왜 이런 증상이 생기는 것일까요? 너무 오래 한자리에 앉아 있거나, 운동이나 신체활동이 적거나, 혈액순환을 방해하는 나쁜 생활습관을 오래도록 방치하거나, 다른 건강 문제가 있을 때 이런 증상이 나타날 수 있습니다. 따라서 심부 체온은 정상이지만 손발과 같은 신체 말단 부위의 체온이 계속해서 낮게 유지된다면 이는 상당히 우려해야 할 건강 문제에 해당합니다.

사실 현대인의 체온은 점점 떨어지고 있습니다. 반면 현대인의 평균 수명은 짧은 기간 내 두 배 가까이 늘었습니다. 이 두 가지 사실만 놓고 보면 체온이 조금 낮을수록 오래 살 수 있다는 추론이 가능한데요. 체온에 관한 기초 지식부터 좀 더 알아볼까요? 인간의 체온은 다른 동물과는 다릅니다. 여러분 모두 정상 체온이 36.5℃라는 점은 잘 알고 있을 것입니다. 그럼 왜 우리는 36.5℃를 유지하는 걸까요? 인간의 몸은 체온 36.5℃를 유지할 때 혈액순환, 면역 작용, 관절 운동 등 다양한 신체 기능이 정상적으로 유지되기 때문입니다.

그런데 앞서 언급했듯이 사실 인류의 체온은 최근 들어 점차 떨어지고 있습니다. 물론 갑자기 몸이 변해서라기보다는 삶의 조건이 크게 달려졌기에 벌어진 일입니다. 조사에 따르면 인류의 평균 체온은 지난 200년 사이에 조금씩 서서히 떨어졌습니다. 평균 체온이 무려 0.6℃나 떨어진 것입니다. 그러는 사이 인류의 평균 수명은 2배 가까이 늘었습니다. 그래서 이렇게 체온이 낮아진 점과 수명이 획기적으로 늘어난 것 사이에 상관성이 있을 것이라고 주장하는 학자들이 많습니다.

체온이 낮아진 중요한 이유로는 크게 각종 항생제, 해열제 사용으로 몸에서 열을 발생시키는 일과 발열 반응이 줄어든 점, 환경과 위생이 좋아지면서 우리 몸에 각종 세균과 바이러스와 싸워야 하는 상황이 많이 줄어든 점을 꼽을 수 있습니다. 다시 말해 대개 우리 몸에서 발열 반응이 일어나는 이유는 체내에 발생한 염증 때문인데, 의학이 발달하면서 각종 염증 질환이나 염증 수치가 낮아졌기 때문에 그만큼 발열 증상이 줄은 것입니다. 물론 의학적으로 자신의 평균 체온이 평균 체온 36.5℃에서 ±1℃ 사이에 존재한다면 건강에는 큰 지장이 없습니다.

오히려 최근에는 체온이 다른 사람에 비해 조금 낮을수록 장수한다는 연구 결과도 발표된 바 있습니다. 사실 그 원리는 간단합니다. 평균 체온이 낮다는 것은 몸의 대사 속도가 다른 사람에 비해 낮다는 뜻이기 때문입니다. 쉽게 말해 몇백 년을 사는 거북이처럼 신진대사 속도가 느리면 장기를 좀 더 아껴서 사용할 수 있고, 그 결과 장기를 오래 쓸 수 있기 때문에 장수하는 것이라는 가설입니다. 그러니 나의 평균 체온이 조금 낮은 것은 오히려 반길 일인 것이지요. 물론 이는 평균 체온에서 아주 조금 낮은 정도를 말하는 것이지 결코 저체온증이 괜찮다는 뜻은 아닙니다.

자신의 체온을 어떻게 재면 정확하게 잴 수 있을까요? 모두 가정에 전자체온계 하나쯤은 가지고 있을 것입니다. 자신의 평균 체온을 측정하려면 우선 체온을 한 번만 재서는 안 되고 여러 차례 시간을 바꿔 재야 합니다. 정상 체온의 범위는 사람에 따라, 측정 부위에 따라, 측정 시간에 따라, 또 나이대에 따라서도 조금씩 달라질 수 있습니다. 하루 중에도 오전 4시경이 가장 낮고, 오후 4~6시에 가장 높습니다. 최저점과 최고점 사이 편차는 보통 0.5℃ 안팎이므로 적어도 하루 12시간 간격으로 두 번, 일주일에 3~4일 이상 측정해 평균값을 계산해보는 것이 필요합니다. 물론 감기와 같은 발열 증상이 나타나지 않는 때에 재야 합니다.

체온은 신체 부위에 따라 다소 차이가 나는데요. 귀나 겨드랑이와 같은 체온이 가장 잘 유지되는 부위에다 대고 측정하면 됩니다. 그런데 앞선 사례처럼 손발이 차갑다고 걱정되는 분이라면 손가락이나 발가락, 손이나 무릎의 체온도 함께 측정해 서로 그 차이를 비교해보는 것이 바람직할 것입니다.

손발이 과하게 차가운 증상은 대단히 좋지 않은 징후입니다. 지금 내 몸에서 심각한 건강 문제가 존재함을 단적으로 알려주는 증상입니다. 현재 자신의 심부 체온과 말단 부위의 체온을 쟀을 때 큰 차이를 보인다면 이는 심각한 건강 위기의 징후로 여겨야 할 것입니다. 가장 큰 이유는 혈액순환 부족에 있습니다. 체온의 평균값과 손발 온도의 평균값 차이가 2℃ 이상이라면 수족냉증, 혈액순환 장애를 의심해볼 수 있습니다.

손발이 차갑다고 호소하는 분들에게는 몇 가지 공통적인 증상이 나타납니다. 손발이 차갑다 못해 시리고, 그 시린 증상 때문에 잠을 설치고, 종아리에서 자주 쥐가 나는 증상을 호소하고, 무기력하거나 기운이 없어서 일을 제대로 하기 힘들고, 그래서 오래 앉거나 누워 있어야 한다고 호소하는 경우가 많습니다. 이는 남성에게도 나타날 수 있는 증상이지만, 특히 갱년기에 있거나 갱년기를 지난 중년 여성에게서 매우 흔하게 나타나는 증상입니다.

왜 심부 체온과 손발의 말단 부위 체온은 차이가 나는 걸까요? 그 원리는 무척 단순합니다. 혈액순환이 제대로 되지 않기 때문입니다. 심장에서 나가는 따뜻한 혈액이 손이나 발과 같은 말단 쪽으로 제대로 전달되지 않기 때문에 벌어지는 일입니다. 심장에서 나가는 혈액은 따뜻합니다. 그리고 돌아오는 피는 차갑습니다. 따뜻한 피가 신체 말단까지 잘 전달될 때 우리는 혈액순환이 잘된다고 말합니다. 몸의 중심부에서 37℃까지 데워진 동맥혈은 온도가 낮은 피부로 흘러가서 서서히 열을 잃고 차가운 정맥혈로 변해 심장으로 되돌아옵니다. 혈액순환 덕분에 심장, 폐, 간 등 여러 심부 장기에서 생성된 열이 몸의 표면으로 이동할 수 있습니다. 덕분에 심부 온도 역시 일정하게 유지될 수 있는 것입니다.

만약 더위나 운동 등으로 심부 체온이 높아지면 이를 낮추기 위해 우리 몸은 열을 더 많이 발산할 것입니다. 이때 혈액순환량도 따라서 증가합니다. 겨울에도 손이 따뜻할 수 있는 이유는 피부 온도가 환경에 의해 결정되는 것이 아니라 피부로 흐르는 혈액량, 혈액순환 수준에 의해 결정되기 때문입니다. 반면 혈액순환이 잘되지 않는다면 손과 발 같은 신체 말단까지 피가 제대로 전달되지 않아 차가워지고, 피가 모자라 자주 쥐가 나는 증상이 나타날 것입니다.

우리 몸은 언제나 일정한 체온(36.5℃ 내외)을 유지하는데요. 내 몸의 체온 조절 기능은 열 소실과 발생 사이에서 균형을 맞추고 적정 체온을 유지해줍니다. 체온 조절은 주로 시상하부의 체온 조절 중추와 신경계에 의해서 이뤄집니다. 더운 환경에 노출되면 피부 혈관이 확장되고 땀을 내어 열을 발산하고, 추운 환경에서는 평소 열을 밖으로 발산하는 기능은 줄어들고 열을 내는 다른 신체 작용이 증가합니다. 가령 혈관 수축이나 근육의 떨림에 의해 열을 내 체온을 유지합니다.

자신의 손발이 차다고 말하는 분 중에는 더운 날씨에도 손발이 여전히 차서, 심지어 열대야에도 양말을 신고 자야 할 정도로 손발이 시리다며 고통을 호소합니다. 이는 여러 원인을 생각할 수 있지만 특히 자율신경의 하나인 교감신경 반응이 지나치게 예민해진 것과 관련이 깊습니다. 손이나 발 부위의 말초신경에 혈액 공급이 제대로 되지 않아 심한 냉기를 느끼는 것입니다. 다시 말해 신경이 날카로워져 차가움을 심하게 느끼고, 손발이 차가워지면서 교감신경이 더욱 날카로워지는 악순환이 일어나는 것이지요.

저는 손발이 차갑다는 분들이 찾아오면 진료실에서 직접 체온계로 손과 발의 온도를 직접 측정해보는데요. 실제로 다른 사람보다 손발의 체온이 상당히 낮은 것을 확인할 수 있습니다. 이렇게 손발이 차가운 사람들의 특징, 혹은 원인은 무엇일까요?

우선 이미 정도가 심해져 레이노 증후군이 생긴 것은 아닌지 알아봐야 합니다. 레이노 증후군은 외부 날씨나 스트레스 등에 의해 손발의 연축, 순간적인 자극으로 혈관이 오그라들었다가 다시 제 모습으로 돌아가는 일이 발생하면서 나타나는 허혈 발작 증상입니다. 피부가 창백해지고 청색증, 발적의 변화를 보이면서 통증, 손발 저림 등의 감각 변화가 나타납니다. 유병률은 일반 인구의 약 10% 정도나 되는 흔한 질환입니다. 이미 레이노 증후군 단계에 이르렀다면 초기에 치료하는 것이 중요합니다. 또 레이노 증후군은 류마티스 관절염과도 관련이 높기 때문에 반드시 의사의 진단을 필요로 하는 질병입니다.

또 이것은 제가 발견한 주요 원인이자 특성인데요. 바로 근육량의 감소 혹은 부족입니다. 특히 손발이 차가운 사람들의 경우 허벅지나 종아리 근육이 다른 이에 비해 많이 부족한 경우가 많았습니다. 제가 항상 드리는 말씀이지만 호르몬 창고는 허벅지 근육, 제2의 심장은 종아리 근육입니다. 손발이 차가운 환자는 다른 사람에 비해 이 두 부위의 근육이 크게 부족한 경우가 많습니다. 특히 혈액을 순환시키는 중요한 신체기관인 종아리가 부실해지면서 혈액순환에 어려움을 느끼고 그로 인해 손발이 차가워지는 것입니다. 병원에서 인바디 검사를 했을 때 전반적으로 몸에 근육이 부족하고 특히 이 두 부위의 근육이 부족하다면 주의가 필요합니다.

혈액순환과 관련된 증상이면서 손발이 차가운 사람들에게 나타나는 또 하나의 공통점은 다리가 퉁퉁 붓는 부종이 심하다는 것입니다. 부종이 심한지 알아보려면 종아리나 정강이 위쪽을 손가락으로 꾹 눌러서 들어간 부위가 쉽게 돌아오는지 확인해보면 됩니다. 부종이 없는 분들은 누르자마자 바로 되돌아오지만, 부종이 심한 분들은 눌렀을 때 찰흙을 누른 것처럼 계속 자국이 남아 있습니다.

또 혈액순환이 안 되는 분들에게 자주 나타나는 증상은 기립성 저혈압입니다. 한자리에 앉아 있다가 갑자기 일어났을 때 심한 어지러움을 느끼는 증상인데요. 기립성 저혈압은 자칫 심각한 부상이나 인명 사고를 일으킬 수도 있기 때문에 최대한 빨리 개선하거나 치료해야 합니다.

손발이 차고 혈액순환이 안 되는 사람들에게 공통적으로 나타나는 또 다른 특징은 운동 부족입니다. 사실 운동 부족은 수족냉증과 혈액순환 문제의 주요 원인이기도 합니다. 지속적인 운동 부족이 이런 문제를 일으키는 핵심 요인인 것입니다. 유산소 운동, 근력 운동을 거의 하지 않으면 심폐 기능이 떨어집니다. 심폐 기능 저하로 몸의 신진대사 시스템이 나빠지면 혈액순환 문제, 손발이 차가운 증상이 일어납니다.

저는 혈액순환에 어려움을 느끼는 분들을 진료할 때 명치 끝을 눌러보곤 하는데요. 혈액순환이 어려운 환자들은 명치 끝이 딱딱하게 굳어 있는 경우가 많습니다. 또 소변 유기산 검사를 해보면 장내세균의 균형이 무너진 경우도 많습니다. 이 두 가지 모두 소화 기능이 떨어지면 나타내는 증상입니다. 장내세균 불균형뿐만 아니라 소장 쪽에서 소장세균과다증식증이 나타나는 경우도 많으니 반드시 확인해봐야 합니다.

이처럼 소화 기능이 떨어지거나 소화불량 증상이 있으면 혈액순환이 나빠지면서 손발이 차가워질 수 있습니다. 원인은 음식에서 찾을 수도 있습니다. 평상시 체온을 잘 유지하고 혈액순환을 돕는 음식을 먹느냐, 체온을 차가워지게 하고 혈액순환을 방해하는 음식을 먹느냐에 따라 증상의 유무가 갈립니다. 혈액순환을 돕고 체온을 높이는 음식은 자연에 가까운 음식, 소화효소나 유산균이 풍부한 음식 등입니다. 이런 음식과 더불어 단백질을 충분히 섭취하는 고른 영양 설계가 중요합니다. 반대로 각종 인스턴트 음식, 지나친 정제탄수화물 섭취, 수분 섭취 부족 등은 혈액순환을 방해합니다. 특히 차가운 커피와 같은 음식을 자주 먹으면 체온이 낮아지는 결과를 초래할 수 있습니다.

손발이 차가운 사람들은 자율신경계의 밸런스가 무너진 경우가 많습니다. 앞서 말씀드린 것처럼 우리 몸의 자율신경계는 체온 조절 기능을 담당하는 신체기관입니다. 다양한 요인들로 인해 자율신경계 이상이나 불균형이 생길 수 있으니 주의해야 합니다. 혈액 검사에 나타난 몇 가지 특징을 통해 자율신경계의 건강을 금방 확인할 수 있으니, 이 역시 검사를 받아서 확인해보는 것이 필요합니다. 혈액 검사를 통해 ESR, CRP와 같은 만성염증 수치를 확인했을 때 만성염증 수치가 높은 경우에도 역시 혈액순환 문제, 수족냉증을 가지고 있을 확률이 높습니다.

또 각종 신진대사 기능이 떨어졌을 때도 혈액순환 문제, 손발이 차가운 증상이 나타날 수 있습니다. 신진대사 기능은 수면, 운동, 스트레스, 음식 등 다방면에서 영향을 받는 문제이므로 보다 종합적인 진단이 필요합니다. 신진대사 기능은 간단한 모발 검사를 통해서 쉽게 상태를 판단할 수 있으니 이 역시 검사를 받아보면 좋겠습니다.

생체 리듬 역시 체온 조절과 밀접한 관련이 있습니다. 다시 말해 생체 리듬이 깨지면 체온 조절 기능도 나빠질 수 있습니다. 이 역시 혈액 검사에 나타난 몇 가지 결과를 종합하면 금방 판단할 수 있습니다. 특히 체내 비타민D 수치가 생체 리듬의 건강도를 알아보는 척도가 됩니다. 검사를 통해 비타민D 수치가 떨어졌다면 생체 리듬의 교란으로 인해 혈액순환 장애, 손발이 차가운 증상이 나타날 수 있습니다.

여름철에는 냉방병도 수족냉증을 일으키는 주된 원인이 됩니다. 앞서 설명해드렸듯이 냉방병은 우리 몸의 자율신경계에 이상이 생긴 질병입니다. 지나치게 오래 냉방을 하고, 차가운 실내와 더운 야외를 빈번하게 오가다 보면 자율신경계에 무리가 가면서 냉방병이 생길 수 있습니다. 여름이라도 계속 에어컨을 틀어놓기보다는 조금 덥게 지내는 것이 냉방병은 물론, 수족냉증을 예방하는 중요한 방법입니다.

마지막으로 호르몬의 건강 상태도 혈액순환과 밀접한 관련이 있습니다. 특히 최근 발표된 여러 연구를 종합해보면 성장호르몬이야말로 우리 자신이 얼마나 바른 생활습관에 가지고 있는지, 균형 잡힌 식사나 충분한 단백질 섭취와 같은 바른 식습관을 가지고 있는지, 깊은 수면을 취하고 있는지, 운동을 충분히 하고 있는지, 스트레스를 잘 관리하고 있는지를 알려줍니다. 성장호르몬 수치가 떨어지는 분의 경우 대부분 혈액순환 문제, 수족냉증 문제 역시 함께 가지고 있습니다.

중년 여성들이 갱년기 증상을 겪으면서 나타나는 여성호르몬의 부족 역시 수족냉증을 일으키는 원인입니다. 여성분들이 갱년기, 완경기를 지나면서 급격하게 여성호르몬이 줄어들면서 혈액순환 문제, 수족냉증 문제가 벌어집니다.

사실 손발이 차가운 증상을 단번에 해결하는 딱 정해진 방법은 없습니다. 자신의 혈관 건강, 혈액순환 건강을 여러 가지 방법으로 진단하고, 여러 가지 검사를 통해 원인을 찾고 분석해 효과적인 방법을 꾸준히 실천할 때 해결할 수 있을 것입니다. 체온은 우리 면역력 수준을 나타내는 바로미터라고 할 수 있습니다. 저체온인 사람의 면역력이 상대적으로 떨어지는 이유는 교감신경과 부교감신경의 불균형 때문입니다. 체온을 정상적인 수준으로 유지하는 것이야말로 나이가 들수록 낮아지기 쉬운 면역력과 자율신경계의 조화를 지키는 핵심적인 방법입니다.

체온이 1℃ 떨어지면 면역력은 약 30%, 대사 능력은 12% 가까이 떨어집니다. 기초 체온이 아주 조금만 떨어져도 혈액순환이나 기초 대사 능력이 크게 떨어지는 것입니다. 몸을 움직이지 않는 편리한 생활과 잦은 해열제 사용, 차가운 음식의 과도한 섭취 등으로 현대인의 평균 체온은 갈수록 떨어지고 있습니다. 현대인에게 암이 많이 발병하는 원인으로 이런 체온 저하가 지목되기도 하는데요. 코로나19를 겪으면서 외부 바이러스나 세균을 막아내는 체온의 중요성을 우리 모두 깨달은 바 있습니다.

겨울철에서 봄철로 넘어가는 환절기는 심한 일교차로 자칫 몸속의 체온을 저체온으로 만들고, 자율신경계 부조화를 초래하기 쉽습니다. 밤낮의 일교차가 10℃ 이상 나면 자율신경계의 교란으로 감기에 걸릴 확률이 올라가고, 또 감기가 오래가거나 정도가 심해질 가능성도 큽니다. 필자가 환절기에 건강을 지키기 위해 제안하는 방법은 평소보다 10% 더 휴식을 취하는 것입니다. 몸의 에너지를 비축하고 규칙적인 식사와 수면, 운동으로 몸속의 면역력을 높이는 전략인데요. 환절기에는 평소보다 10% 더 쉬고, 10% 더 수면하는 것을 생활화하기 바랍니다.

갑자기 어지러움을 느낀다면 어떻게 해야 할까요?

어지러움 증상은 여러분을 힘들게 할 뿐만 아니라 건강 상태에 대해 크게 걱정하게 합니다. 실제로 어지러움이 큰 건강 위험을 나타내는 전조증상일 수 있기 때문입니다. 갑작스럽게 찾아오는 어지러움은 무척 불안한 신체 증상입니다. 무엇보다 어지러움으로 넘어질 수도 있고 그로 인해 심한 외상을 당할 수 있습니다. 위험한 건널목을 건너다가, 운전을 하다가 갑자기 어지러움을 느낀다면 이보다 아찔한 일도 없을 것입니다. 가만히 있을 때나 집에 있을 때야 어지러움이 큰 걱정이 안 되지만 야외에서, 집 밖에서, 아니면 운전할 때처럼 특정한 상황에서 어지러움이 반복되는 일은 대단히 위험합니다.

그런데 우리는 흔히 어지럼증과 현기증을 헷갈리곤 합니다. 어지럼증의 원인은 무척 다양하다는 사실을 잊지 말아야 합니다. 증상에 따라서 조금씩 차이를 보이기 때문에 먼저 증상을 중심으로 구분해 보겠습니다. 우리가 '어지럼증(vertigo)'이라고 부르는 증상의 의학 용어는 '현훈(眩暈)'인데요. 이는 자기 주위가 실제로는 정지해 있음에도 마치 회전하는 것처럼 빙글빙글 도는 것 같이 느껴지는 지각 현상입니다. 그런데 어지럼증을 느낀다고 하는 분들 가운데, 이렇게 주변이 빙글빙글 돌거나 구역질이 느껴질 정도는 아니라고 말하는 경우도 많습니다. 가령 앉아 있다가 일어섰을 때 아니면 누워 있다가 갑자기 일어섰을 때 머릿속에서 갑자기 아찔한 느낌이 든다면, 그러니까 보통 머리가 '핑~' 한다고 이야기하는 증상은 의학적으로는 현기증에 가깝습니다.

어지럼증과 현기증, 이 둘은 사실 서로 상당히 차이가 있는 증상입니다. 흔히 멀미와 같이 감각신경이 과도하게 흥분해서 나타나는 생리적 어지럼증과 순간적인 저혈압 등으로 발생하는 아찔함을 느끼는 경우를 비전정성 어지럼증이라고 부릅니다. 이 비전정성 어지럼증이 어지럼증의 정확한 의학적 용어입니다. 우리 귀에는 몸의 균형을 유지하는 전정기관이 존재하는데요. 이 전정기관 때문에 생긴 증상이 아니라는 뜻으로 비전정성, 즉 전정기관이 아닌 다른 신체 부위에서 생긴 어지럼증이라고 통칭하는 것입니다. 반면 어지럼증은 의학 용어로는 현훈이라고 부르고 자신을 중심으로 주변 사물이 빙글빙글 도는 증상을 가리킵니다. 현훈은 개별 질환의 명칭은 아니지만 여러분이 흔히 쓰는 일반적인 어지럼증과 구분하기 위해 사용하는 의료 용어입니다.

현훈의 일반적인 증상은 빙빙 도는 것처럼 느껴지는 심한 어지럼증인데요. 속이 메슥거리고 토하는 증상이 있을 수 있고, 또 특정 원인 질환에 따라 청력 저하나 귀울림 등이 동반될 수 있습니다. 현훈 증상이 장기간 이어지면 자세 불안과 함께 일자로 걷는 것이 어려워 제자리에 주저앉는 증상이 나타날 수 있습니다. 이런 경우 손발을 움직이는 것이 힘들어지고 힘이 쭉 빠지거나, 말하는 것이 어눌해지는 등의 증상이 동반될 수 있습니다.

만약 실제로 전정기관에 이상이 생겨 어지러운 것이라면 크게 걱정할 일은 아닙니다. 오히려 걱정스러운 증상은 장기간 반복적으로 계속되는 메스꺼움, 세상이 핑 도는 듯한 어지러움인데요. 만약 이런 증상이 자신에게 나타난다면 지체하지 말고 즉시 병원을 찾아 진단을 받는 조치가 필요합니다.

우선 전정기관과 관련된 어지럼증, 현훈의 가장 일반적인 원인은 이석증입니다. 이 경우 다행스럽게도 치료를 통해 쉽게 호전시킬 수 있습니다. 이석증 때문에 생긴 현훈은 증상이 한 번에 오래 계속되지 않고 시간을 두고 여러 차례 반복되는 경향이 있습니다. 그래서 다른 어지럼증과 구분이 비교적 쉽습니다. 이석증은 어떤 충격이나 감염 등으로 인해서 귀 안의 이석이 떨어져 나오는 증상입니다. 어지럼증과 함께 구토를 하거나 두근거림을 느끼고, 식은땀 등이 나타납니다. 대부분은 2~5주 정도면 자연 치유되지만 급성으로 나타나거나 심한 경우에는 약물과 함께 수술치료까지 해야 합니다. 그렇다 해도 크게 걱정할 질병은 아닙니다.

이렇게 전정기관에 이상이 있는 경우에는 어지럼증, 즉 현훈이 일시적으로 나타났다가 사라졌다가를 반복합니다. 이석증 외에도 만성 중이염이나 전정신경염 등이 현훈 증상의 원인일 수 있습니다. 또 나이가 들면 귓속 평형기관의 기능 역시 떨어지기 때문에 만성적으로 어지럼증이 나타날 수 있습니다.

만약 이런 원인이 아니라면 심장 질환이 그 원인일 수 있습니다. 맥박이 분당 40회 정도로 느려지거나, 일어섰을 때 맥박이 분당 120회 이상인 상황이 계속 유지되면 어지럼증이 생길 수 있습니다.

3개월 이상 어지럼증이 계속 이어졌는데 검사에서 별다른 이상이 없다면 '지속성 체위-지각 어지럼'을 의심해볼 수 있습니다. 이 증상은 자신의 움직임이나 주위 물체 움직임에 민감하게 반응하고 복잡한 시각 자극에 노출되면 증상이 심해지는 질환입니다. 3개월 이상 계속되는 어지럼증의 약 20% 이상이 여기에 해당합니다.

사실 가장 무서운 어지럼증은 갑작스러운 뇌혈관 질환으로 나타나는 어지럼증인데요. 이 현훈 증상이 무서운 이유는 그 원인이 뇌졸중과 같은 중증 질환일 수 있기 때문입니다. 극심한 어지럼증이 어느 순간 갑자기 심해지는 증상, 어지러우면서도 외부 소리가 갑자기 들리지 않는 증상, 어지러움으로 주변 도움 없이 혼자 서거나 걷기 힘든 증상이 나타난다면 반드시 병원을 찾아 정확한 진단을 받아야 합니다. 각종 뇌혈관 질환의 전조증상일 수 있기 때문입니다.

뇌에 이상이 생겨 나타나는 어지럼증을 중추성 어지럼증이라고 부르는데요. 어지럼증을 느끼는 사람 4명 중 1명이 뇌의 문제로 발생하는 중추성 어지럼증에 해당합니다. 마치 술에 취한 듯 걸을 때 중심을 잡기 어렵고, 손으로 물건을 제대로 잡지 못하는 증상이 나타날 수 있습니다. 또 발음이 어눌해지거나, 사물이 겹쳐서 2개로 보이거나, 감각 이상 증상이 나타나기도 합니다.

문제는 단지 증상만으로 일반인이 이런 중추성 어지럼증과 전정 기관 이상으로 생기는 현훈, 말초성 어지럼증을 구분하기 무척 까다 롭다는 점입니다. 또 이미 예전에 병원에서 말초성 어지럼증이라는 진단을 받았지만 이 증상이 호전되지 않고 계속 이어진다면 반드시 다른 질환을 의심해봐야 합니다. 뇌종양, 퇴행성 뇌 질환 등과 같은 다양한 뇌 질환을 의심해볼 필요가 있습니다. 이러한 뇌 질환이 있을 경우 자칫 치료 시기를 놓쳐 심각한 후유증을 앓게 되거나, 심지어 생명까지도 잃을 수 있으므로 각별한 주의가 요망됩니다.

　지금 내가 느끼는 어지러움이 위험한 증상인지, 아닌지 구별하는 방법이 몇 가지 있는데요.

　우선 앞서 말씀드렸듯이 지금 느끼는 어지럼증이 회전성인가, 회 전성이 아닌가를 잘 살펴봐야 합니다. 세상이 빙글빙글 도는 것 같은 느낌이라면 회전성인데요. 이것은 전정기관의 이상이나 기능 저하 로 인한 경우가 많습니다. 물론 속단해서는 안 될 일입니다. 그런데 그런 것이 아니라면 심각한 질환이 원인일 확률이 크기 때문에 혹시 지금 찾아온 어지럼증이 뇌졸중과 같은 질환 때문은 아닌지 의심해 봐야 합니다. 다만 일반인이 회전성, 비회전성을 확실하게 판단할 수 없다는 점만은 항상 유념하고 있어야 합니다.

　두 번째는 증상이 일시적인지, 아니면 지속적인지를 판단해봐야 합니다. 당연히 오랜 시간 계속된다면 특정 원인이 따로 있을 수 있 습니다. 전정기관에 이상이 있는 경우라면 시간이 어느 정도 지나면 서 그 보상 작용으로 어지럼증이 사라지는 경향이 있습니다. 반면 심 각한 다른 원인 때문이라면 반복적으로 계속되고 점점 증상이 심해질 수 있습니다.

세 번째는 동반되는 여러 증상을 잘 살펴봐야 합니다. 어지럼증과 함께 두통이나 팔다리의 압박감, 발음 이상, 안면 마비 등의 뇌신경학적 증상이 나타난다면 빠른 시간 안에 병원을 찾아 진단을 받아봐야 합니다.

그런 의미에서 여러분 모두 '뇌졸중의 FAST 법칙'을 꼭 기억하셔야 합니다. 뇌졸중은 현재의 건강 수준과 나이를 불문하고 누구에게나 언제라도 찾아올 수 있는 질병입니다. 반드시 이 원칙을 기억했다가 비슷한 증상이 나타나면 신속하게 대처하기 바랍니다.

F(Face dropping): 한쪽 얼굴에 안면 떨림과 마비가 온다.

A(Arm weakness): 팔다리에 힘이 없고 감각이 무뎌진다.

S(Speech difficulty): 말할 때 발음이 이상하다.

T(Time to call 119): 증상이 발생하면 바로 119로 전화한다.

뇌졸중은 골든타임이 무척 중요합니다. 적절한 치료시간을 지키느냐에 따라 환자 예후가 크게 달라질 수 있기 때문입니다. 뇌졸중이 나타나면 혈전용해제를 발생 후 4시간 30분 이내에 투여하거나, 막힌 혈관을 뚫는 카테터 시술을 6시간 내로 진행해야 합니다. 만약 이 골든타임을 제대로 지키지 못하고 놓치면 가벼운 마비 증상으로 끝날 사람이 평생 불구가 된 채로 살아가거나 생명도 잃을 수 있습니다.

따라서 앞서 소개한 뇌졸중 증상이 나타난다면 주변의 도움을 받거나, 아니면 자력으로라도 반드시 병원부터 찾아야 합니다. 각종 뇌 질환이 있는 약 10% 정도의 사람에게도 이런 어지럼증이 나타날 수 있으므로 함부로 넘겨서는 안 될 증상입니다.

만약 자신의 증상이 현훈 증상과는 분명한 차이가 있다면, 지금부터 제가 말씀드리는 원인 때문은 아닌지 꼼꼼히 확인해보기 바랍니다. 앉았다 일어섰을 때 갑자기 '핑~' 하는 느낌이 드는 이유, 일반적인 어지럼증을 느끼는 가장 흔한 원인은 바로 피로와 스트레스 때문일 수 있습니다. 물론 일시적인 피로나 스트레스 때문이라면 충분히 휴식하고, 스트레스를 풀어주면 해결될 일입니다. 그렇지 않은 예외적인 경우 중 하나가 바로 기립성 저혈압, 일어섰을 때 저혈압이 오는 경우입니다. 이 역시 가볍게 보면 안 될 질병입니다.

기립성 저혈압을 진단할 때는 누워서 혈압을 측정하고 일어서서 혈압을 측정했을 때 수축기 혈압이 20mmHg 이상 감소한 경우인지를 살펴봅니다. 기립성 저혈압은 두통부터 심할 경우 구역질, 실신까지 동반할 수 있으므로 각별한 주의가 필요합니다. 절대 우습게 보면 안 될 질환입니다. 기립성 저혈압의 중요한 원인 중 하나는 자율신경계의 기능 저하입니다. 그래서 자율신경계의 기능이 떨어지는 60대 이상 고령층에서 주로 발병합니다.

기립성 저혈압은 과로로 인한 일시적 탈수 증상, 혈압약과 전립선 비대증 약제, 항우울제 등을 복용하고 있는 경우에도 발병하기 쉽습니다. 파킨슨병이나 다계통 위축증 때문에 발병하는 경우도 있으며 일시적으로 심한 스트레스나 급격한 다이어트로 인해 혈액순환이 제대로 이뤄지지 않아서 나타날 수도 있습니다. 물론 이 경우에도 가장 근원적인 원인은 심장에서 혈액을 제대로 몸 전체, 특히 뇌 쪽으로 보내지 못하는 데 있습니다.

이 증상을 개선하려면 꾸준히 운동하는 것이 필요하며, 특히 근력 운동을 꾸준히 실천해 몸 전체의 근육량을 늘리는 노력이 필요합니다. 기립성 저혈압이 있다면 다음 사항을 꼭 지켜야 합니다.

1. 반드시 금주한다.
2. 충분한 수분과 적절한 염분을 섭취한다(질환으로 인해 병원에 다니고 있다면 담당 의사와 물과 염분을 어느 정도 섭취해야 하는지 상담 필요).
3. 갑작스럽게 일어나는 것을 피해야 한다.
4. 일어날 때는 최대한 천천히 움직이고, 중간에 한 번씩 쉬어준다.
5. 최근 복용한 약물에 의해 기립성 저혈압 증상이 생겼다면 담당 의사와 약물에 대해 상의한다.
6. 장시간 서 있는 경우에는 다리 정맥혈의 정체를 막기 위해 압박 스타킹을 착용한다.
7. 증상 호전이 없을 경우 담당 의사와 상의해 저혈압 방지를 위한 약물 복용 여부를 결정한다.

또 어지럼증이 소화불량 때문에 생기는 경우도 많습니다. 소화 기능이 떨어져 만성적으로 소화가 잘되지 않거나 갑자기 체했을 때 일시적으로 어지러움이 나타날 수 있습니다. 피가 소화기관에 모두 쏠리면서 다른 곳, 특히 뇌로 잘 가지 못해서 생기는 경우에 해당합니다. 이런 경우라면 명치를 눌렀을 때 통증을 느낄 수 있습니다. 만성적인 소화 기능 저하 문제나 만성적인 체증부터 우선 해결하는 것이 필요하겠지요. 대개 신경성 소화불량, 급체가 자주 나타난다면 평소 스트레스 조절을 꾸준히 하고 운동을 적극적으로 실천하는 것이 필요합니다.

소화 기능 저하가 원인이라면 역시 걷기가 최고의 치료법일 수 있습니다. 하루 1만 보가 부담스럽다면 7천 보를 목표로 걸어도 좋습니다. 식사 후 30분 정도 걷는 습관만으로도 이 문제는 쉽게 해결될 수 있습니다. 균형 잡힌 식사를 하되, 될 수 있는 대로 소화가 잘되는 식단으로 식사를 하는 노력도 중요하겠지요. 당연히 소화효소가 풍부한 음식을 먹어야 하고요. 변비를 없애기 위해 충분한 수분 섭취도 중요합니다. 만약 소화불량이 심하다면 주치의와 상의해서 자신에게 맞는 소화제를 복용하는 것도 필요합니다.

앞서 설명한 어지러움에 해당하지 않는, 다른 형태의 어지러움을 느끼는 분도 많을 것입니다. 이 경우 병원에서 MRI, 하지정맥류 검사, 경동맥 초음파 검사, 심초음파 검사, 이비인후과 검사 등과 같은 각종 검사를 받아도 특별한 소견이 나타나지 않을 수 있습니다. 최근 들어 검사상에서는 문제가 없는데 정작 본인은 일상생활이 힘들 정도로 어지럽다고 호소하는 환자들을 자주 만나는데요. 과연 이유는 무엇일까요?

우선 혈액순환이 잘 안 되는 분들에게 자주 이런 증상이 목격됩니다. 기립성 저혈압을 진단받을 정도는 아니지만 혈액순환이 잘 안 되면 경미한 어지럼증을 느낄 수 있습니다. 이런 경우 대부분 근육이 부족하고, 혈관의 경직도가 올라가 있고, 혈액의 염증이 심한 경우가 많습니다. 또 고혈압, 당뇨, 고지혈증이 있는데 잘 조절되지 않거나 다른 만성 질환이 있는 경우에도 어지러움을 자주 호소합니다.

두 번째는 자율신경계 균형이 깨진 분들에게서 어지럼증이 자주 나타납니다. 주로 실내 생활을 하는 분들이나 하하동동(夏夏冬冬), 여름은 여름답게 겨울은 겨울답게 지내지 않는 분들, 즉 여름에는 에어컨 곁에서만 지내고 겨울에는 따뜻한 곳에서만 지내는 분들이 자주 어지러움을 느낍니다. 또 스트레스가 많은 사람에게서도 어지럼증이 자주 나타납니다. 만성적인 스트레스로 인해 스트레스 호르몬이 넘치면 자율신경계의 균형이 무너져 어지럼증까지 유발할 수 있습니다.

최근 들어 체력이 급격히 떨어진 경우에도 어지럼증이 자주 나타납니다. 체력이 떨어지면 우리 몸의 균형을 잡아주는 평형감각이 가장 먼저 손상되고, 당연히 혈액순환이 제대로 안 되면서 어지럼증이 나타납니다. 이런 분들에게 공통적으로 나타나는 세 가지 특징이 운동과 근육이 부족하고, 수면이 부족하고, 휴식이 부족하다는 것입니다.

마지막으로 다른 사람에 비해 지나치게 예민한 분도 어지럼증을 많이 호소합니다. 사실 이는 어지럼증 자체가 심해진 것이 아니라 본인이 어지럼증에 지나치게 집착하거나 집중하는 것이 원인일 수 있습니다. 예사로 넘길 수 있는 사소한 어지러움도 예민하게 받아들이면 느껴지는 강도나 증상이 더 심해지고 만성화될 수 있습니다.

특별한 질병적 소인이 없는데도 어지럼증을 자주 느낀다면 다음 몇 가지 실천사항을 얼마간 지속해보기 바랍니다. 대개의 경우 어지러움이 급격하게 줄어드는 것을 체감할 수 있습니다.

먼저 하지근력 운동을 꾸준히 실천해보세요. 인터넷이나 건강 정보에서 하지근력 증진 자세를 배우고 한동안 실천하면 어지럼증이 상당히 감소할 수 있습니다. 또 많이 걸으세요. 장을 튼튼하게 만드는 노력도 중요합니다. 소화효소가 많은 식사를 하고, 프로바이오틱스, 식이섬유를 충분히 섭취하는 식사를 통해 어지럼증이 크게 줄 수 있습니다. 물을 평소 잘 마시지 않는 분이라면 하루 2L 물 마시기를 실천해보세요. 물 마시기 습관으로 금방 어지럼증이 사라졌다고 하는 분도 많습니다. 당연히 충분한 수면과 스트레스 조절도 중요합니다. 또 지나치게 예민한 분이라면 자신의 예민성을 줄이는 다양한 노력을 기울이는 것이 먼저입니다.

5장

질병과
면역력

면역력이 떨어지면 각종 세균이나 바이러스가 몸에 침투하거나 몸에 퍼지며 다양한 염증 반응이 나타날 수 있습니다. 또 몸에 만성염증이 존재하는 경우 다양한 질병이 생길 수 있고, 암 발병까지도 증가하는 것으로 알려져 있습니다. 만성염증은 질병의 원인이자 주요 증상이 되는 것입니다.

면역력이 과해도
문제가 될 수 있나요?

Answer

미국에서 코로나19로 사망한 남성을 부검했더니 폐 속에 미세한 핏덩어리 수천 개가 생긴 것이 발견되었습니다. 이런 사례는 이탈리아, 독일, 영국과 같은 다른 나라에서도 연이어 발견되었는데요. 국내 연구팀에 의해 그 이유가 밝혀졌습니다. 코로나19에 감염된 동물실험 대상의 폐 속에 존재하는 면역세포 대부분이 대식세포임을 알아냈습니다. 대식세포는 세포 찌꺼기, 이물질, 미생물, 암세포, 비정상적인 단백질 등 인체에 해로운 요소들을 집어삼켜서 분해하는 체내 면역세포입니다. 코로나19에 감염되자 혈액 속을 떠다니는 단핵구가 대식세포로 변하면서 폐를 손상시킨 것입니다.

우리 몸이 외부에서 들어온 코로나19 바이러스를 막아내기 위해 강한 면역활동을 벌이면서 오히려 신체 조직을 파괴하고 죽음에까지 이르는 결과를 초래한 것입니다. 이렇게 우리의 면역 시스템이 우리 몸을 공격하는 사례는 훨씬 더 흔한 일입니다. 우리의 면역 시스템이 자신과 남을 구분하지 못하게 되거나 외부 물질에 대해 과도한 반응을 보이는 경우, 즉 면역 시스템이 고장 났을 경우 질병이 생길 수 있습니다.

대표적인 것이 최근 증가하고 있는 자가면역 질환입니다. 자가면역 질환은 면역 시스템이 자신의 신체 부위를 남으로 오인해 공격하는 질병입니다. '과민반응(hypersensitivity)'의 하나로 알려진 알레르기 질환 역시 면역 시스템의 과도한 반응으로 생기는 병입니다. 이런 면역 과잉 반응을 억제하기 위해 우리 몸에 존재하는 면역 시스템이 바로 '면역 관용(immune tolerance)'입니다. 면역 관용은 면역 작용이 지나치게 활성화되는 것을 막아줍니다. 우리 몸의 면역 시스템이 원활하게 작용하기 위해서는 면역 반응과 면역 관용이 적절히 조화를 이뤄야 합니다.

우리 몸은 끊임없이 외부 물질들로부터 공격을 받습니다. 몸속 면역세포가 그때마다 그것들과 맞서 싸워서 우리 몸을 지킵니다. 이 싸움의 결과로 몸에 염증이 생기고 열도 납니다. 가령 감기에 걸리면 콧물이 나면서 몸이 펄펄 끓는 것도 우리 몸이 외부에서 침입한 적과 맹렬히 싸우고 있다는 증거입니다. 이렇게 몸속 면역세포의 활동 덕분에 여러분이 각종 전염병에 걸리지 않고 내 몸을 떠다니는 암세포가 실제 암으로 변하는 것도 막을 수 있는 것입니다. 그러나 이렇게 몸 구석구석을 떠돌아다니며 외부 침입자를 감시하던 면역세포가 무슨 이유에서인지 외부 침입자가 아닌 내 몸의 정상 세포를 공격하는 일이 생길 때가 있습니다. 이것이 바로 자가면역 질환입니다.

자가면역 질환은 지금까지 알려진 것만도 100여 종이 넘습니다. 자가면역 질환과는 다소간 차이가 있는 질병이지만 여러분이 자주 접했을 아토피, 비염, 천식, 알레르기성 결막염과 같은 각종 알레르기 질환을 비롯해서 류마티스 관절염, 크론병, 궤양성 대장염, 베체트병, 루푸스병, 건선, 백반증, 갑상샘 기능 항진증, 섬유근육통, 원형 탈모 등이 여기에 속합니다.

이렇게 단지 면역력이 부족해서가 아니라 면역력이 지나쳐서, 또는 몸의 면역 시스템에 고장이 생겨서 병이 생길 수 있다는 점을 잊지 말아야 합니다. 아직 자가면역 질환이 왜 발생하는지는 정확히 밝혀진 사실이 그리 많지 않습니다. 다만 유전적 소인이 중요하게 작용한다는 점이 일부 밝혀졌고 스트레스나 호르몬 이상, 부적절한 생활습관 등이 주요 원인으로 꼽히고 있습니다.

자가면역 질환의 증가에 대한 가장 합당한 설명 가운데 하나는 '위생가설'입니다. 인류의 삶이 점점 위생적으로 변해가면서 자가면역 질환이 역으로 점점 증가한다는 논리입니다. 과거 인류는 대부분 몸에 기생충을 지니고 살았습니다. 그리고 기생충은 장 속의 장내세균과 마찬가지로 우리 몸의 일부처럼 작용했습니다. 이런 기생충의 침입을 막아내고 제거하기 위해 우리 몸의 면역 활성이 좀 더 높게 진화했지만, 갑자기 몸속 기생충이 사라지자 역으로 지나치게 활성화된 면역력이 자신의 몸을 해치는 결과로 나타난 것입니다.

과거의 생활환경은 그리 깨끗하지 않았습니다. 당연히 외부에서 침입하는 세균과 바이러스가 지금보다 훨씬 많았겠지요. 다시 말해 과거에는 인류의 면역세포가 할 일이 무척 많았던 것입니다. 인류의 면역체계 역시 이런 환경에 맞게 진화하고 적응했는데, 생활환경이 청결해지고 몸속 기생충도 거의 사라진 현재는 면역 시스템이 할 일이 크게 줄고 말았습니다. 급격한 환경 변화에 진화를 통해 설계된 우리 몸이 미처 적응하지 못한 것입니다. 이렇게 할 일이 크게 줄어든 면역 시스템이 지나친 면역활동을 다스리지 못해 몸속 정상 세포까지 외부에서 들어온 적으로 착각하고 공격하는 자가면역 질환이 증가하고 있는 것입니다.

자가면역 질환은 다른 질병과 달리 증상과 병세가 별다른 치료 없이도 자연스럽게 호전되는 경우가 많습니다. 오히려 평생 한결같은 증상을 보이거나 같은 병세를 유지하는 경우를 찾기 힘들 정도입니다. 실제로 자가면역 질환을 앓던 사람 중 다른 치료적 개입 없이 나이가 들면서 증상이 개선되는 경우가 많습니다. 가장 큰 이유는 적응에 따라 우리 몸의 면역 관용도가 높아질 뿐만 아니라, 나이가 들면서 면역세포의 활성도도 조금씩 떨어지기 때문입니다. 아동에게 나타난 알레르기 증상이 성인이 되면서 차츰 사라지거나, 20대 때 심했던 자가면역 질환이 나이가 들면서 개선되는 경우가 여기에 해당됩니다. 다른 원인에 의한 영향도 있을 수 있지만 이는 그 사람의 면역력이 전보다 상대적으로 약해지면서 몸이 정상 세포를 공격하는 일이 줄어든 결과인 경우가 대부분입니다.

현재 나의 면역력 수준이 자가면역 질환 증상에 큰 영향을 미치는 것으로 알려져 있습니다. 자가면역 질환이 개선되는 점은 반길 일이지만, 한편으로는 면역력이 떨어지면서 암이나 외부 미생물 침입으로 인한 각종 질환의 발생 위험이 그만큼 커진다는 점을 고려하면

이 역시 무턱대고 반길 일은 아닙니다.

흔히 알레르기 체질은 암에 잘 걸리지 않는다는 속설이 있습니다. 그러나 이는 정확한 과학적 사실이 아닙니다. 알레르기 반응, 즉 면역 감시가 강한 사람은 뇌종양, 췌장암, 아동기에 백혈병에 걸릴 위험이 상대적으로 낮은 반면, 알레르기나 자가면역 질환이 지속적으로 유발하는 염증 반응으로 인해 아토피 피부염이 발병한 사람은 피부암이, 같은 이유에서 천식이 있는 사람은 폐암에 걸릴 위험이 높다는 연구 결과가 있기 때문입니다. 알레르기 질환, 자가면역 질환을 미연에 치료해야 하는 여러 이유 가운데는 이렇게 암을 예방하기 위한 목적도 있는 것입니다.

결국 우리 면역력은 자기 몸을 공격할 정도로 넘쳐서도 안 되지만, 그렇다고 각종 질병에 노출될 정도로 떨어져서도 안 된다는 사실을 잊지 말아야 합니다. 우리 면역력에 관한 한 가장 이상적인 원칙은 면역의 균형점을 찾는 일입니다. 특히 면역 과잉 혹은 면역 과민으로 인한 자가면역 질환을 제대로 다스리기 위해서는 면역력을 무턱대고 높이는 것이 아니라 몸의 면역력이 균형점을 잘 유지할 수 있도록 조화를 유지하는 노력이 필요합니다. 물론 현재 알레르기 증상이나 자가면역 질환을 치료하는 다양한 약물이 개발되었고, 그 치료 효과도 점점 높아지고 있습니다. 하지만 앞서 설명한 이 두 가지 질병의 발병 원리를 안다면 좀 더 근본적인 치료법도 고려해볼 수 있습니다.

앞서 설명한 위생가설에 근거해 시행되는 극단적인 치료방법 가운데 하나는 인체에 해가 거의 없는 기생충을 우리 장 속에 집어넣는 치료법입니다. 이 치료법은 놀랍도록 효과가 큰 것이 증명된 바 있습니다.

이와 비슷한 원리로 세균을 활용한 자가면역 질환 치료법 중에 이미 많은 사람이 널리 쓰고 있는 방법이 있는데요. 우리 몸의 면역세포의 70% 이상이 존재하는 장의 기능을 정상으로 되돌리기 위해 유산균이나 유산균의 먹이가 되는 식품, 보충제를 꾸준히 섭취하는 방법입니다. 이 역시 효과가 상당 부분 검증된 방법입니다. 이 방법을 통해 장내세균숲, 마이크로바이옴이 다시 균형과 조화를 회복하면 면역 과잉을 유발하는 장내세균과 면역 억제를 돕는 장내세균의 균형을 맞출 수 있습니다. 이런 원리에 입각해 개발된 좀 더 극단적인 치료방법으로 건강한 사람의 대변을 질병을 앓고 있는 사람의 장에 이식해 다시 건강한 마이크로바이옴 생태계를 재구성하는 방법이 있습니다. 그만큼 우리 면역에 있어 장내 마이크로바이옴의 역할은 중요합니다.

세균을 활용하는 방법은 아니지만 또 한 가지 효과적인 방법은 일광욕과 비타민D의 복용입니다. 실내 생활이 늘어나면서 햇볕을 쬐는 시간이 크게 줄어든 현대인에게 자가면역 질환이 크게 증가하고 있습니다. 반면 햇볕을 많이 쬐는 아프리카 원주민에게 자가면역 질환이 거의 없다는 사실에 착안한 연구자들은 햇빛을 통해 몸속에서 자체적으로 만들어지는 비타민D가 자가면역 질환 개선에 도움이 된다는 사실을 밝혀냈습니다. 그러나 직접적인 햇빛 쬐기가 일부 자가면역 질환을 악화시키기도 합니다. 루푸스, 쇼그렌 증후군과 같은 일부 자가면역 질환은 과도한 일광 노출이나 자외선이 증상을 악화시킬 수 있으므로 오히려 햇빛 쬐기를 조심해야 합니다. 비타민D는 체내 면역체계의 오류를 잡아주는 역할을 담당합니다. 외부 바이러스와 체내 신체세포를 잘 구별하지 못하는 면역세포를 진정시키는 역할을 하는 것입니다.

우리 몸에 비타민D가 부족하면 T림프구를 생성하는 면역기관인 흉선을 공격하는 세포가 지나치게 늘어나 자가면역 질환이 생길 수 있습니다. 즉 햇볕을 충분히 쬐어 몸속에 비타민D를 좀 더 많이 합성하거나, 직접 비타민D 영양제를 복용함으로써 자가면역 질환을 효과적으로 개선할 수 있습니다.

자가면역 질환과 알레르기는 같은 병인가요?

Answer

엄밀하게 말하면 그렇지 않습니다. 대표적인 알레르기 질환으로 아토피, 천식, 비염이 있습니다. 매우 흔한 질병이고 많은 사람이 고통받고 있는 질병입니다. 최근 조사에 따르면 우리나라 국민 6명 중 1명이 아토피, 천식, 비염과 같은 알레르기 질환으로 고통받는 것으로 조사되었습니다. 반면 자가면역 질환은 아직까지 조금 낯선 질병인데요. 자가면역 질환 유병률은 세계 인구의 약 3~9% 정도인 것으로 알려져 있으며, 그 종류가 무척 다양하기에 정확한 통계를 내기 어려운 상황입니다.

알레르기 질환과 자가면역 질환은 큰 틀에서 보면 같은 범주에 속하는 병이라고 할 수 있습니다. 그러나 분명 차이가 존재합니다. 즉 알레르기와 자가면역 질환 모두 면역계의 이상으로 인한 질병이기는 하나 그 작동 방식에서 차이가 있습니다. 알레르기가 별것 아닌

외부 물질에 과민하게 반응해 신체에까지 악영향을 미친 결과라고 한다면, 자가면역 질환은 면역계가 내 몸의 일부를 외부 물질로 인식해 공격함으로써 신체 조직이 손상되는 증상입니다.

대부분의 자가면역 질환은 알레르기 질환보다 증상도 심하고 사실상 완치도 거의 되지 않는 만성 질환에 가깝습니다. 통계에 따르면 미국의 경우 여성 사망 원인 10위 안에 자가면역 질환이 들어갑니다. 알레르기 질환 역시 근본적인 치료제가 없는 것은 마찬가지지만 알레르기 유발물질(항원)과 접촉을 피하면 증상 발현을 상당 부분 피할 수 있습니다(물론 피하는 것이 무척이나 힘들고 고통스러운 일이긴 합니다). 반면 자가면역 질환은 내 몸이 항원이 되기 때문에 달리 피할 방법이 없습니다. 즉 우리 몸의 면역 시스템이 오작동을 일으켜 신체 조직을 공격하는 질병이기 때문에 특별한 치료방법이나 대처법이 없는 것입니다.

최근 자가면역 질환은 알레르기와 마찬가지로 환자가 점점 증가하고 있습니다. 미국의 경우 자가면역 질환자가 2,400만 명으로 추정되는데, 이는 전체 인구의 7%에 해당되는 수치입니다. 이런 추세는 전 세계적으로 나타나고 있고 급격한 산업화, 도시화가 진행된 우리나라 역시 예외는 아닙니다.

자가면역 질환에 시달리는 사람이 이렇게나 많고 병도 수십 가지나 되지만, 이 병이 병으로 인정받은 것은 불과 60년도 되지 않았습니다. 아직까지 자가면역 질환은 미지의 질병입니다. 발병 원인도 매우 다양한 것으로 보입니다. 알레르기도 유전과 환경의 복합 요인으로 일어난다는 정도가 전부입니다. 알레르기 질환이나 자가면역 질환이 급속도로 늘고 있는 점을 고려하면 환경 변화의 요인이 그만큼 크다고 볼 수 있습니다. 즉 음식, 감염, 흡연 등 생활 방식이 발병률과 밀접한 관련이 있을 것으로 보입니다. 또 하나 특기할 만한 사실은 여성이 남성보다 발병률이 3배 정도 높다는 점입니다.

자가면역이 유발되는 주요 메커니즘의 하나는 '분자구조의 유사성 (molecular mimicry)'에서 비롯되는 우리 면역계의 착각입니다. 즉 외부 물질(음식이나 병원체)을 항원으로 하는 항체가 형성될 때, 불운하게도 이 항원의 구조가 우리 몸의 물질과 비슷할 경우 이 항체를 만드는 림프구가 우리 몸의 물질을 항원으로 인식해 계속 항체를 만들어내면서 질병이 나타나는 것입니다.

비록 자가면역 질환을 완치할 수 있는 약물은 아직 발견되지 않았지만 증상을 완화하는 약물은 많이 만들어졌습니다. 비스테로이드계 소염진통제에서부터 스테로이드제제, 면역억제제 등 다양한 약물이 활용되고 있습니다. 현재까지는 자가면역 질환의 증상이 심할 경우 스테로이드제제와 면역억제제를 번갈아 쓰면서 부작용을 최소화하는 치료법이 가장 흔히 사용되고 있습니다.

생활습관을 개선해 증상을 완화하고 더 나아가 치유에 이르는 경우도 적지 않습니다. 식단 조절과 금연, 운동, 스트레스 관리 등 생활습관을 개선하면 자가면역 질환 증상이 상당히 개선될 수 있음을 여러 임상 연구를 통해 보고된 바 있습니다.

알레르기는 왜 생기는 건가요?

Question
038

Answer

'알레르기(allergy)'는 '변형된 것'을 뜻하는 그리스어(allos)에서 유래된 말입니다. 알레르기는 외부 물질과 체내 항체 및 면역세포 사이에 일어나는 해로운 또는 변형된 면역 반응, 즉 과민반응으로 인해 나타나는 증상을 말합니다. 최근 생활환경이 도시화, 산업화되면서 각종 알레르기 질환이 급증하고 있습니다. 전 세계 인구의 약 20% 이상이 알레르기 질환을 앓는 것으로 알려져 있으며 최근 그 비율이 급증하고 있습니다.

알레르기 질환은 크게 유전과 환경 두 요인에 의해 발병합니다. 가족 중 알레르기 질환이 있는 경우 다른 가족도 발병하는 경우가 많습니다. 최근 알레르기 질환이 급증하는 이유로는 늘어난 실내 생활, 흡연, 대기오염, 외국으로부터 이물질 유입 등 환경 변화가 큰 것으로 판단됩니다.

알레르기 반응을 일으키는 외부 물질을 '알레르겐'이라고 부릅니다. 우리는 다양한 알레르겐에 노출된 채 살아갑니다. 공기 중에 미량 포함되어 있어 알레르겐을 흡입해 알레르기 증상을 일으키는 경우가 가장 흔합니다. 실내 흡입성 알레르겐 중에는 집먼지진드기에 의한 경우가 가장 흔한데요. 집먼지진드기에 자주 노출되면 천식과 아토피 피부염이 함께 발병하기 쉽습니다.

국내 알레르기 질환 중 집먼지진드기에 의한 경우는 소아 천식 환자의 90%, 성인 천식 환자의 50~70%, 알레르기 비염 환자의 70%, 아토피 피부염 환자의 60% 정도로 매우 넓습니다. 이 밖에 개, 고양이 등 반려동물의 털 또는 침샘에 존재하는 알레르겐에 의한 알레르기 환자도 증가하는 추세입니다. 바퀴벌레, 개미, 곰팡이 등도 주요한 알레르겐입니다. 쏘는 곤충인 벌과 왕침개미 독 등에도 과민반응을 일으키는 성분이 포함되어 있어 전신에 심한 알레르기 반응(아나필락시스)을 비롯한 다양한 국소 및 전신 반응을 일으킬 수 있습니다.

실외 흡입성 알레르겐으로는 꽃가루, 곰팡이 등이 있으며 기온, 지역, 강수량, 습도와도 밀접한 관계가 있는 것으로 알려져 있습니다. 음식물도 알레르기 반응을 유발할 수 있으며 계란, 우유, 콩, 땅콩, 견과류, 메밀, 밀, 생선, 어패류 등이 흔한 주요 알레르겐입니다. 또 각종 보존제, 조미료, 색소 등 식품첨가물 등에 의해서도 각종 알레르기 반응이 나타날 수 있습니다.

각종 약물도 피부와 간, 콩팥, 심장, 폐 등의 심부 장기와 심한 경우 전신에 알레르기 반응을 일으킬 수 있습니다. 페니실린, 세팔로스포린 및 설파제 등의 항생제가 가장 흔하지만 항경련제, 호르몬제, 방사선 조영제, 아스피린 및 비스테로이드성 소염진통제 등에 의한 과민반응도 나타날 수 있습니다. 또 옻나무, 니켈, 크롬 등의 금속, 고무, 가죽, 화장품, 세제, 액세서리 등과의 접촉을 통해서도 알레르기 반응이 나타날 수 있습니다.

알레르기 체질이
따로 있는 건가요?

Answer

많은 사람이 알레르기 질환은 나이가 들면 자연스레 낫는다고 생각합니다. 물론 완전히 틀린 이야기는 아닙니다. 앞서 설명했듯이 알레르기 질환은 면역 과잉이 주된 원인이므로 면역력이 전반적으로 떨어지는 중장년 이후에는 심했던 알레르기가 진정되는 경우가 적지 않습니다. 하지만 나이가 들어도 알레르기 증상이 개선되지 않거나 오히려 악화되는 경우도 적지 않습니다. 면역력이 떨어지는 중년에 각종 알레르기 질환이나 자가면역 질환이 나타나는 경우도 다반사입니다.

소위 '알레르기 체질'을 가진 사람도 있습니다. 체질이란 말 그대로 몸속에 알레르기를 일으키는 선천적 신체 조건을 가지고 있다는 뜻입니다. 일반적으로 알레르기 체질이라고 하면 우리 몸에서 면역글로불린 항체가 특정 알레르기 유발물질(알레르겐, 항원)을 만날 때

염증을 과도하게 일으키는 체질이라고 할 수 있습니다. 다른 사람에게는 별다른 영향을 미치지 않는 알레르겐이 알레르기 체질인 사람에게는 염증과 가려움, 발열과 같은 다양한 증상을 일으키는 것입니다. 가령 어떤 사람에게는 정말 맛있는 바닷가재 요리가 다른 사람에게는 심각한 알레르기를 일으키는 위험한 물질이 될 수 있습니다.

정확한 통계는 아니지만 인구 중 15~20% 정도가 평생 아토피와 같은 알레르기 질환을 겪는 것으로 알려져 있습니다. 이들 가운데 대략 1/5가량은 정도가 심하든 심하지 않든 알레르기 체질에 속한다고 할 수 있겠지요. 알레르기 체질을 가지고 태어난 사람에게 가장 먼저 나타나는 증상은 유아 시절의 아토피 피부염입니다. 이 아토피 피부염이 어느 정도 개선된 뒤에 다시 알레르기성 비염, 천식, 알레르기성 결막염으로 이어질 때가 많으며 성인이 될 때까지 다른 여러 가지 알레르기 질환을 연달아 앓기도 합니다. 이처럼 알레르기 체질을 가진 사람은 여러 종류의 알레르기 질환을 순차적으로 겪는 경우가 많은데요. 이를 '알레르기 행진(allergic march)'이라고 부릅니다. 체질이 바뀌지 않으니 질환의 종류만 달라질 뿐, 알레르기 증상에서 벗어나지 못하는 경우가 다반사인 것입니다.

최근 연구에서도 알레르기 질환을 겪은 사람이 성인이 되면 자가면역 질환으로 이어질 가능성이 크다는 사실이 밝혀졌습니다. 가령 음식 알레르기가 있는 사람은 다발성경화증 등과 같은 자가면역 질환이 더 발병하기 쉽습니다. 영국 브리그험여성병원 연구팀의 연구에 따르면 음식 알레르기가 있는 사람은 음식 알레르기가 없는 사람에 비해 다발성경화증이 2배 이상 많이 나타났습니다. 연구팀은 알레르기 질환이 다발성경화증의 염증을 더 악화시키고, 다발성경화증과 같은 다른 자가면역 질환과 알레르기 질환이 유전적 연관성이 있기 때문일 것으로 그 이유를 분석했습니다.

알레르기 체질은 장에서도 염증 반응이 빈번하게 일어납니다. 알레르기 체질을 가진 사람은 술, 음식, 약물, 스트레스 등의 각종 알레르기 자극원에 대해 더 심하고 빈번하게 반응하고, 그것이 장 점막 세포의 치밀한 결합 조직을 약화시켜 세균이나 독소가 쉽게 우리 몸속으로 침투하게 만든다는 논리입니다. 다른 사람보다 지속적이고 빈번한 염증 반응으로 인해 원래 촘촘하고 강력하게 방어막을 이루고 있는 장세포의 치밀 결합이 느슨해지고, 그 틈 사이로 독소들이 쉽게 오가면서 각종 알레르기 질환과 자가면역 질환을 일으키는 것입니다.

각종 알레르기 질환을 비롯한 자가면역 질환과 장내세균숲은 밀접한 연관이 있습니다. 장내세균은 흔히 '유익균' '유해균' 둘 중 어디에도 속하지 않는 '중간균'으로 이뤄져 있습니다. 장내세균이 조화와 균형을 이뤄 장이 건강할 때는 당연히 유익균이 유해균보다 더 많겠지요. 우리는 거의 매일 음식을 섭취하기 때문에 음식물이 만들어내는 유해물질 역시 장에 계속 쌓이는데요. 특히 유해균이 음식물을 분해할 때 발생시키는 유해물질과 가스독소는 장에 계속 염증 반응을 일으킬 수 있습니다.

장내세균의 환경이 건강하지 못하면 염증 반응이 더 많아지고, 알레르기 증상이나 자가면역 증상이 악화되기도 합니다. 심할 경우에는 배가 아프거나 속이 더부룩해지는 정도가 아니라 장염이 생기기도 하는데요. 더 나아가 이런 상태가 계속되면 소위 장누수증후군으로 진전됩니다. 이는 말 그대로 장에 물이 새는 듯한 현상을 의미합니다. 정확한 의학적 명칭은 '장관 투과성 증가 상태(the state of increased intestinal permeability)'입니다. 장누수증후군이 생기면 복통과 복부 불쾌감, 소화불량, 가스 과다 배출, 변비, 묽은 변이나 설사 등의 소화기 증상을 비롯해 식은땀, 만성피로, 식욕 부진 등의 증상이 생기고, 감기나 방광염, 질염 등이 자주 발병하고, 관절통이나 근육통, 호흡 곤란과 천식 증상이 심해지며, 정신적으로도 불안, 초조 및 우울증, 기억력 감퇴가 나타날 수 있습니다.

이때 생기는 염증 반응은 단지 장에서만 일어나지 않습니다. 몇몇 특정 세균은 면역 과민반응을 촉진해 알레르기 증상을 심화시키기도 합니다. 반대로 장내에 존재하는 몇 가지 유익균은 알레르기 증상을 완화시키는 면역 억제 반응을 담당하고 있는데요. 장내에 면역 과민반응을 촉진하는 세균은 많은 데 반해 이런 유익균이 부족한 경우역시 알레르기 증상이 심해질 수 있습니다.

의학적 통계에 따르면 각종 알레르기 질환을 가진 사람들에게 우울증이나 치매가 더 자주 나타난다고 합니다. 이는 단지 심리적인 원인에 의한 것은 아닙니다. 알레르기 질환이 있으면 일단 눈에 보이는 신체 특정 부위에 심한 염증이 일어납니다. 이때 단지 해당 특정 부위에만 염증 반응이 과도하게 일어나는 것이 아니라, 동시에 뇌 속에서도 염증 반응이 급격히 증가하는 경우가 일반적입니다. 흔히 우울증을 호르몬의 이상이나 비관적인 사고가 주된 원인이라고 생각하기 쉽지만 뇌에 생기는 염증 역시 우울증과 밀접한 관련이 있습니다.

뇌에 지속적인 염증 반응이 일어날 때, 우리의 기분을 좌우하는 호르몬인 세로토닌의 분비가 방해를 받거나 분비체계가 손상을 입습니다. 또 신경세포 역시 크고 작은 손상을 입어 우울증을 유발하는 것이지요.

Question

040

자가면역 질환은
왜 생기는 건가요?

Answer

자가면역 질환은 세균, 바이러스, 이물질 등 외부 침입자로부터 내 몸을 지켜줘야 할 면역세포가 자신의 몸을 공격하는 질병입니다. 자가면역 반응은 인체의 모든 장기와 조직에 나타날 수 있습니다. 증상은 갑상선, 췌장, 부신 등의 내분비기관과 적혈구, 피부, 근육, 관절 등의 신체 조직 거의 전체에 나타날 수 있습니다.

현대인들이 흔히 겪는 질병이지만 암이나 당뇨, 심혈관 질환에 비하면 그 병증이 더 심하다고 할 수는 없습니다. 물론 자가면역 질환의 일종인 '아나필락시스(anaphylaxis)'처럼 급성으로 발병해 쇼크나 기도 폐쇄로 인한 질식사에까지 이를 수 있는 심각한 질환도 있지만 극히 제한적인 일입니다. 대개의 자가면역 질환자들은 병세가 심하지 않아 자신의 병을 대수롭지 않게 여기는 경우가 비일비재한데요. 그래서 자가면역 질환을 가볍게 여기거나 적절한 치료를 하지 않는 사람도 꽤 많습니다. 하지만 자가면역 질환을 가볍게 여기고 적절한 치료를 하지 않을 경우 높은 비율로 암까지 유발할 수 있습니다.

자가면역 질환은 그 종류가 무척 많습니다. 전신의 모든 세포가 공격 대상이 되는 질병(루푸스)도 있고, 특정 장기의 세포만 파괴하는 질병(자가면역성 갑상선 질환, 제1형 당뇨병 등)도 있습니다. 또 류마티스 관절염처럼 특정 장기 또는 신체 부위를 선택적으로 공격하기도 하고요.

아직 자가면역 질환의 정확한 원인은 밝혀지지 않았습니다. 남녀 노소 발병 차이가 있는 것으로 보아 호르몬의 영향이 적지 않은 것으로 판단됩니다. 또 심한 스트레스를 겪은 후에 이 질환이 발생하는 경우가 많으므로 스트레스도 주요한 원인으로 여겨지고 있습니다.

자가면역 질환의 증상은 침범 부위에 따라 다양합니다. 다만 자가면역 질환에 공통적으로 나타나는 증상도 있는데요. 만성피로, 미열, 탈모, 피부 질환, 각종 안구 증상, 수면장애, 관절과 근육 이상, 체중 변화, 우울증, 감각 이상, 기억력 감퇴, 식욕 변화, 소화장애 등이 주요 공통점입니다.

Question 041
자가면역 질환의 종류와 특징은 무엇인가요?

Answer

대표적인 자가면역 질환을 몇 가지 알아보겠습니다.

먼저 제1형 당뇨병이 있습니다. 제1형 당뇨병은 인슐린을 만들어내지 못하는 병으로 다뇨와 갈증 등의 다양한 합병증이 나타납니다. 다른 당뇨병과 마찬가지로 인슐린을 투여하는 치료가 이뤄집니다.

류마티스 관절염은 다발성 관절염으로 관절의 통증, 부기, 뻣뻣함 그리고 관절의 기능 상실을 일으키는 만성 질환입니다. 평소와 달리 피로감을 느끼고 이따금 열이 나며 식욕을 상실할 수 있습니다. 조치를 취하지 않으면 심장과 폐, 혈관 등의 주요 장기를 침범할 수 있고 수명이 줄어들 수 있습니다.

쇼그렌 증후군은 타액선, 눈물샘 등에 림프구가 침입해 만성염증이 생기면서 분비장애를 일으켜 입이 마르고 눈이 건조해지는 전신 질환입니다. 주로 40대 이상 중년 여성이 많이 걸립니다.

루푸스의 정식 명칭은 전신성 홍반성 루푸스입니다. 루푸스는 신체 여러 부분을 침범하는 만성 자가면역 질환입니다. 피부와 신경, 관절, 신장, 폐 등의 전신에 증상이 나타나고 증상을 줄일 수는 있으나 완치는 어려운 질병입니다. 루푸스의 경우 가족력이 66% 이상으로 유전적 요인이 대단히 큽니다. 누구나 루푸스에 걸릴 수 있지만 여성들이 남성들보다 걸릴 가능성이 더 큽니다. 또 백인보다 아프리카계 미국인, 아메리카 원주민계, 아시아인에 더 자주 나타납니다.

건선은 은백색 비늘로 덮인 빨간색의 볼록한 반점의 발진이 생기는 병입니다. 보통 20대 전후에 많이 발병하고 손바닥, 발바닥, 두피, 무릎, 엉덩이, 팔꿈치 등 피부 여기저기에 나타날 수 있습니다.

베체트병은 구강 궤양, 음부 궤양, 안구 증상 외에도 피부, 혈관, 위장관, 중추신경계, 심장 및 폐 등 여러 장기를 침범할 수 있는 만성염증성 질환입니다. 혈관에 염증이 나타나는 '혈관염(vasculitis)'이 공통적으로 나타납니다. 주로 눈과 입 등에 궤양, 염증이 나타납니다.

크론병은 입에서 항문까지 소화관 전체에 걸쳐 어느 부위에서든 발병할 수 있는 만성염증성 장 질환입니다. 궤양성 대장염과 달리 염증이 장의 모든 층위를 침범하며, 분포하는 양상 역시 연속적이지 않고 드문드문 나타나는 경우가 대부분입니다.

이 밖에도 중증근무력증, 결절성 다발동맥염, 기쿠치병, 하시모토 갑상선염(갑상선 기능저하증), 갑상샘 기능 항진증, 백반증, 섬유근육통, 여성에게 나타나는 원형탈모, 다발경화증, 기립성 빈맥 증후군, 성인형 스틸병, PANDAS 증후군, 길랑-바레 증후군, 사이토카인 스톰 등 다양한 자가면역 질환이 존재합니다.

만성염증이 있으면 면역력이 낮아질까요?

Answer

면역력이 떨어지면서 각종 세균이나 바이러스가 몸에 침투하거나 몸에 퍼지며 다양한 염증 반응이 나타날 수 있습니다. 몸에 만성염증이 존재하는 경우 다양한 질병이 생길 수 있고, 암 발병까지도 증가하는 것으로 알려져 있습니다. 만성염증은 질병의 원인이자 주요 증상이 되는 것입니다.

미국 미주리대학교 의과대학의 밤시 군투르 박사는 폐암 환자 759명과 폐암이 없는 환자들의 의료 기록을 비교 분석해 천식 환자의 46.2%가 나중에 폐암 진단을 받은 반면, 천식이 없는 환자는 그 비율이 22.5%에 불과하다는 사실을 밝혀냈습니다. 천식으로 인한 만성염증이 폐암을 일으킬 수 있음을 시사하는 증거입니다. 최근에는 암 발병에 있어 면역 과잉이나 면역 결핍 문제보다는 만성염증 여부를 좀 더 중시하는 관점이 부각되고 있습니다. 따라서 어떤 이유에서든 몸에 염증이 만성화되는 것을 막는 것이 건강과 장수를 지키는 첫 번째 원칙입니다.

또 다른 연구에서도 자가면역 질환인 각종 염증성 장 질환이 대장암을 유발할 수 있고, 만성 전립선염 역시 전립선암과 관련이 있다는 발표가 있었습니다. 이렇게 각종 자가면역 질환으로 유발되는 만성염증이 암의 발병에 선행하는 경우가 많았으며, 만성염증이 정상 세포가 암세포로 변이되는 것을 유도해 암을 일으키는 주요 기전임이 상당 부분 증명되었습니다. 암 예방을 위해서라도 만성염증을 일으키는 각종 자가면역 질환의 상태를 하루 빨리 호전시키거나 치료해야 하며, 동시에 암세포의 활동을 막을 수 있는 충분한 면역력도 키워야 합니다.

우리 몸의 염증 반응은 크게 두 가지로 나뉩니다. 하나는 방금 설명한 손상된 부위나 감염 부위에 즉각적으로 생기는 급성염증이고, 다른 하나는 염증 반응이 장기간 지속되는 만성염증입니다. 문제는 만성염증입니다. '착한 염증'인 급성염증은 우리 몸이 질병과 싸울 때 나타나는 자연스러운 현상입니다. 반면 별다른 자각 증상 없이 각 장기와 혈관에서 장기간 지속되는 '나쁜 염증'인 만성염증은 노화와 질병을 일으키는, 우리를 서서히 죽이는 주범입니다.

우리 몸은 손상 부위나 감염 부위가 작고 일시적일 때는 급성염증으로 해결할 수 있지만, 염증 부위가 크고 만성적 감염 상태에 놓일 때는 염증 반응이 장기간 지속되면서 만성염증 상태에 이를 수 있습니다. 그리고 이 만성염증은 고질적인 염증성 질환으로 진행될 수 있습니다.

만성염증은 명칭 그대로 급성염증과 달리 경과가 길다는 특징이 있습니다. 또 염증의 일반적인 통증, 발적, 기능 저하, 부종, 열감이 없을 때도 많습니다. 만성염증은 혈관을 타고 곳곳을 돌아다니며 신체 각 부위를 손상시킵니다. 또 세포에 노화와 변형을 일으키고, 면역 반응을 지나치게 활성화해 면역계를 교란합니다. 또 만성염증은 비만, 당뇨병 같은 대사 질환부터 습진, 건선과 같은 피부 질환, 류마티스 관절염, 천식과 같은 자가면역 질환을 유발합니다.

가장 문제가 되는 것은 혈관 염증입니다. 혈관 속의 염증은 상처나 외부에서 침투한 세균과 바이러스 때문에 유발되기도 하지만 '나쁜 콜레스테롤(LDL)'이 체내에 쌓이면서 발생하기도 합니다. 혈관 내 콜레스테롤 수치가 상승하면 콜레스테롤이 동맥 내벽으로 스며들 수 있습니다. 동맥 내벽에 스며든 콜레스테롤을 없애기 위해 우리 몸은 단핵세포라는 것을 혈관 벽으로 가져옵니다. 단핵세포는 면역세포의 일종인 거식세포(巨食細胞)로 변해 콜레스테롤을 잡아먹는 역할을 합니다. 이 과정에서 우리 몸에 다량의 염증이 발생하는 것입니다. 혈관 염증 때문에 특정 부위의 혈관 벽이 두꺼워지면 혈관이 점차 좁아지고, 그때 미처 제거하지 못한 콜레스테롤이 죽처럼 이 부위에 침착되면서 죽상동맥경화를 만듭니다. 죽상동맥경화가 지속되면서 혈관이 아예 막히거나 터지면 치명적인 심뇌혈관 질환을 발병시키는 것입니다. 동맥경화증의 진행과정은 다음과 같습니다.

흔히 사람들은 심뇌혈관 질환으로 돌연사가 일어나는 것을 보고 이 질환이 급작스럽게 생기는 것으로 착각합니다. 그러나 사실은 만성염증 단계에서 시작해 서서히 진행되다가 한순간 심각한 지경에 이르는 것이 진실에 가깝습니다. 또 만성염증은 혈관 벽에 계속 상처를 입혀 혈전을 만듭니다. 만성염증은 마치 못처럼 혈관 내벽에 상처를 입히는데, 그 상처 부위에서 미처 제거하지 못한 콜레스테롤이 빠져나와 혈액과 만나면 '피떡(혈전)'이 생깁니다. 혈전은 혈관을 타고 몸 전체를 떠돌다가 특정 주요 신체기관(뇌, 심장, 폐)의 주요 혈관을 막아 치명적인 질병을 일으킵니다. 즉 우리 몸을 떠다니는 혈전이 혈관이 좁아져 생기는 협심증과 혈관을 아예 막아 일어나는 심근경색, 뇌경색, 뇌졸중, 폐색전증 등을 일으키는 주요 원인인 것입니다.

그렇다면 만성염증을 유발하는 나쁜 콜레스테롤(LDL)을 만드는 주범은 무엇일까요? 혈액 내 중성지방입니다. 체내 지방은 우리 몸의 에너지로 쓰이는 중성지방과 유리지방, 세포나 조직을 구성하는 콜레스테롤과 인지질로 구성되어 있습니다. 중성지방은 쉽게 말해 BMI 측정 기계로 체질량을 쟀을 때 표시되는 체지방이라고 생각하면 됩니다. 왜냐하면 체지방의 90%가 바로 중성지방이기 때문입니다. 육고기나 기름진 식사를 하면 위에서 흡수된 지방이 간으로 옮겨져 중성지방으로 변합니다. 이렇게 만들어진 중성지방은 혈액을 따라 이동하며 각종 신체 대사 에너지로 사용됩니다. 중성지방은 피하지방에 저장되어 체온을 유지하고, 내장에 쌓여 장기를 보호하는 등 중요한 역할을 합니다. 따라서 중성지방도 우리 몸에서 없어서는 안 될 필수 요소입니다.

문제는 중성지방이 체내에 너무 많아지는 것입니다. 정확하게 표현하면 에너지로 사용되지 못하고 남아서 우리 몸을 떠돌거나 쌓이는 중성지방이 문제인 것입니다. 에너지로 사용되지 못한 중성지방은 남성은 내장에, 여성은 하복부에 주로 저장됩니다. 특히 혈관을 타고 흐르는 중성지방은 '나쁜 콜레스테롤(LDL)'을 만드는 핵심 재료가 되고, 반대로 '좋은 콜레스테롤(HDL)'을 분해하는 역할을 합니다. 따라서 혈중 중성지방 수치가 높으면 '나쁜 콜레스테롤(LDL)'이 높아지고 동맥경화 정도 역시 심해질 수 있습니다.

중성지방 수치가 높으면 혈관 내벽에 이상 지질이 쌓이는 동맥경화를 유발하고, 심장혈관이나 뇌혈관 등 주요 혈관을 좁고 딱딱하게 만들어 협심증, 심근경색 등 심장혈관 질환이나 뇌혈관 질환을 일으키는 핵심 원인이 될 수 있습니다. 연구에 따르면 혈중 중성지방이 88mg/dL 증가할 때마다 심혈관 질환의 위험도가 22%씩 증가합니다. 따라서 자신의 적정 체중을 유지하며 체지방을 최소화하는 것이 만성염증을 예방하거나 줄이는 최선의 방법인 것입니다.

비만이 있으면
면역력도 떨어질까요?

Answer

그렇습니다. 외부의 세균, 바이러스와 같은 이물질이 침입하면 이를 식별해 방어하고 제거하는 면역 반응은 비만에 의해 방해받을 수 있습니다. 고지방, 고열량 식사로 비만이 생기면 체내에 쌓인 과도한 체지방이 면역을 담당하는 T세포의 수와 기능을 감소시키기 때문에 면역력이 떨어지는 것입니다. 또 면역세포 가운데 선천 면역에서 중요한 역할을 담당하는 호중구의 기능 역시 떨어집니다. 쥐 실험에서 비만한 쥐의 호중구는 비정상적인 사이토카인을 만들어내 특정 단백질량이 적어지면서 제대로 된 기능을 발휘하지 못하는 것이 확인된 바 있습니다. 미국 국립 알레르기전염병 연구소 조사에서도 비만인은 정상 체중인 사람에 비해 A형 독감 바이러스 감염으로 입원할 확률이 8.9배 이상 높다는 것이 밝혀진 바 있습니다.

게다가 비만은 각종 감염병뿐만 아니라 여러 가지 암을 유발하는 주요 원인이 됩니다. 비만은 일종의 '전신 염증'이라 할 수 있습니다. 지방이 과도하게 축적되면 체내에 여러 가지 염증성 물질이 늘어나고, 이는 결국 각종 질병으로 이어집니다.

비만인의 경우 혈중 인터루킨-6·8, TNF-a, CRP 등 다양한 염증 관련 지표가 눈에 띄게 증가합니다. 이는 체내 면역세포가 지방세포를 이물질로 인식해 공격하는 자가면역 반응을 일으키는 원인이 될 수 있습니다. 이렇게 체내 염증이 증가하면 대사증후군, 당뇨병, 심혈관 질환, 인슐린 저항성과 같은 질병을 유발합니다.

비만한 사람은 암에 걸릴 확률이 남성은 33%, 여성은 55%나 높아집니다. 비만은 몇 가지 암의 직접적 발병 원인입니다. 세계보건기구(WHO)는 비만에 의해 유발될 수 있는 암 13개를 발표한 바 있는데요. 대장 및 직장암, 식도암, 신장암, 완경 이후 유방암, 자궁내막암, 위암, 간암, 담낭암, 췌장암, 난소암, 갑상선암, 수막종 및 다발성 골수종이 그것입니다.

Question

044

면역력과 당뇨병의
상관관계가 궁금합니다

Answer

당뇨병에 걸리면 면역력은 현저하게 떨어집니다. 강남세브란스병원 안철우 교수팀은 실험군을 대상으로 우리 몸의 면역을 담당하는 NK세포의 활성도를 측정했습니다. 그 결과 제2형 당뇨병 환자의 면역력이 정상인보다 훨씬 낮다는 사실을 확인했습니다. 연구팀은 정상인 혈당군 13명, 당뇨 전단계군 15명, 당뇨병 환자군 21명의 혈액 속 NK세포 활성도를 측정했는데요. 당뇨 환자의 NK세포 활성도는 768.01로 정상 혈당군(2435.31)과 당뇨 전단계군(2396.08)에 비해 현저히 낮은 수치를 보이는 것을 확인했습니다. 다만 정상인 혈당군과 당뇨 전단계군 사이에는 유의미한 차이가 없었습니다.

우리 몸의 백혈구(그중에서도 다형핵백혈구)와 대식세포는 외부에서 침입하는 병원균을 제거하는 역할을 합니다. 하지만 당뇨병 환자는 이러한 기능이 감소해 있다는 사실이 많은 연구에서 밝혀진 바 있습니다. 당뇨 합병증으로 미세혈관 합병증과 죽상경화증이 생기는 것이 그 원인입니다. 혈관 질환이 생기면 몸의 각 조직으로 영양분이나 산소 공급이 잘 이뤄지지 않아서 면역 기능이 떨어질 수밖에 없습니다. 이 상태에서 지속적인 고혈당 상태가 유지되면 염증 반응을 담당하는 세포의 기능이 떨어질 뿐만 아니라, 일부 세균을 더 활발히 만들 수 있습니다. 항생제 치료를 해도 혈액 공급이 제대로 되지 않아 항생제가 각 조직에 제대로 전달되지 못해 약효가 떨어질 수 있습니다.

건강한 사람은 피부가 외부로부터의 감염을 막는 1차 장벽 역할을 하고, 말초신경이 외부 자극에 반응해 피부에 상처가 나지 않도록 하는 역할을 담당합니다. 하지만 당뇨병 환자는 대부분 말초신경증이 동반되기 때문에 감각을 잘 느끼지 못해 피부에 상처가 자주 생기고 자주 감염될 수 있습니다. 또 당뇨성 망막증(높은 혈당이 망막 혈관을 손상시키는 것)이 생기면 눈이 잘 안 보이지 않아서 상처가 생기기 쉽고, 그로 인한 감염 우려도 커집니다. 또 방광 기능 역시 떨어지기 때문에 요로 감염의 위험도 커집니다. 즉 당뇨병이 감염 위험을 높일 뿐만 아니라 외부 감염으로 인해 당뇨 증상이 더 심해질 수 있는 것입니다.

반드시 당뇨병이라는 진단을 받아야만 이런 문제가 나타나는 것은 아닙니다. 당뇨병의 전단계인 내당능장애나 공복혈당장애의 경우 연구자마다 보고가 다르지만 해당 위험군에서 매년 2~3.5% 이상의 당뇨병 환자가 발생하는 것으로 보고되고 있는데요. 흔히 혈액 검사에서 정상인의 공복혈당은 110mg/dL 이하이고 식후 2시간 후에는 140mg/dL 이하인 반면, 공복 시 혈당 농도가 140mg/dL 이상이거나 식후 2시간 혈당 농도가 200mg/dL 이상이면 당뇨병으로 진단됩니다. 이 정도 수치에 이르렀다면 이미 인슐린 기능은 물론이고 여러 장기에서 기능적인 문제가 생겼을 가능성이 큽니다.

문제는 수치가 이 수준까지는 이르지 않아서 아직 당뇨병이라 진단되지 않았을 때입니다. 소위 당뇨 전단계는 혈당이 당뇨병을 진단할 정도로 높지는 않으나 정상 혈당보다 높은 경우입니다. 당뇨 전단계는 공복혈당만 정상 혈당보다 높은 경우도 있고, 식후혈당만 정상 혈당보다 높은 경우도 있습니다. 당뇨병 수준은 아니나 공복혈당, 식후혈당이 모두 정상 혈당보다 높은 사례도 있습니다. 당뇨 전단계라고 할 수 있는 정상 혈당과 당뇨 수준 혈당 사이에 놓인 경우 25~40% 정도가 5년 이내에 당뇨병으로 진행될 수 있습니다. 수치가 상대적으로 높거나 나이가 많은 경우 고혈압, 비만 등 다른 기저 질환이 있는 경우 당뇨병으로 이어질 가능성은 더 커집니다.

당뇨병만큼은 아니더라도 이 수준에 이르렀다면 면역력에도 여러 가지 문제가 나타날 수 있습니다. 여러 연구에서 당뇨 전단계 환자에게서 고혈당과 연관된 미세혈관 합병증과 심혈관 합병증이 진행될 수 있다고 밝혀진 바 있습니다. 따라서 자신이 당뇨 전단계를 판정받았다면 건강과 면역력을 지키는 마지막 기회라고 생각하고 최선을 다해 생활습관을 개선해 당뇨병으로 넘어가는 것을 막아야 합니다.

Question

045

관절염도 면역력이 좋아지면 호전될 수 있나요?

Answer

관절염은 관절 연골이 파괴되고 관절에 염증성 변화가 일어나는 질환입니다. 관절염에는 여러 종류가 있으며 그 원인 역시 각기 다릅니다. 그중 퇴행성 관절염은 관절이 퇴화 또는 노화되어 이상이 생긴 경우를 말하고, 주로 뼈에 이상이 나타나기 때문에 골성 관절염이라고 지칭합니다. 주로 뼈끝을 감싼 연골이 닳아 발생하며 통증과 부종을 일으키는 질환입니다. 관절염 가운데 가장 흔하기 때문에 관절염이라고 하면 통상 퇴행성 관절염을 말합니다.

퇴행성 관절염은 대개 나이가 들어 오래 쓴 결과입니다. 비만이나 심한 운동으로 관절에 무리를 주는 것이라고 할 수 있습니다. 처음에는 심하게 써야만 관절이 아프지만, 증상이 심해지면 층계를 오르내리기가 불편해지고 밤에도 아파서 잠을 이루지 못할 정도로 통증에 시달립니다. 또 관절이 붓고 계속 아플 수 있으며 소리가 나기도 합니다. 퇴행성 관절염이 생기면 체내 염증이 증가하기 때문에 당연히 면역력이 떨어질 수 있습니다. 다만 이 경우에는 신체 조직의 노화나 기능 저하에 의해 생긴 것이므로 면역력을 높인다고 해서 증상이 크게 개선되는 효과를 얻기는 어렵습니다.

그다음으로 많이 발생하는 것은 류마티스성 관절염입니다. 앞서 설명했듯이 자가면역 질환의 일종으로, 관절뿐만 아니라 신체 여러 부위에 해당 증상이 나타날 수 있습니다. 주로 손과 발의 관절 부위에서 발병하고 엉덩이, 무릎, 팔꿈치 등의 관절에서 나타나기도 합니다. 류마티스 관절염 환자는 여성이 남성보다 3배 이상 많습니다. 특히 중년 여성이 조심해야 할 질환입니다. 2020년 건강보험심사평가원 통계에 따르면 류마티스 관절염으로 병원을 찾은 환자의 수는 23만 8,984명에 달합니다. 이 중 여성이 18만 76명, 남성이 5만 8,908명이었습니다. 연령 분포는 30대 5만 9,995명, 40대 15만 9,350명, 50대 32만 380명, 60대 37만 5,430명으로 50~60대 유병률이 가장 높았습니다.

류마티스 관절염의 원인은 아직 정확하게 밝혀지지 않았습니다. 다만 유전적 요인과 바이러스 감염, 세균 감염 등이 원인으로 알려져 있습니다. 무엇보다 스트레스가 주요 발병 원인으로 지목됩니다. 폐경이 된 여성은 갱년기 증상과 함께 관절 증상이 나타나면 류마티스 관절염을 의심해볼 수 있습니다.

대표적인 증상은 아침에 주먹을 쥐기 힘들 정도로 뻣뻣함이 느껴지는 것입니다. 발병 초기에는 손과 발의 작은 관절, 특히 손가락 마디가 붓고 아픈 증상이 나타납니다. 이후 증상이 심해지면 관절을 움직일 때마다 통증을 느낄 수 있습니다. 통증 부위도 손과 발 마디에서 시작해 손목과 발가락 관절로 퍼지다가 점차 어깨, 발목, 무릎, 팔꿈치 등으로 확대되기도 합니다.

그런데 지나친 면역력 강화는 류마티스 관절염 증상 완화에 도움을 주지 못할 때가 많습니다. 앞서 말했듯 면역 과잉으로 인해 혹은 면역 관용이 잘 이뤄지지 않아서 생기는 자가면역 질환의 일종이기 때문입니다. 적당한 면역력은 신체 건강을 위해 필요하지만, 지나친 면역력 강화는 류마티스 관절염 환자에게는 오히려 독이 될 수 있습니다. 지나치게 면역력을 강화할 경우 오히려 증상이 악화될 수 있는 것입니다. 따라서 면역력 강화를 위한 건강보조식품은 가급적 피하는 것이 바람직합니다. 병원에서 처방하는 검증된 약물로 치료받고, 면역 균형을 이루기 위해 생활습관을 개선하는 것이 중요합니다. 다만 류마티스 관절염에서 항산화제 비타민은 일부 도움이 된다는 보고가 있고, 류마티스 관절염에 동반되는 골다공증 조절을 위해 칼슘이 많이 함유된 치즈와 떠먹는 요구르트, 우유 등이 도움이 될 수 있습니다.

6장

면역 밸런스,
운동에서 답을 찾다

알맞은 운동은 인체의 대사 기능을 증진하며, 초기 면역과 적응 면역의 기능을 향상합니다. 규칙적인 맞춤형 운동은 우리 몸에 긍정적인 스트레스로 작용해 백혈구, 대식세포, 림프구 등의 활성을 유도하는 세포 매개 면역 반응의 향상 및 항체의 생성을 유도하는 항체 매개 면역 반응과 같은 '적응 면역 반응(adaptive immune response)'을 향상합니다.

운동을 열심히 하면
면역력이 높아질까요?

운동을 규칙적으로 그리고 자신의 체력과 체질에 맞게 한다면 이보다 면역력을 높일 방법은 없습니다. 하지만 운동을 많이 하는 것이 능사는 아닙니다. 불규칙적이며 장시간 계속하는 일회성 운동은 오히려 면역력의 감소나 질병을 초래할 수 있으므로 특히 주의해야 합니다. 가령 주중에 시간이 나지 않아 주말에 몰아서 무리하게 걷는 일은 건강을 해치는 일이 될 수 있습니다.

알맞은 운동은 인체의 대사 기능을 증진하며, 초기 면역과 적응 면역의 기능을 향상합니다. 규칙적인 맞춤형 운동은 우리 몸에 긍정적인 스트레스로 작용해 백혈구, 대식세포, 림프구 등의 활성을 유도하는 세포 매개 면역 반응의 향상 및 항체의 생성을 유도하는 항체 매개 면역 반응과 같은 '적응 면역 반응(adaptive immune response)'을 향상합니다.

림프구는 면역 반응을 전체적으로 조율하는 역할을 하는데요. 특히 규칙적인 운동은 이러한 림프구 수의 증식뿐만이 아니라 특정 자극에 대해 반응하는 반응력을 증가시켜 림프구의 기능을 높여줍니다. 따라서 면역력 증진을 위해서라면 운동이 가장 효과적인 도구가 될 수 있습니다. 그러나 잘못된 운동법이나 지나친 운동량은 오히려 위험합니다. 불규칙적으로 이뤄지는 운동, 장기간 계속하는 일회성 운동, 경쟁적이고 스트레스를 유발하는 경쟁적 불안성 운동은 오히려 면역력을 떨어뜨리는 주요 원인이 될 수 있습니다. 여기에 관해서는 후술하겠습니다.

면역 밸런스를 잡는 데 도움이 되는 운동법이 궁금해요

건강의 핵심은 노화 예방에 있습니다. 노화를 최대한 늦춰 질병과 기능 상실에서 멀어지는 것이 건강의 대원칙입니다. 노화를 방지한 다는 것은 세포를 최대한 젊은 상태로 유지하는 것을 의미합니다. 그런 의미에서 세포를 늙게 만드는 활성산소나 오염물질로부터 몸을 지키는 '디톡스(detox)'야말로 건강의 핵심입니다. 디톡스는 글자 그대로 인체 내에 쌓인 독소를 제거하는 것입니다. 유해물질이 몸 안에 들어오는 것을 최대한 막고 장이나 신장, 폐, 피부 등을 통한 노폐물의 배출을 촉진하는 것이 디톡스의 기본 원리입니다.

현대인은 많은 독소에 노출된 채 살아갑니다. 갈수록 우리는 더 많은 독소와 오염물질에 노출될 수밖에 없습니다. 그런데 연구를 통해 지금까지 검증된 가장 효과적인 디톡스 방법은 바로 운동입니다. 혈액을 원활하게 순환시키도록 해주는 운동은 가장 효과적이면서 탁월한 디톡스 방법입니다. 그런데 사람들은 운동은 무조건 많이 하면 좋다는 착각을 합니다. 운동은 꼭 해야 하지만 어디까지나 자신의 몸이 감당할 수 있는 선에서 해야 합니다. 아니 감당할 수준이 아니라 자신에게 꼭 맞는 맞춤 운동이어야 제대로 효과를 볼 수 있습니다.

내 몸에 적당한 적정 운동은 단지 피로감이나 체력, 에너지 문제에 국한된 이야기가 아닙니다. 겉으로는 잘 보이지 않으나 신체 내부에서 충분히 운동 스트레스나 피로를 대처할 수 있는 수준으로 이뤄지는 운동을 말합니다. 물론 그러기 위해 가장 중요한 것은 운동 후 충분한 휴식을 취하고 영양을 보충하는 일입니다. 건강한 운동을 위해서는 과학적인 운동법 실천, 운동 전 적절한 영양 상태 유지하기, 운동 전중후 글루타민과 탄수화물이 풍부하게 함유된 음료나 음식을 섭취하는 것, 충분한 휴식을 취하는 것과 같은 운동의 대원칙을 잘 지켜야 합니다.

자신의 몸이 감당하기 힘든 수준으로 운동하거나 운동 후 적절한 휴식을 취하지 못하면 우리 몸에서는 다량의 활성산소가 만들어져 되레 운동하지 않은 것만 못한 결과를 초래할 수 있습니다. 활성산소를 제거하는 몸의 효소는 분비되는 양이 개인마다 항상 일정하므로 지나친 운동 탓에 처리능력 이상으로 활성산소가 체내에서 만들어지면 아직 처리되지 못한 활성산소가 몸 곳곳에 퍼지게 됩니다. 이렇게 활성산소가 쌓이면 악영향을 미쳐 여러 가지 건강 문제를 일으킬 수 있습니다. 특히 면역 기능을 떨어뜨리는 주요 원인이 될 수 있습니다. 따라서 유산소 운동이든 근력 운동이든 적정 시간, 적당한 수준으로 실시해 체내 활성산소가 급격히 상승하거나 배출되지 못하는 것에 주의해야 합니다.

수개월 이상 매일 운동 강도를 조금씩 조절해가며 건강 증진 효과가 가장 큰 운동 스케줄을 택할 필요가 있습니다. 물론 운동을 통해 기초체력이 상승하고 근력이 강해질수록 적당한 운동량이나 운동 강도 역시 조금씩 늘어날 것입니다. 그럼에도 여러분 각자에게 맞는 운동시간이나 양의 범위는 분명 존재할 것입니다.

보통의 경우 매일 실천할 운동으로 가장 적당한 운동 형태는 하루 30분 이상에서 2시간 이하로 이뤄지는 유산소 운동입니다. 유산소 운동의 경우에는 같은 속도의 걷기 운동보다는 조금씩 속도와 강약을 조절하면서 하는 '인터벌트레이닝'이 보다 효과적입니다. 또 여기에 일주일에 세 차례 정도의 근력 운동도 규칙적으로 병행하는 것이 바람직합니다. 매일 근력 운동을 하는 경우에는 오히려 운동 효과가 떨어질 수 있으므로 하루나 이틀 정도 간격을 두고 실시하는 것이 바람직합니다.

미국스포츠의학회에서 권고하는 유산소 운동량은 중강도로 주 3~5일, 1회 20~30분 이상 운동하는 것이 바람직하고, 근력 운동은 1RM(최대 반복 횟수)의 60~80% 수준으로 주3회 정도, 1회 50분을 넘지 않는 것이 바람직합니다. 근력 운동은 자신의 체력에 적당한 운동 방식을 골라 강도를 점차 높여가는 운동이 바람직하며, 운동할 때는 반드시 올바른 자세와 기술로 정확하게 실천해야 합니다. 운동법을 익히는 초반에는 전문 트레이너에게 자신에게 맞는 운동법과 운동량을 지도받는 것도 좋을 것입니다.

햇볕을 많이 쬐면
피부암에 걸리지 않을까요?

야외 운동을 피하거나 꺼리는 가장 큰 이유 가운데 하나가 피부암 발병에 대한 걱정입니다. 인종이나 피부색, 피부 상태를 떠나 햇빛에 오래 노출되면 누구나 피부암에 걸릴 수 있습니다. 피부암은 햇빛에 의한 피부 손상이 주요 원인인데요. 햇빛의 자외선은 DNA에 손상을 입혀서 세포 성장과 분화에 악영향을 미칩니다. 피부에 존재하는 '멜라닌 색소 줄기세포(melanocyte stem cells)'가 자외선에 의해 유전자가 변형되면서 암 유발 세포로 변할 수 있습니다. 피부가 자외선에 노출될 때 멜라닌 색소 줄기세포는 멜라닌을 분비하는데요. 과한 자극으로 유전적 변이 역치에 도달하거나 넘어선 멜라닌 색소 줄기세포에서 종양이 생길 수 있습니다. 따라서 햇빛 노출이 장기간 누적되면 피부암 발생 위험도 그만큼 커집니다. 특히 태양에 많이 노출되는 부위에 피부암이 생길 위험이 보다 큽니다.

피부암은 최근 급격히 늘어나고 있는 암 종류입니다. 미국에서만 한 해 수백만 명이 피부암에 걸립니다. 우리나라에서도 꾸준히 피부암이 늘고 있습니다. 우리나라의 경우 피부암은 전체 암의 약 2% 정도로 낮은 편이긴 하지만, 지난 10년간 발병률이 가파른 증가세를 보이고 있습니다. 건강보험심사평가원에 따르면 2020년 피부암 환자 수는 2만 7,211명이었습니다. 5년 전인 2016년 1만 9,236명에 비해 41.5% 늘어난 수치입니다. 최근에는 젊은 층에서도 자주 발병하지만 일반적으로 오랜 시간 자외선에 노출된 고령자가 고위험군입니다.

피부암의 종류로 가장 흔한 것은 기저세포암, 편평상피세포암이며 그다음으로 흑색종이 있습니다. 기저세포암은 주로 얼굴 부위에 나타나며 서서히 자라지만 전이는 잘되지 않는 암입니다. 반면 편평상피세포암은 얼굴, 아랫입술, 귀 등에 주로 나타나며 모양이 다양하고 다른 부위로 전이될 가능성도 큽니다. 흑색종은 가려움증, 따가움과 같은 통증을 유발하며 전이도 매우 흔하게 나타나는 암입니다.

피부암은 일찍 발견되면 대부분 치료가 가능합니다. 하지만 적기에 치료하지 않고 내버려두면 생명까지 위협할 수 있는 무서운 암입니다. 가령 악성 흑색종은 림프절 침범 시 5년 생존율이 30%일 정도로 위험합니다. 피부에 직접 나타나기 때문에 평소 조금만 관심을 갖고 주의를 기울인다면 충분히 조기에 발견할 수 있습니다.

미국피부과학회에서는 피부암 조기발견을 위한 'ABCDE 관찰법'을 제시한 바 있습니다.

1. 비대칭성(Asymmetry): 점은 중심을 기준으로 좌우 대칭이지만 피부암은 비균등 성장을 하므로 중심을 기준으로 좌우 혹은 상하로 비대칭을 이룹니다.

2. 불규칙한 경계(Border): 점은 경계가 확연하게 구분되는 반면 흑색종은 경계가 불분명합니다.

3. 색(Color): 점은 밤색이나 검은색 등 일정한 색을 띠는데, 흑색종은 두 가지 이상의 색이 나타납니다.

4. 지름(Diameter): 점은 크기가 6mm를 넘지 않는 데 반해 흑색종은 그 이상 커집니다.

5. 크기와 모양의 변화(Evolution): 흑색종은 점과 달리 시간이 지나면서 돌출되거나 모양이 변합니다.

피부암을 예방하기 위해서는 나쁜 습관부터 고쳐야 합니다. 선크림 없이 장시간 햇빛에 피부를 노출하는 것, 지나친 실내 태닝, 아침 10시에서 오후 4시 사이에 햇볕 쬐기, 정기적으로 피부 상태를 검사하지 않는 것, 햇빛이 강한 날 지나친 노출을 하는 것 등이 문제가 되는 습관입니다. 따라서 야외활동을 자주 즐기거나 야외에서 오래 일하는 사람이라면 햇빛이 강한 날이나 시간에는 되도록 활동을 피하고, 반드시 자외선 차단제를 꼼꼼히 바르는 생활습관을 지켜야 할 것입니다.

왜 나이가 들수록
근육과 근력이 중요한가요?

Answer

노화에 따른 두드러진 신체 변화 가운데 하나가 근육량 감소입니다. 근육은 건강과 수명을 좌우하는 가장 중요한 신체기관입니다. 근육량이 감소하면 근력이 떨어지고, 운동능력이 감소하면서 낙상이나 골절의 위험이 커지고, 더 나아가 일상생활마저 힘들어질 수 있습니다. 또 우리 몸에서 에너지를 가장 많이 쓰는 부위가 근육인데요. 근육이 줄면 포도당을 흡수하는 능력이 떨어지면서 혈당도 높아지고 그로 인해 인슐린 기능이 떨어져 당뇨가 발병하기 쉽습니다.

나이가 듦에 따라 근육도 점차 줄어듭니다. 근육량은 20~30대까지 최고치에 올랐다가, 40대 전후로 매 10년마다 약 5% 정도씩 줄어들다 60세가 넘으면 급속히 줄어듭니다. 60대 이상은 최대 근육량에서 평균 30%, 80대 정도가 되면 근육의 절반까지 감소합니다.

심한 근육 감소가 있을 때는 근감소증부터 의심해야 합니다. 특히 중장년 가운데 최근 부쩍 피로를 많이 느끼고, 일상생활을 하기 힘들 정도로 운동능력이 떨어졌다면 근감소증을 의심해봐야 합니다. 근감소증은 근육이 줄어드는 데서 끝나지 않고 다양한 합병증을 초래하며 생명까지 위협하는 중대 질환입니다.

2017년 세계보건기구(WHO)는 이미 근육이란 뜻의 '사코(sarco)'와 부족을 의미하는 '페니아(penia)'가 합쳐진 '사코페니아(sarcopenia)', 즉 근감소증에 질병 코드를 부여해 공식적인 질병으로 인정했습니다. 근감소증은 노년기부터는 급격하게 증가합니다. 60대 이상에서 근감소증 발병률이 10~28%, 80대 이후는 여성 40%, 남성은 50%까지 증가합니다. 이런 근육의 감소나 근감소증을 예방하기 위해서는 특히 하체 근육 단련에 신경을 써야 합니다. 우리 몸에서 근육의 70%가 하체에 집중되어 있기 때문입니다.

그중에서도 특히 종아리 근육은 제2의 심장이라고 할 정도로 중요합니다. 종아리 근육이 정맥혈관을 힘껏 짜서 하체의 피가 상체로 원활히 올라가게 하기 때문입니다. 종아리 근육이 심장을 직접 도와주는 것입니다. 따라서 종아리 근육이 줄면 혈액순환이 나빠지면서 혈압도 높아지고 심장도 무리하기 쉬우므로 심혈관 질환에 걸릴 확률도 올라갑니다.

최근 길게 이어졌던 코로나19의 영향으로, 또 각종 교통 수단과 기계의 발달로 직접 걷거나 근육을 쓰는 일이 급격히 줄었습니다. 대신 장시간 앉아서 모니터나 스마트폰을 보면서 자세가 앞으로 구부정해지는 말린 자세, 굽은 척추 증상을 앓는 사람이 크게 늘었습니다. 이렇게 자세가 앞으로 점점 굽어지면 근육은 더 빠르게 줄어듭니다. 그러면 각종 근육 증상, 요통과 같은 골격계 증상도 늘어날 수 있습니다. 목 뒤쪽이 버섯처럼 우뚝 솟은 버섯목이 생기기도 하고, 허리의 요통, 구부정한 허리, 어깨 팔다리가 쑤시는 오십견, 각 관절 부위가 쑤시는 관절통이 심해질 수 있습니다.

'거북목 증후군(forward head posture)'이란 장기간 습관화된 잘못된 자세로 목이 마치 거북이의 목처럼 앞으로 구부러진 모양을 보인다고 해서 붙여진 이름입니다. 거북목 증후군은 어깨 통증과 두통, 심하게는 목디스크 등을 불러올 수 있는 자세입니다. 대부분은 잘못된 자세로 책상에 오래 앉아 있는 생활습관이나 업무 환경 때문에 발생합니다.

허벅지 근육이 줄어드는 것도 문제입니다. 우리 몸을 지탱하는 허벅지 근육이 줄어들면 운동능력이 크게 떨어지면서 다양한 건강 문제가 나타날 수 있습니다. 허벅지 근육은 근육량이 얼마나 되는지 알려주는 바로미터입니다. 체중 변화가 없는데 얼마 전까지 꼭 맞던 바지가 헐렁해졌다면 이는 허벅지 근육이 줄어든 증거입니다. 허벅지 근육의 감소는 특히 중년 여성에게 자주 나타나는 증상입니다. 다이어트를 해서 일부러 체지방을 줄인 것이 아닌데 이런 현상이 생겼다면 허벅지 근육 감소를 의심해봐야 합니다. 허벅지 근육이 눈에 띄게 가늘어졌다면 몸 전체의 근육량이 줄어드는 징후로 생각하고 빨리 대처해야 합니다.

또 최근 들어 요통이 잦아지고 있다거나, 자세가 앞으로 굽어지는 것 같다는 생각이 들면 이 역시 근육량이 줄어든 신호입니다. 특히 우리 몸 중심의 코어 근육이 줄어든 징후입니다. 코어 근육은 복부 근육, 허리 근육, 옆구리 근육과 같은 중심에 위치한 근육들을 지탱합니다. 코어 근육이 약해지거나 줄면 몸이 앞으로 굽어지는 증상이 나타납니다. 또 키를 쟀을 때 갑자기 0.5cm 정도 줄었다면 코어 근육이 줄어든 것을 의심해봐야 합니다.

전에는 쉽게 딸 수 있었던 통조림이나 병마개를 따기 힘들거나, 캔음료수를 딸 때 전처럼 손에 힘이 들어가지 않는다면 이 역시 근육량 감소를 의심해야 합니다. 그리고 근육을 쓰는 일을 했을 때 통증이 부쩍 늘었다면 이 역시 근육 감소를 의심해야 합니다. 전문적인 검사기계인 악력계를 통해 직접 악력을 측정하면 좀 더 정확하게 근육의 상태나 근육 감소를 체크할 수 있습니다.

또 한 가지 근육 감소를 알아보는 특별한 방법이 있습니다. 의자나 소파에 앉았을 때 자신도 모르게 다리가 심하게 벌어진다면 근육 감소를 의심해봐야 합니다. 남녀 차이가 있지만 전보다 눈에 띄게 다리가 많이 벌어진다면 이는 허벅지 안쪽 내전근 부위가 약해졌기 때문일 수 있습니다. 허벅지 안쪽 내전근이 약해지면 다리가 잘 모이지 않고 자신도 모르게 소위 '쩍벌' 자세가 나타날 수 있습니다. 우리 몸의 내전근은 골반부터 허벅지 뒤쪽까지 이어져 다리를 안쪽으로 단단하게 모아주는 역할을 하는데요. 나이가 들거나 근력 운동이 부족하면 쉽게 내전근이 약해집니다.

운동은 얼마나 하는 것이 좋을까요?

필자를 비롯해 많은 전문가는 운동시간을 하루 30분에서 1시간 사이로 정할 것을 추천합니다. 물론 좀 더 여유가 된다면 2시간까지도 큰 무리는 없을 테지요. 하지만 우리가 하루에 쓸 수 있는 에너지의 종량에는 분명 한계가 있습니다. 대부분은 하루에 운동뿐만 아니라 일이나 가사와 같은 많은 일을 함께 처리합니다. 따라서 에너지를 운동에 모두 소진해버리면 다른 많은 일을 제대로 할 수 없게 되면서 오히려 운동하지 않는 것만 못한 결과를 가져올 수 있습니다. 무조건 욕심을 내기보다는 자신의 총에너지를 감안해 적정 운동시간과 운동량을 정하는 지혜가 필요합니다.

세계보건기구(WHO)가 발표한 '건강을 위한 세계 운동 권장 지침'에 따르면 18~64세의 경우 일주일에 최소 150분 동안 중등도 유산소 운동을 하거나, 75분 이상 격렬한 유산소 운동을 하거나 혹은 둘

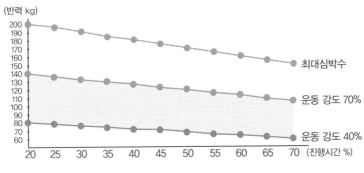

심박수를 이용한 운동 강도 측정법

(반력 kg)

200 190 180 170 160 150 140 130 120 110 100 90 80 70 60

20 25 30 35 40 45 50 55 60 65 70 (진행시간 %)

최대심박수

운동 강도 70%

운동 강도 40%

자료: 미국스포츠의학회

을 섞어서 실시할 것을 권고합니다. 이를 여러분의 운동 강도, 양의 기준점으로 참고할 만합니다.

운동보다 사실 더 중요한 것은 한 자세로 오래 서 있거나 앉아 있지 않는 생활습관입니다. 혈액과 체액의 순환이 잘 이뤄져야 건강할 수 있습니다. 따라서 몸을 한 자세로 유지한 채 오래 앉아 있거나 서서 일하는 습관은 피해야 합니다. 틈틈이 적어도 1시간에 한 번 이상 신체의 각 부위를 최대한 움직이는 스트레칭을 해주는 습관이 필요합니다.

어떻게 나에게 맞는 운동 강도, 운동시간, 운동량을 알 수 있을까요? 가장 쉬운 방법은 전문가나 트레이너에게 직접 자문을 얻는 것입니다. 하지만 현실적으로 이 방법을 택하기 어려운 때도 많습니다. 지금부터 알려주는 방법에 따라 자신에게 맞는 운동 강도, 운동시간, 운동량을 정해보기 바랍니다. 우선 자신의 심박수부터 측정해보세요. 심박수는 손목이나 경동맥을 통해 잴 수 있는데요. 220에서 나이를 뺀 숫자를 최대 심박수로 정하면 됩니다. 예를 들어 40살이라면 분당 180회가 최대 심박수입니다. 적정 운동 강도는 최대심박수의 70%에서 40% 정도에 해당하는 운동 강도입니다.

물론 이 방법 말고도 자신에게 적당한 운동 강도를 찾는 방법은 다양합니다.

첫 번째, 얼마나 자신이 피로를 느끼는지 살펴보는 것입니다. 운동한 당일에는 피로를 잘 느끼지 못하는 경우가 많으므로 반드시 운동하고 난 다음 날에 피로도를 면밀하게 살펴야 합니다. 피로는 상당히 주관적인 사안이기 때문에 이 부분을 좀 더 세밀하게 분석해볼 필요가 있습니다. 한 주 정도 계속 운동을 하면서 한 주간의 피로도를 파악해보기 바랍니다.

운동 강도를 알아보는 두 번째 방법은 자신의 소변 색을 살펴보는 것입니다. 소변 색깔이 지나치게 탁하거나 혹은 붉게 나타난다면 지금 하는 운동을 중지하거나 운동량을 줄여야 합니다. 근육 파열의 신호일 수 있기 때문입니다. 이는 지나친 운동 때문에 생기는 횡문근융해증의 대표 증상입니다. 심할 경우 급성신부전증 등으로 이어질 수 있는 대단히 위험한 전조증상이므로 각별한 주의가 필요합니다.

운동 강도가 심했을 때 나타나는 세 번째 증상은 수면시간이 갑자기 늘어나거나 심할 정도로 오래 수면하는 일이 생기는 것입니다. 이때도 운동 강도를 조절하거나 운동을 당분간 중단할 필요가 있습니다.

세 가지 증상 중 하나라도 나타났다면 혹시 자신의 운동법에 어떤 문제가 있는지 반드시 자문해봐야 합니다. 물론 이 역시 전문가의 도움을 받는 것이 가장·안전하고 확실하지만, 최근 바른 운동법을 알려주는 콘텐츠를 유튜브에서 쉽게 찾아볼 수 있으므로 전문가의 믿을 만한 정보를 숙지한 다음 다시 운동을 시도해보기 바랍니다.

때로는 본 운동 전에 충분히 준비 운동을 하지 않는 습관이 피로 누적의 원인이 될 수 있습니다. 운동을 시작하기 전에는 전신 스트레칭을 통해 충분히 몸을 풀어줘야 합니다. 이 밖에도 운동하다가 근육통이나 불면증에 시달리거나, 밥맛이 갑자기 떨어지거나, 성욕이 떨어지거나, 심박수가 비정상적으로 느껴진다면 즉시 중단하고 충분한 회복시간을 가져야만 합니다.

한 번에 유산소 운동과 근력 운동을 모두 하는 방법도 효과적입니다. 이때 운동 순서는 스트레칭, 근력 운동, 유산소 운동 순으로 짜는 것이 좋습니다. 가장 먼저 스트레칭으로 뭉친 근육을 풀어주고 난 후 근력 운동을 합니다. 마지막으로 걷기나 달리기, 사이클 등의 유산소 운동으로 마무리하면 좋습니다.

Question 051

과한 운동이 오히려
독이 되진 않을까요?

Answer

중장년 환자들 가운데 무리한 운동으로 관절염이나 관절 부위 손상을 입고 장애에 가깝거나 장애에 해당하는 부상을 입는 경우를 종종 접합니다. 무리한 운동은 건강을 해치고 영구적인 장애까지 초래할 수 있는 위험 행동입니다. 그런데도 왜 사람들은 무리한 운동을 하는 것일까요? 물론 운동을 많이 할수록 좋다는 잘못된 신념 때문에 그러는 사람도 있지만 대부분은 운동 중독 때문에 이런 행동을 계속합니다. 운동 중독의 경우 오히려 자신이 건강에 도움이 되는 행동을 하고 있다는 착각을 하기 쉽다는 게 문제입니다. 따라서 올바른 대처를 하기도 쉽지 않고, 운동 중독을 방치하는 경우도 많습니다.

운동 중독이 생기는 심리적 기제는 대개 고통스럽고 과도한 운동 끝에 찾아오는 강력한 쾌감에 있습니다. 장시간의 달리기를 해보면 무척 숨이 차고 다리가 아프고 고통스러운 순간이 찾아오는데요. 그렇게 마치 죽을 것 같이 힘들다가도 갑자기 대단히 짜릿한 쾌감을 느끼는 순간이 있는데, 이것을 '러너스 하이(runner's high)'라고 부릅니다. 이는 우리 뇌에서 심한 고통을 잊기 위해 도파민이나 엔돌핀과 같은 중독 호르몬을 분비하면서 느끼는 막대한 쾌감입니다. 이 희열의 순간을 한 번 맛보면 계속 그 기분을 느끼고 싶은 충동에 사로잡히면서 운동 중독에 빠질 수 있습니다. 다른 중독 증세와 마찬가지로 처음에는 30분만 운동을 해도 기분이 좋지만 점차 내성이 생기면서 40분, 1시간, 2시간 이상 이렇게 점차 운동 강도와 시간을 늘리면서 증상이 더욱 심해질 수 있습니다.

운동 중독에 빠지면 각종 부상이나 장애가 생길 위험도 그만큼 커집니다. 운동 중독은 다양한 정신 문제를 일으키기도 합니다. 지나치게 많은 시간을 운동에 할애하는 운동 중독자들의 경우 우울증과 같은 정신 문제를 겪는 비율이 높습니다.

미국 컬럼비아대학교 연구팀에서 성인 7,600명을 대상으로 운동이 정신 건강에 미치는 영향을 조사했더니, 하루 4시간 이상 운동을 한 사람들 중 65%가 정신적 문제에 시달리고 있다고 답했습니다. 또 하루 7.5시간 이상 운동한 사람들의 경우 우울증, 불안 증세와 같은 본격적인 정신 문제가 급격히 늘어나는 것으로 나타났습니다.

영국 노팅엄트렌트대학교 마크 그리피스 교수는 운동 중독을 선별하는 여섯 가지 기준을 다음과 같이 제시했습니다.

1. 내 인생에서 가장 중요한 것은 운동이다.

2. 나와 가족 혹은 파트너 사이에 내가 하는 운동량을 둘러싼 갈등

이 생긴다.

3. 나는 기분 전환을 위한 방법으로 운동을 사용한다.

4. 시간이 지날수록 하루에 하는 운동량이 많아진다.

5. 운동시간이 줄면 기분이 우울하고 짜증이 난다.

6. 운동량을 줄인 뒤 다시 시작할 때 항상 예전처럼 자주 운동한다.

이 기준에 모두 해당된다면 운동 중독으로 판단할 수 있습니다. 이런 운동 중독까지는 아니더라도 자신의 체력이나 에너지를 넘어서는 무리한 운동은 오히려 건강을 해치고 면역력을 떨어뜨리는 결과를 초래합니다. 특히 영양 상태가 부족하거나 준비 운동이 되지 않은 상태에서 이뤄지는 일회성 운동, 또 신체 특정 부위만을 장시간 무리하게 사용하는 운동을 할 경우 오히려 면역력이 떨어질 수 있습니다. 규칙적으로 스스로 운동 강도를 조절하는 운동이 아니라, 경쟁 불안을 느끼고 무리한 트레이닝과 시합을 반복하는 운동 역시 면역력을 해치는 원인이 될 수 있습니다.

잘못된 운동, 과한 운동은 면역 시스템에서 림프구의 감소를 초래할 수 있습니다. 초기 면역 반응에 중요한 역할을 하는 NK세포의 수와 기능을 감소시켜 쉽게 감염병을 유발하는 원인이 될 수 있습니다. 지나친 운동, 잘못된 운동은 다른 면역세포에도 영향을 미치지만 특히 림프구의 감소를 유도하고 T림프구와 B림프구의 증식 반응을 감소시킵니다. 일반적으로 운동 시 일어나는 림프구의 감소는 격렬한 운동 후 3시간 정도 계속되고, 6시간 이내에 회복되는 것으로 알려져 있습니다. 한계를 넘어선 운동으로 림프구가 많이 줄면 그만큼 감염병에 쉽게 노출되는 것입니다.

　지나친 운동은 스트레스 호르몬인 코르티솔과 카테콜아민 호르몬 수치를 높이고, 다량의 활성산소를 만듭니다. 다시 말해 지나친 운동으로 우리 몸은 심한 스트레스를 받을 수 있습니다. 강하고 격렬한 운동은 세포 매개 면역 반응에서 항원 제공 세포로 들어온 항원을 처리해 T림프구에 표현하는 역할을 하는 'MHCII'의 발현을 크게 감소시키는 작용을 합니다. 이 역시 스트레스 호르몬인 코르티솔 호르몬 증가와 관련이 깊습니다. 또 지나친 운동은 천식과 같은 알레르기 질환을 유발하거나 심화시킬 수 있습니다.

　운동을 지나치게 하면 건강을 해친다는 사실은 많은 연구를 통해 검증되고 있습니다. 〈메이요 클리닉 회보〉에 실린 연구에 따르면 강도 높은 운동을 주당 450분 이상 하는 사람은 그렇지 않은 사람보다 심장 동맥 내벽에 칼슘이 쌓이는 관상동맥 석회화 위험이 평균보다 컸습니다. 또 다른 연구에서는 일주일에 한 번 이상 신체활동을 하는 여성의 경우 심장마비나 뇌졸중 발생 위험이 줄어들었지만, 매일 심한 강도의 운동을 하는 여성은 오히려 그 위험이 커지는 것으로 나타났습니다.

　지나치게 운동을 하다가 소위 '멘붕' 상태에 빠질 수도 있습니다. 이는 단지 신체 에너지가 고갈되어서 그런 것만은 아닙니다. 심리적인 문제도 함께 유발되기 때문에 생기는 일입니다. 스포츠 심리학에서 자주 활용되는 '카타스트로피 이론(catastrophe theoty)'은 운동 강도가 높아지다가 갑자기 운동능력을 상실하는 상황을 설명하는 이론입니다. 여기서 '카타스트로피'란 급격한 파국을 뜻합니다. 처음 운동 강도를 조금씩 늘릴 때는 운동 수행능력이 점점 상승해서 최고의 수준까지 도달하지만, 멈추지 않고 계속 운동 강도를 늘려나가면 어느 순간 갑자기 운동 수행능력이 급격히 떨어져 대단히 무기력한 상황까지 이를 수 있습니다.

이 밖에도 심한 운동이 인체에 미치는 악영향은 무척 다양한데요. 가장 흔한 증상으로 근육통, 관절통과 같은 각종 통증이 있습니다. 운동 후 통증은 24~48시간이 지나면 대부분 호전되는데 만일 그 이상 통증이 이어진다면 이는 무리한 운동의 부작용으로 볼 수 있습니다. 심한 운동을 한 후 며칠이 지나도 통증이 계속 남는다면 이는 자신이 운동을 잘못하고 있다는 가장 알기 쉬운 증거입니다. 심한 운동을 하면 우리 몸에는 아드레날린이나 코르티솔과 같은 스트레스 호르몬이 많이 만들어지는데요. 이 호르몬들이 체내에서 빨리 사라지지 않으면 오히려 복부에 지방을 쌓는 역할을 합니다. 살을 빼기 위해 운동을 하는데 오히려 살이 잘 빠지지 않는 체질이 되는 것입니다.

더 중요한 사실은 무리한 운동이 다이어트에 방해가 된다는 점입니다. 많은 사람이 다이어트 목적으로 자신의 한계를 넘는 무리한 운동을 합니다. 하지만 무리한 운동은 다이어트 효과가 거의 없습니다. 미국의 한 연구에 따르면 운동을 늘리는 일은 체중 조절에 거의 효과가 없거나 되레 체중을 늘리는 것으로 나타났습니다. 그 이유가 운동으로 소모하는 칼로리가 워낙 적을 뿐 아니라 운동은 코르티솔과 같은 스트레스 자극 호르몬 분비를 촉진해 음식에 대한 갈망을 키우기 때문으로 추측됩니다. 무리한 운동의 또 다른 위험성은 다양한 질병을 유발하고, 그로 인해 다이어트는커녕 오히려 체중이 증가하는 중대 원인이 되는 것입니다.

　무리한 걷기나 달리기는 발에 통증과 염증을 일으키는 족저근막염의 원인이 될 수 있습니다. 족저근막염은 무릎 관절이나 허리에까지 합병증을 일으킬 수 있고, 한 번 발병하면 계속 재발하는 특성이 있으므로 장기적으로는 일상생활까지 어렵게 만드는 중요한 원인이 되기도 합니다.

　더불어 종종 고강도 운동이 횡문근융해증을 일으키기도 합니다. 횡문근융해증은 짧은 시간 동안 강도 높은 운동을 했을 때 근육에 공급되어야 할 에너지가 부족해지면서 근육이 괴사되고 마이오글로빈, 단백질, 크레아틴키나아제, 이온 등의 독성물질이 혈액으로 흘러들어 신장 기능을 망가뜨리는 질환입니다. 평소 잘 쓰지 않는 근육을 무리하게 사용했을 경우 생길 수 있으며 극심한 근육통과 함께 소변색이 커피색처럼 짙게 변하는 증상이 나타날 수 있습니다. 한 번 신장 기능이 망가지면 다시 회복하기 힘든 경우도 많습니다. 이 밖에도 심한 운동으로 허리 디스크 손상 같은 일이 벌어지거나 각종 골절, 낙상, 차량 사고를 겪는 경우도 다반사입니다.

운동은 공복 상태에서 해야 하나요?

공복 상태에서 유산소 운동을 하면 저녁에 운동하는 것보다 살이 빨리 빠지기 때문에 공복에 운동하는 사람이 많습니다. 실제로 공복 상태에서 유산소 운동을 하면 평소보다 약 20%의 지방을 더 소모한다는 연구 결과까지 있습니다. 하지만 이는 큰 단점도 가지고 있습니다. 공복 상태가 되면 인슐린과 혈당 수치가 떨어지고 테스토스테론 수치는 높아집니다. 이때 몸속에는 에너지로 쓸 수 있는 탄수화물이 거의 없는 상태이기 때문에 평소보다 지방이 더 많이 에너지로 빠져나갑니다. 처음에는 몸속 지방만 분해되지만 운동시간이 어느 정도 지나고 나서부터는 체내 단백질까지 에너지로 쓰이기 시작하면서 근육 손실이 생깁니다.

근육은 우리 몸이 섭취한 영양소를 저장하는 저장 창고 역할을 합니다. 근육량이 줄면 저장 창고가 줄어드는 것이므로 전과 같은 양의 음식을 먹어도 더 많이 지방으로 변해 배와 허벅지, 둔부 등에 쌓이게 됩니다. 즉 근육이 줄면 그만큼 살찌기 쉬운 체질이 되는 것입니다. 그러므로 만약 공복에 유산소 운동을 한다면 20~30분 정도만 운동해 지방만 태우고 근육 손실은 피해야 합니다. 또 운동 후에는 단백질이 풍부한 음식을 충분히 섭취해 근육이 잘 생성될 수 있게 해야 합니다.

결론적으로 공복에 유산소 운동은 지금 당장 다이어트가 필요한 사람, 내장지방 제거가 필요한 사람에 한해서 유효합니다. 근육량 손실이 따라올 수 있으므로 공복 상태에서의 운동은 주의를 기울여서 하는 것이 좋습니다.

참고로 만약 당뇨병을 앓고 있다면 공복 운동은 절대 금물입니다. 공복 상태에서 운동을 하면 혈당이 급격히 올라갈 위험이 있기 때문입니다. 이는 당뇨병 환자에게 치명적입니다. 공복 상태에서 운동하면 포도당을 세포 내부로 옮기는 인슐린 대신 혈당을 올리는 호르몬인 글루카곤의 분비가 촉진됩니다. 또 당뇨 환자들은 인슐린 저항성까지 함께 가진 경우가 많으므로 공복 시 운동을 하면 혈당이 급격하게 올라가서 위험한 상태가 될 수 있습니다. 당뇨 환자가 공복 상태에서 무리하게 운동하면 스트레스 호르몬인 코르티솔과 카테콜아민 등의 분비가 증가해 혈당이 떨어지는 것을 막기 때문에 더욱 혈당이 오를 수 있습니다.

그런데 고혈압이 있는 사람이라면 오히려 주의를 기울이며 공복에 운동을 해보는 것도 나쁘지 않습니다. 고혈압과 공복 시 유산소 운동 사이에는 큰 연관성이 없습니다. 다만 고혈압 환자의 경우에는 삼시 세끼 가볍게 식사를 마치고 30분간 휴식한 후 규칙적으로 운동하는 것이 가장 바람직합니다.

Question
053

하루 1만 보를
걸어야 할까요?

Answer

중요한 근육을 지키고 키우기 위해 하루 1만 보씩 걸어야 할까요? 많이 걸으면 우리 몸에 당연히 좋습니다. 걷기만큼 전신 근육, 우리 몸 전체 근육을 골고루 강화하는 방법은 없습니다. 개인적으로 필자는 하루 1만 보보다는 하루 7천 보 걷기를 추천합니다. 여러분 가운데 하루 1만 보 걷기를 꼬박꼬박 지키는 분도 있을 것입니다. 그런데 나이가 들면 1만 보 걷기가 그리 쉬운 일이 아닙니다. 자칫 무리해서 걷다가 근골격계 질환이나 부상을 초래할 수도 있지요. 그러니 '1만'이라는 숫자에 꼭 집착할 필요는 없습니다.

최근 하루에 꼭 1만 보까지 걸을 필요가 없다는 연구 결과가 나왔는데요. 비교해봤더니 하루 2천~3천 보를 걷는 것과 1만 보를 걷는 것 사이에는 건강 증진 효과에 있어 큰 차이가 없었다고 합니다. 사실 1만 보 걷기는 일본의 한 전자회사가 '일만 만(萬)'의 약자인 '만

(万)'이 사람이 걷는 모양과 비슷하다는 데 착안해 하루 1만 보를 걸으면 장수한다는 속설을 퍼뜨린 데서 유래한 것인데요. 하루 1만 보(약 8km)를 걸어야 한다는 주장의 과학적 근거는 없습니다.

하버드 T.H. 챈 보건대학원에서 70대 여성 1만 6,741명을 대상으로 걸음수와 건강의 상관관계를 조사한 결과, 4년간 최소 하루 4,400보 정도를 걸은 여성은 2,700보를 걸은 여성보다 조기 사망할 확률이 40% 낮았습니다. 하루 5천 보 이상을 걸으면 조기 사망률이 유의미하게 떨어졌지만 7,500보부터는 더 많이 걸어도 사망률에는 큰 영향을 주지 않았습니다. 즉 1만 보의 절반, 하루 5천 보 정도만 걸어도 건강 증진 효과가 충분한 것입니다.

저는 오래 전부터 하루 7천 보 걷기를 실천해야 한다고 주장해왔는데요. 하루 7천 보를 걷기 위해서는 대략 1시간 정도가 필요합니다. 조금 숨차게 걸으면 1시간 안에 7천 보를 걸을 수 있습니다. 물론 자신이 하루에 쓸 수 있는 에너지와 시간이 충분하다면, 그러니까 대개 2시간 정도 걸을 시간이 허락된다면 충분히 휴식을 취하면서 무리하지 않는 선에서 1만 보까지 걷는 것도 나쁘진 않습니다.

무엇보다 걷기 운동은 치매 예방에 특효약입니다. 덴마크 남부대학교 보리야 크루즈 교수 연구팀은 걷기 운동과 치매 사이의 연관성을 분석한 결과를 발표했는데요. 분석 결과 하루 약 9,800보를 걸으면 치매 발생률이 전혀 걷지 않는 사람들보다 50% 줄어드는 것으로 나타났습니다. 또 매일 3,800보만 걸어도 치매 발생 위험이 25% 낮아졌습니다. 이때 보행 속도가 가장 큰 영향을 미친다는 점도 밝혀냈습니다. 즉 무조건 1만 보를 걷는 게 중요한 게 아니라 속도에 신경 써야 한다는 겁니다. '분당 40보' 이상의 속도로 6,300보 정도를 활기차게 걸을 경우 치매 발생률이 57% 줄어들었습니다. 또 '분당 112보' 수준의 매우 빠른 걸음으로 하루 30분 정도 걸을 경우 치매 발생률이 62% 낮아지는 것도 알아냈습니다. 다시 말해 속도만 높이면 약 3,360보 정도만 걸어도 하루 9,800보를 걸을 때보다 치매 발생률은 더 낮았습니다.

자신의 관절 상태가 비교적 건강하다면 빠르게 30분 정도만 걸어도 걷기가 주는 다양하면서도 충분한 운동 효과를 누릴 수 있습니다. 중요한 것은 전체 걸음수가 아닙니다. 한꺼번에 몰아서 걷는 것은 설사 20~30대라도 그리 추천할 만한 일이 아닙니다. 근육 피로나 각종 근육 질환, 뼈 질환, 부상을 유발하기 때문에 이런 운동방법은 최대한 피해야 합니다.

또 걷기에서 피해야 할 것은 지나치게 빨리 걷는 습관입니다. 우리나라 사람들은 대부분 운동도 급하게 해치우려는 성향이 있습니다. 저 역시 피트니스센터에서 운동을 하다 보면 자기 몸을 격렬하게 다루는 분들을 자주 만납니다. 또 공원에서 짧은 시간 안에 긴 거리를 주파하기 위해 달리듯이 걷는 분들도 자주 만납니다. 이렇게 신체의 리듬과 균형을 무시하고 운동량 채우기에만 급급하면 오히려 보행 방법이 나빠지고, 근골격계에 무리를 주고, 피로와 스트레스만 가중할 뿐입니다. 무리해서 관절과 근육을 쓰기 때문에 운동 효과보다는 신체 손상이나 피로 누적이 생길 가능성이 더 큽니다.

그럼 어떻게 하면 바르게 걸을 수 있을까요? 일단 일상적인 걸음보다는 조금 빠르게 리듬을 타며 걷는 것이 좋습니다. 또 걸을 때 혹은 걷고 난 후에 발 부위에 통증이 느껴진다면 보행법을 점검해봐야 합니다. '마사이워킹'으로 유명한 마사이족은 하루 40km를 걷고도 관절과 근육에 무리를 느끼지 않는데요. 평소 꾸준한 걷기로 단련이 되어 그럴 수도 있지만 평상시 뼈 건강을 강화하는 점프를 자주 하고 바른 보행법을 따르기 때문입니다. 마사이족의 보행법은 이상적인 걷기법으로 널리 알려져 있습니다.

바른 걷기법은 이렇습니다. 우선 허리를 곧게 펴고 팔을 자연스럽게 흔들어야 합니다. 구부정한 자세로 걸으면 목뼈에 무리를 주어 디스크를 일으키는 원인이 됩니다. 걸을 때는 정수리가 뒤로 당겨지는 듯한 느낌을 받으며 목과 가슴, 배와 허리 모두 곧게 세운 채 걸어야 합니다. 또 어깨높이가 같아야 하며, 허리의 중심이 상하로 움직여서는 안 됩니다. 팔은 리듬을 타 자연스럽게 흔들고 엄지손가락을 앞쪽으로 나오게 하는 것이 좋습니다. 보폭을 넓혀서 걷는 것도 중요한데요. 발바닥이 공중에 떠 있는 시간, 채공시간이 평소보다 조금 긴 것이 바람직합니다.

무게 중심이 양쪽 엉덩이로 번갈아 옮겨질 수 있도록 리듬을 타는 연습도 해보기 바랍니다. 또 발뒤꿈치가 먼저 닿는 착지법도 함께 연습해보기 바랍니다. 걸을 때는 남의 시선을 의식하지 말고 밝고 경쾌한 느낌이 느껴지도록 씩씩하게 걸어야 합니다. 정면을 보며 활기차게 걸으면 운동 효과가 더 커집니다.

간혹 걷고 싶어도 시간이 부족해, 여유가 없어서 못 걷는다는 분들이 많습니다. 걷기만큼 좋은 건강 증진 운동을 찾기 힘듭니다. 하루 1시간만 걸어도 각자에게 필요한 전체 운동의 상당 부분을 채울 수 있습니다. 물론 바쁜 현대인에게 하루 1시간은 절대 쉽지 않은 일입니다. 그럴 때는 우리가 무심코 지나치는 이동시간, 휴식시간을 최대한 이용하는 지혜가 필요합니다. 걷기를 늘리려면 일상에서도 변화가 필요합니다. 걷기를 늘리는 일상의 변화로는 다음과 같은 방법이 있습니다.

1. 차를 이용하는 대신 BMW(Bus, Metro, Walk)를 이용합니다.
2. 10분 일찍 약속장소로 출발하는 습관을 가집니다. 여유롭고 부지런해야 BMW를 잘 이용할 수 있습니다.
3. 업무시간 중에도 틈틈이 걷는 시간을 확보합니다. 사무실 밖으로 나가 씩씩하게 걷습니다.
4. 업무시간 중에도 일어서 자주 서성거리는 버릇을 들입니다.
5. 생활 공간이나 사무 공간을 이동통로를 만듭니다. 가장 훌륭한 이동통로는 계단입니다. 5층 이하라면 무조건 도보로 이동하고, 6층 이상의 계단도 절반은 엘리베이터, 절반은 도보를 이용합니다.
6. 집 안에서도 자주 서성거리는 버릇을 들입니다. 각종 리모컨을 치우고, 가구를 다시 배치해 움직일 수 있도록 집 안의 동선을 확보합니다. 집에서도 자주 서서 움직입니다.
7. 집에 러닝머신이나 고정 자전거가 있다면 금상첨화입니다.
8. 디자인보다는 걷기에 좋은 신발을 구입합니다.

근육을 지키고 늘리는 또 한 가지 중요한 방법은 단백질을 충분히 섭취하는 것입니다. 즉 근육의 재료가 되는 단백질 섭취를 늘리는 것입니다. 단백질 섭취와 근육량 사이에는 밀접한 연관이 있습니다. 단백질 섭취량이 일일 권장량 미만인 사람에게 더 많은 근육 감소, 근력 저하가 나타나고 단백질 부족과 관련된 각종 건강 이상이 나타난다는 점이 확인된 바 있습니다. 다시 말해 근육 감소를 막기 위해서는 일일 권장량 이상의 단백질을 꾸준히 섭취하는 식습관이 무척 중요합니다.

또 동물성 단백질, 식물성 단백질을 골고루 먹는 것도 중요합니다. 세계적인 장수마을의 장수 노인들의 식습관을 조사해보면 대부분 적당한 육식을 합니다. 단백질이 우리 몸에서 제대로 작용하려면 탄수화물, 지방, 식이섬유와 같은 다른 영양소도 함께 균형 있게 먹어야 합니다. 다른 영양소 없이 단백질이 몸에서 제 기능을 할 수 없기 때문입니다. 단백질은 뼈를 구성하는 칼슘과 칼슘을 서로 연결하는 콜라겐의 주요 성분입니다. 나이가 들수록 단백질과 함께 칼슘의 섭취가 무척 중요합니다.

단백질은 세포조직과 근육을 형성하고 항체, 호르몬, 효소를 만들어 면역 기능을 유지하는 역할을 합니다. 특히 40대 이후에 몸에서 단백질이 급격히 줄어드는데요. 이 때문에 몸이 구부정해지고, 각종 염증성 질환과 혈액순환 장애가 생기고, 면역 저하까지 초래해 질병에 약한 몸을 만듭니다. 그래서 우리 면역체계에 이상이 생겼을 때 가장 자주 나타나는 것이 탈모 증상입니다. 지금 탈모가 심하면 면역력 저하부터 의심해야 합니다.

두뇌 위축을 일으키는 주요 원인도 단백질 부족입니다. 각종 신경전달물질(도파민, 노르에피네프린)과 뇌를 구성하는 여러 물질을 만드는 역할을 담당하는 것도 단백질입니다. 단백질 섭취 부족과 치매의 연관성은 이미 연구를 통해 확인된 사실입니다. 특정 신념 때문에 육식을 피하는 것이 아니라면 동물 단백질과 식물 단백질을 골고루 섭취하는 것이 좋습니다.

동물 단백질에는 우리 몸에 꼭 필요한 필수 아미노산 8종이 들어가 있습니다. 식물 단백질은 이 중 한두 가지 아미노산이 빠져 있는 경우가 많습니다. 물론 콩이나 두부, 곡류, 버섯과 같은 식물 단백질에는 고기에는 없는 미네랄, 섬유소가 풍부하므로 식물 단백질 역시 골고루 섭취해야겠지요. 동물 단백질은 필요 이상으로 지방까지 섭취하기 쉬우므로 식물 단백질과 적절히 병행할 필요가 있습니다.

단백질 일일 권장량은 자기 몸무게에서 'K'만 제거하면 됩니다. 자기 몸무게가 60kg이라면 60g을 먹으면 되는 거죠. 다른 음식에도 단백질이 골고루 포함되어 있으므로 하루에 무게를 재서 꼭 60g을 먹어야 하는 것은 아닙니다. 대략 절반 정도는 고기에서, 나머지는 다른 음식에서 섭취하면 됩니다.

근육을 지키는 또 하나의 방법은 충분한 숙면입니다. 깊은 잠을 자야 섭취한 단백질이 근육을 잘 생성해냅니다. 근육을 지키고 키우는 데 꼭 필요한 성장호르몬은 잠을 푹 잘 때 분비됩니다. 깊은 잠을 자지 않으면 성장호르몬이 나오지 않아 근육이 줄어들 수 있습니다. 성장호르몬은 주로 밤, 특히 깊은 수면 단계에서 분비되기 때문에 수면의 질이나 양 모두 중요합니다. 평소 숙면을 방해하는 불면증, 코골이 등이 있다면 빨리 치료해야 합니다. 연구에 따르면 하루 5시간 이하로 자는 사람이나 수면 문제가 있는 사람은 숙면을 하는 사람에 비해 성장호르몬의 분비가 크게 부족했습니다. 성장호르몬은 파동 형태로 분비되는데요. 연구에서 수면 부족인 사람은 그래프에서 최대 분비 구간이 아예 생략되는 경우도 많았습니다. 잠이 부족하거나 얕은 잠을 자면 성장호르몬 분비가 거의 이뤄지지 않는 것입니다. 따라서 숙면을 할 수 있도록 생활습관이나 수면 환경에 좀 더 신경을 써야 합니다.

숙면과 면역의 상관관계

질 낮은 수면은 면역 기능을 떨어뜨려 암 발병의 직접적인 원인이 됩니다. 앞서 NK세포에 대해 배웠는데요. NK세포는 우리 면역의 파수병과 같은 역할을 합니다. 그런데 잠이 부족하면 체내 NK세포가 줄어듭니다. 건강한 성인 남성을 대상으로 실험을 해본 결과, 잠을 4시간 자는 사람의 경우 8시간 자는 사람에 비해 NK세포가 70%나 적었습니다.

Question

054

불면증이 심한데 면역력에 어떤 영향을 미칠까요?

Answer

자는 동안 우리 몸에서는 면역과 관련된 중요한 신체 작용이 일어납니다. 수면장애가 계속되거나 잠을 제대로 자지 못하면 면역력이 떨어져 쉽게 감염병에 걸리거나 암이 생기기 쉬운 체질로 바뀌고 맙니다. 특히 질 낮은 수면은 면역 기능을 떨어뜨려 암 발병의 직접적인 원인이 됩니다. 앞서 NK세포에 대해 배웠는데요. NK세포는 우리 면역의 파수병과 같은 역할을 합니다. 그런데 잠이 부족하면 체내 NK세포가 줄어듭니다. 건강한 성인 남성을 대상으로 실험을 해본 결과, 잠을 4시간 자는 사람의 경우 8시간 자는 사람에 비해 NK세포가 70%나 적었습니다.

유럽에서 2만 5천 명을 대상으로 조사한 바에 따르면 매일 6시간도 못 자는 사람은 7시간 이상 숙면을 하는 사람에 비해 암이 40% 많이 발생했습니다. 또 수면 부족은 면역 기능을 하는 'CD4+ T세포'

의 수 역시 감소시킵니다. CD4+ T세포는 백혈구의 일종으로 사람의 면역계에 필수적인 세포입니다. 'CD4세포' 'Th세포'라고도 부르는데요. 역할 중 하나는 다른 면역세포, 가령 'CD8 세포독성 T세포'에 신호를 보내 감염성 입자를 박멸하도록 돕는 것입니다. 또 다른 연구에서는 A형간염 백신 접종 이후 수면을 충분히 취하지 않은 사람은 면역력이 크게 떨어지는 사실도 확인되었습니다.

질 낮은 수면을 유발하는 수면무호흡증 역시 위험합니다. 스웨덴 예테보리대학교 연구팀이 1만 9,556명을 대상으로 진행한 연구에 따르면 수면무호흡증으로 인한 수면장애를 지닌 사람은 암 진단을 받을 위험이 큰 것으로 나타났습니다. 코를 골거나 수면무호흡증이 있으면 잠을 자는 동안 체내 산소 농도가 떨어지고, 이를 통해 암이 생기기 좋은 조건이 만들어지기 때문으로 추측됩니다.

숙면을 방해하는
요인이 궁금합니다

Answer

많은 한국인이 잠을 제대로 자지 못합니다. 심각한 수면 부족 상태에 있는 사람도 많습니다. 한 조사에 따르면 한국인의 평균 수면시간은 7시간 51분으로 OECD 국가 가운데 가장 적었습니다. 반면 프랑스인의 평균 수면시간은 8시간 33분이나 되었습니다. 한국인보다 무려 1시간 가까이 수면시간이 긴 것입니다. 우리가 이렇게 잠이 부족한 이유는 많이 일하기 때문입니다.

2019년 기준 한국인의 연간 평균 근로시간은 2천 시간에 달합니다. 독일 1,386시간, 영국 1,538시간, 일본 1,644시간 등과 비교하면 확연히 깁니다. 참고로 OECD 연간 평균 근로시간은 1,726시간입니다. 다른 이유로 잠을 줄이는 예도 있겠지만 대개 너무 많은 시간 동안 일을 해서 잠 자는 시간이 부족한 것입니다. 따라서 무척 어려운 일이기는 하나 일하는 시간을 좀 더 줄여서 수면시간을 확보하는 것

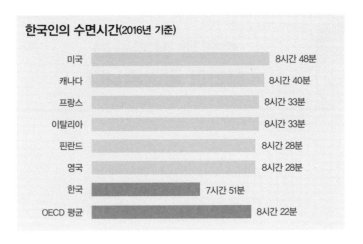

한국인의 수면시간(2016년 기준)

국가	수면시간
미국	8시간 48분
캐나다	8시간 40분
프랑스	8시간 33분
이탈리아	8시간 33분
핀란드	8시간 28분
영국	8시간 28분
한국	7시간 51분
OECD 평균	8시간 22분

이 건강과 장수를 지키는 첫 번째 방법일 것입니다.

수면의 질이 떨어지는 것도 문제입니다. 수면에 있어 중요한 것은 양이 아니라 질입니다. 10시간을 뒤척거리는 것보다 1시간이라도 제대로 자는 편이 낫습니다. 수면의 질을 높이기 위해 꼭 지켜야 할 원칙은 졸릴 때 자기와 낮에는 졸거나 자지 않기입니다. 평소 졸릴 때만 잠자리에 들고, 10분 안에 잠이 오지 않으면 주저하지 말고 다시 일어나 다른 일을 하는 수면 규칙을 세워서 충실히 지킬 필요가 있습니다.

잠자리에서 뒤척이는 시간이 길어질수록 수면습관은 더욱 나빠집니다. 졸릴 때까지 기다렸다가 졸음을 느낄 때 잠자리에 바로 드는 습관을 들여야 합니다. 수면 문제가 있는 사람에게 공통적으로 나타나는 특징 가운데 하나 역시 잠자리에서 오랫동안 뒤척인다는 점입니다. 대신 일어나는 시간을 일정하게 정해 그 시간에는 반드시 일어나도록 합니다. 그래야 저녁에 피곤을 느껴 숙면할 수 있습니다.

배가 너무 고프면 잠을 자기 힘드므로 자기 전에 간단한 복합당질 간식으로 허기를 채우는 것도 나쁘지 않은 습관입니다. 특히 바나나 1개나 반 개는 복합당질과 신경을 안정시키는 칼륨, 마그네슘 등이 풍부하므로 저녁식사 이후에 먹을 수 있는 이상적인 수면 유도 식품입니다. 또 숙면을 위해 과식과 음주는 될 수 있으면 피해야 합니다. 과식하면 고열량·고지방 식사를 소화하고 지방을 분해하기 위해 성장호르몬이 많이 쓰이기 때문에 잠을 제대로 잘 수 없습니다. 그뿐만 아니라 자면서 각종 호르몬이 만들어지고 세포가 재생하는 것을 방해합니다. 역으로 이렇게 성장호르몬이 부족하면 숙면하기 힘드므로 평상시 성장호르몬의 재료가 되는 단백질을 충분히 섭취하는 식습관도 잘 지켜야 합니다.

활성산소 역시 수면을 방해하는 직접적인 원인입니다. 따라서 활성산소를 과도하게 만드는 급격한 감정 변화, 심한 스트레스, 지나친 운동, 피로, 각종 오염물질이나 음식 독소를 줄이는 노력도 잊지 말아야 합니다. 체내에서 생성된 활성산소는 호르몬 기능을 떨어뜨리고 호르몬을 다른 곳에 써버리므로 평상시 활성산소를 줄이는 노력이 중요합니다. 활성산소는 우리 몸에서 호르몬이 빨리 사라지게 만드는 원인입니다. 우선 활성산소를 잡는 항산화 물질들(글루타치온, 페록시다제, 빌리루빈, 멜라토닌)을 충분히 보충해야 합니다. 체내 항산화 효소는 20대를 정점으로 서서히 줄기 때문에 30대부터는 항산화 물질을 음식이나 영양제를 통해 충분히 섭취하는 노력이 요구됩니다.

항산화 물질이 많이 포함되어 있고 성장호르몬 분비를 돕는 것으로 알려진 음식으로는 현미, 통밀, 보리, 수수, 밤, 은행, 브로콜리새싹, 보리새싹, 순무새싹, 콩류(두부), 생선(멸치, 정어리, 뱅어포, 참치, 고등어, 명태, 청어), 고기(닭고기, 살코기, 쇠고기), 계란, 조개류(굴, 소라), 견과류(호두, 잣, 아몬드, 땅콩), 깨, 시금치, 당근, 호박, 표고버섯, 양송이버섯, 느타리버섯, 콩나물, 양배추, 해조류(김, 파래) 등이 있습니다. 이런 음식으로 건강한 식단을 짜보기 바랍니다.

숙면을 방해하는 잠자리 환경이나 습관도 하나씩 고쳐야 합니다. 잘 때는 소음과 조명을 완벽히 제거해야 합니다. 최근 들어 특히 문제가 되는 것이 스마트폰이나 TV에서 뿜어져 나오는 블루라이트입니다. 블루라이트는 성장호르몬이나 멜라토닌 분비를 방해해 수면의 질을 떨어뜨립니다. 그러니 머리맡에 스마트폰을 두고 자거나 TV를 켜놓고 자지 않도록 해야겠습니다.

수면시간을 잘 지키는 것도 중요합니다. 시간을 정해 일정한 시간에 잠들고, 일정한 시간에 일어나는 것이 좋습니다. 자는 시간은 될 수 있으면 자정을 넘지 않도록 하고, 자신의 생활 리듬에 맞게 21시에서 24시 사이에 잠들 수 있으면 좋겠습니다. 총 수면시간 역시 자신에게 맞는 적정시간을 찾아서 꾸준히 지키는 노력이 필요합니다. 최근 여러 연구를 종합해보면 7시간 내외(6시간 30분~7시간 30분)가 적당한 수면시간입니다. 나이가 들면 수면시간이 줄기 마련인데, 적어도 6.5시간 이상은 잘 수 있도록 해야 합니다.

야간 업무를 많이 하면
정말 암이 발생하나요?

Answer

수면의 양이나 질만이 문제는 아니다. 밤과 낮이 바뀌어 신체 리듬이 흐트러지는 것 역시 건강을 해치는 일입니다. 2019년 세계보건기구(WHO) 산하 국제암연구소(IARC)에서는 야간 근무를 발암 추정 요인(2A군)으로 분류한 바 있습니다. 여러 연구를 종합해보면 해가 지고 난 후 잠들고, 해가 뜨면 같이 깨는 수면 패턴이 가장 건강합니다. 하지만 도시화, 산업화가 이뤄진 현대사회에서는 이런 수면 패턴을 지키기 힘든 경우가 많습니다. 특히 야간 근무자라면 누구나 수면 문제에 관한 걱정을 안고 있을 것입니다.

여러 연구에서 야간 업무의 위험성이 확인되었습니다. MIT 연구팀은 쥐 실험을 통해 생체 리듬이 깨지면 두 종류의 종양억제유전자를 손상해 암세포의 성장이 빨라지는 것을 확인했습니다. 정상 수면 패턴을 유지한 쥐들에 비해 인공적인 자극을 통해 수면 패턴을 깨트린 쥐들은 이 두 종양억제유전자가 손상되어 암 유발 단백질이 빠르게 쌓이는 것을 확인할 수 있었습니다.

그런데 최근 국내에서는 이와는 다른 결론이 발표되어 주목받기도 했습니다. 그동안 유방암의 주요 원인으로 꼽힌 야간 근무가 유방암 발생과는 관련이 없다는 연구 결과입니다. 국립암센터국제암대학원대학교 명승권 교수는 2001년부터 2020년까지 국제 학술지에 발표된 32편의 관찰 역학 연구를 메타 분석한 결과를 발표했는데요. 야간 근무가 유방암의 위험성을 높이는 것으로 보이지만 그렇지 않다는 것입니다. '환자-대조군' 연구에서는 야간 근무가 유방암의 위험성을 높인 반면, 코호트(공통적인 특성을 가진 사람들의 집단) 내 '환자-대조군' 연구와 코호트 연구에서는 둘의 관련성이 없는 것으로 확인되었습니다. 일반적으로 코호트 연구는 환자-대조군 연구보다 더 높은 근거를 제공하는 것으로 알려져 있습니다. 하지만 이 연구 하나로 야간 근무가 모든 암의 발병에 영향을 크게 미치지 않는다고 판단하기는 어렵습니다.

최근 과학자와 생체 정보 전문가로 이뤄진 한 연구팀은 야간 교대 근무자들의 혈액에서 암과 관련한 유전자의 리듬 변화를 발견했습니다. 특히 주간 근무자들에게는 뚜렷한 리듬을 보인 DNA 수리와 관련된 유전자가 야간 근무자에게서는 그 리듬감을 보이지 않았고, DNA 손상 역시 더 증가하는 것을 확인했습니다.

잠이 부족한 것도 문제지만, 8시간 이상 잠을 자는 수면습관 역시 건강에 대단히 위험합니다. 연구에 따르면 평균 8시간 이상 잠을 자는 사람은 그렇지 않은 사람에 비해 뇌졸중 확률이 46%나 높았습니다. 또 심장 질환의 위험도 눈에 띄게 증가하는 것으로 나타났습니다. 너무 적지도, 너무 많지도 않게 자신에게 꼭 맞는 적정 수면시간을 찾아내어 유지하는 것이 건강을 지키는 열쇠인 것입니다.

몇 시간쯤 자는 것이
가장 좋을까요?

우선 잠이 모자라서는 안 될 것입니다. 연구에 따르면 하루 5시간 이하로 자는 사람이나 수면 문제가 있는 사람은 숙면하는 사람에 비해 성장호르몬의 분비가 크게 줄어 있었습니다. 성장호르몬은 통상 파동 형태로 분비되는데, 연구에 따르면 수면 부족이나 수면장애가 있을 경우 성장호르몬의 최대 분비 구간이 아예 생략되는 사례도 나타났습니다. 다시 말해 잠이 부족하거나 얕은 잠을 자는 사람의 경우 성장호르몬 분비가 거의 이뤄지지 않을 수도 있다는 것입니다.

최신 수면 연구에서는 적정한 수면시간, 건강에 이득이 되는 수면 시간의 범위를 규정하고 있는데요. 그동안 다수의 수면 연구기관에서는 7시간에서 8시간 사이를 적정 수면시간으로 권장해 왔습니다. 그러나 최근에는 8시간보다는 7시간이 적정 수면시간에 가까운 것으로 여겨집니다. 캘리포니아대학교 샌디에이고캠퍼스 정신의학과

다니엘 크럽케 교수팀은 암 연구에 참여한 110만 명을 대상으로 추적 조사한 결과, 하루에 6.5~7.4시간을 자는 사람이 이보다 더 적게 혹은 더 많이 자는 사람보다 사망률이 훨씬 낮다는 사실을 확인했습니다. 암에 걸리지 않는 수면시간, 건강을 지키는 수면시간은 우리 생각과는 달리 매우 좁은 범위 안에 존재한다는 것을 확인시켜주는 연구 결과입니다.

코골이 때문에 면역력이 떨어질 수도 있나요?

Answer

    수면장애 가운데 대표적인 것이 코골이와 수면무호흡증입니다. 두 가지 질환 모두 기도 위쪽 공간이 좁아지면서 공기의 흐름이 원활하지 못해 생기는 증상인데요. 특히 수면무호흡증은 숙면을 방해할 뿐만 아니라 심한 경우 치매, 고혈압, 심뇌혈관 질환, 당뇨 등 중증 질환까지 일으키는 원인입니다. 수면무호흡증은 수면의 질을 떨어뜨려 면역력을 저하하고 각종 질병의 발병 여부 및 중증도에까지 영향을 미칩니다.

    실제로 수면무호흡증과 '지역사회 획득성 폐렴(CAP)'의 상관성을 검증한 연구 결과, 수면무호흡증 환자의 경우 폐렴 발생 위험이 3.3배 증가하는 것으로 나타났습니다. 또 폐렴 환자가 수면무호흡증을 동반할 경우 폐렴의 중증도가 1.7배 증가하는 것도 확인되었습니다. 또 대만의 한 연구팀이 〈캐나다의학협회저널〉에 발표한 바에 따르면, 수면무호흡증이 있는 사람의 우발적 폐렴 발병 위험이 1.2배 더 높은 것으로 밝혀졌습니다. 수면무호흡증을 앓는 7천여 명과 앓지 않는 2만 7천여 명을 대상으로 11년에 걸쳐 조사한 결과, 수면무호흡증이 독립적인 폐렴 발병 위험인자임이 밝혀졌습니다.

수면무호흡증까지는 아니라도 코골이 역시 면역력을 떨어뜨리는 원인이 될 수 있습니다. 우선 코골이를 하면 호흡이 불규칙해지고 부족해져 자고 나도 피로가 풀리지 않습니다. 코골이 소리가 큰 이유는 생각보다 다양합니다. 대표적인 원인으로는 비만, 노화, 음주, 근육 긴장도를 떨어뜨리는 약물, 커진 아데노이드(코 안의 인두편도), 아래 턱의 저성장 등이 있습니다. 그중 가장 흔한 원인이 비만 때문에 기도가 가늘어져 코를 고는 것입니다. 심한 코골이는 수면무호흡증의 전조증상이므로 특히 주의해야 합니다.

수면무호흡과 코골이가 심한 사람들은 정상 수면을 유지하기 어려울 뿐만 아니라 수면 중에 심각한 호흡장애를 일으킬 수 있습니다. 그러면서 고혈압, 부정맥, 심부전, 허혈성 심장 질환, 뇌졸중 등의 심혈관계 합병증이 생길 가능성도 커지고 정상인보다 생존율과 수명이 현저히 줄어들 수 있습니다.

수면무호흡증이나 코골이가 있는 사람들은 대부분 입을 벌리고 잠을 잡니다. 이 역시 장기적으로 각종 감염성 질환, 안면 기형, 인후염, 저산소증, 수면무호흡증, 면역력 저하 등 다양한 건강 문제를 일으키는 원인입니다. 잘 때는 입이 아니라 코로 호흡해야 숙면할 수 있습니다. 많은 사람이 복식호흡보다 입으로 하는 가슴호흡에 익숙하고 또 편하다고 느낍니다. 산소 흡입량도 많은 것 같이 느껴지고,

호흡 훈련이나 호흡에 대한 별다른 의식 없이도 쉽게 할 수 있기 때문입니다. 하지만 입으로 하는 호흡은 여러 가지 문제를 지니고 있습니다. 입호흡을 하면 오염된 공기가 여과 없이 곧장 허파로 들어가는 꼴이 됩니다. 그렇게 허파로 곧장 들어간 오염물질이나 병원균은 쉽게 감염 질환을 일으킬 수 있습니다.

코로 호흡하면 바이러스나 오염물질이 코 점막과 코털, 코 안 분비물에 의해 1차로 걸러지는 효과를 볼 수 있습니다. 코에서 인후까지 15cm나 되기 때문에 흡입되는 오염물질 상당 부분이 코 점막에서 걸러지는 것입니다. 최근에는 각종 교정 장치나 시술이 발달해 쉽게 입호흡을 교정할 수 있으니 코호흡으로 바꾸는 노력을 포기하지 말아야 합니다. 간단하고 쉬운 교정법도 많이 있으므로 자신에게 잘 맞는 방법을 골라 교정해야 합니다.

결정적으로 입으로 호흡하면 숙면하기 힘듭니다. 자다가 숨쉬기를 잠깐씩 멈추는 수면무호흡증에 걸릴 확률도 높습니다. 우리 상식과 달리 입호흡은 효과적인 호흡이 아닙니다. 코호흡을 통한 복식호흡의 산소 흡입량이 훨씬 많습니다. 입호흡은 의식하지 않으면 숨 쉬는 동작이 작아지면서 산소 흡입이 줄고 일종의 무산소증에 빠질 염려가 있습니다. 우리 뇌는 이런 무산소증에 가장 취약합니다. 뇌에 산소가 제대로 공급되지 않으면 집중력이 떨어지고, 머리가 무거운 멍한 느낌을 지닐 수 있고, 지속적인 두통을 유발할 수 있습니다.

Question
059

잠자는 자세도
면역력과 연관 있나요?

Answer

　나쁜 수면 자세는 면역력을 떨어뜨리는 숨은 원인입니다. 가장 나쁜 수면 자세는 엎드려 자는 것입니다. 엎드려 자면 우선 안압이 높아져 녹내장의 위험이 커집니다. 녹내장은 안압이 높아지면서 시신경이 손상되는 질환입니다. 천장을 보고 누우면 안압이 16.2mmHg인 반면, 엎드렸을 때는 19.4mmHg로 상승한다는 연구 결과가 있습니다. 안압이 1mmHg만 낮아도 녹내장 진행 속도가 10% 낮춰지기 때문에 엎드려 자는 것과 녹내장 발병 사이에 깊은 연관이 있습니다. 또 땀이나 비듬에 의해 박테리아가 번식하고 있는 베개에 얼굴을 대고 자면 여드름 같은 피부 질환이 생기기도 쉽습니다.

　엎드려 자면 얼굴과 가슴을 압박해 소화기와 호흡기계에 부담을 줄 수 있습니다. 또한 척추, 목 관절 건강에도 악영향을 미칩니다. 등뼈가 위로 치솟고 허리는 아래로 내려가서 척추 변형을 가져올 수 있습니다. 또 목을 한쪽으로 돌리고 자므로 목의 양쪽 근육이 불균형하게 긴장되어 통증이 발생하고 피로감도 증가할 수 있습니다. 엎드려 자면 자는 동안 심장에 계속 무리가 가해져 고혈압을 유발할 수 있고, 그로 인해 숙면을 방해할 수 있습니다.

다음은 몇 가지 바람직한 수면 자세입니다.

1. 천장을 보고 똑바로 누워서 자는 자세: 수면 시 바른 자세는 깨어 있을 때와 마찬가지로 척추가 구부러지지 않고 S라인의 만곡을 유지할 수 있게 등을 펴고 자는 것입니다.

2. 옆으로 누워서 자는 자세: 오른쪽으로 모로 누워 어깨 높이의 베개를 베고 다리를 포개어 구부리고 자도 좋습니다.

3. 일자 허리일 경우: 일자 허리라면 얇은 베개를 허리에 받치고 잡니다. 일자 허리를 앞으로 휘게 해 정상적인 허리 곡선을 만들어주는 효과를 볼 수 있습니다.

4. 척추후만증, 요통이 있는 경우: 무릎 사이에 베개나 쿠션을 끼고 잡니다.

5. 요통이 있는 경우: 천장을 보고 바로 누우면 좋지만 불편하다면 낮은 베개를 이용합니다. 무릎 아래에는 다른 베개나 쿠션을 놓아서 척추(허리) 근육의 긴장을 완화하는 것이 좋습니다.

Question

060

면역력을 높이려면 어떻게 자야 할까요?

Answer

무작정 1시간 더 잔다고, 평소보다 오래 잔다고 문제가 해결되지는 않습니다. 잠을 제대로 자는 것, 숙면하는 것이 가장 중요합니다. 한국인 가운데 수면장애를 겪는 비율은 대단히 높습니다. 전체 인구의 절반 가까이 평생 동안 한두 번 이상 수면장애를 겪는 것으로 조사되었습니다. 또 다른 통계에 따르면 매년 수면장애 환자가 20% 이상 느는 것으로 나타났습니다.

문제는 잠의 양이 아닌 질입니다. 8시간 이상 잔다고 한들 빈번하게 깨고, 또 숙면하지 못한다면 수면이 주는 건강 보호 효과를 기대할 수 없을 것입니다. 상당수 한국인은 자는 동안 3번 이상 깨고 30분 이상 뒤척입니다. 8시간, 아니 10시간을 잔다고 해도 이런 잠은 건강에 좋은 영향을 주지 못할 뿐만 아니라 악영향을 미칩니다. 건강한 잠은 한마디로 수면 효율이 높은 잠입니다.

7장 | 숙면과 면역의 상관관계   277

$$수면 \; 효율 = \frac{실제로 \; 잠을 \; 잔 \; 시간}{(총 \; 수면시간)} \times 100$$

수면 효율이 높은 잠을 자야 합니다. 수면 효율이란 실제로 잠을 잔 시간을 잠자리에 누워 있는 시간으로 나눈 것입니다. 수면 효율이 85% 이상 되어야 제대로 잠을 잤다고 할 수 있습니다.

자는 동안 우리 뇌는 가장 편안해집니다. 몸의 각 부위도 새롭게 재생되고 회복됩니다. 자는 동안에는 우리 몸의 활동이 거의 멈추는데요. 덕분에 신체 장기들도 대사를 최소화하고 휴식을 취할 수 있는 것입니다. 육체 피로를 느끼게 만드는 원인인 근육에 축적되었던 수소이온들은 잠을 자는 동안 차츰 농도가 낮아집니다. 이렇게 심신에 쌓인 피로가 풀립니다. 또 자는 동안 우리 몸의 각종 호르몬도 균형을 되찾습니다. 낮 동안 많이 소비된 멜라토닌, 성호르몬, 성장호르몬 등 각종 호르몬이 자는 동안 분비되고 재충전되어 다음 날을 대비할 수 있게 해줍니다.

질 높은 수면을 위해서는 일상의 관리가 중요합니다. 자기 전 격렬한 언쟁, 과도한 운동, 감정적 자극은 편안한 수면을 방해하는 일입니다. 늦은 시간까지 TV나 컴퓨터를 하는 대신 책을 읽고, 편안한 음악을 듣거나 글을 쓰면 뇌는 더 빨리 진정되어 숙면하기도 쉬워집니다. 저녁마다 자신만의 정서적 안정방법으로 날카로워진 교감신경을 가라앉히기 바랍니다. 그런 면에서 족욕이나 반신욕도 좋은 방법입니다. 또 위에 부담이 가지 않는 선에서 멜라토닌 분비를 촉진하는 단백질 식품을 소량 섭취하는 것도 숙면에 도움이 됩니다. 그러나 기본적으로 자기 3시간 전부터는 금식하는 것이 바람직합니다. 자는 동안 우리의 위 기능 역시 거의 정지됩니다. 따라서 음식을 조금이라도 위에 채우고 자는 것은 숙면을 방해하는 일입니다.

자는 동안 가장 편안히 쉬는 신체기관은 뇌일 것입니다. 우리 뇌는 깨어 있는 동안 쉼 없이 움직입니다. 특히 현대인은 유례없이 뇌를 혹사하며 살아갑니다. 그래서 가장 주의해야 할 나쁜 습관이 저녁 시간에 스마트폰을 과도하게 사용하는 것입니다. 낮에 하지 못한 일, 그중에서도 자유로운 스마트폰 사용을 위해 자는 시간을 줄이는 사람이 많습니다.

불면증에 시달리면 흔히 잠을 자기 위해 갖은 방법을 동원하는데요. 가령 따끈한 우유 한 잔을 마시거나, 평화로운 음악을 듣거나, 심지어 수면제를 복용하는 등 수단과 방법을 가리지 않고 잠을 청하려고 노력할 것입니다. 하지만 이렇게 잠이 안 올 때 잠을 자려고 애쓰는 일은 오히려 잠을 쫓는 행위가 될 수 있습니다. 잠을 청하려고 애쓰는 것이 되레 스트레스로 작용해 뇌를 각성시키기 때문입니다.

잠이 잘 오지 않아서 억지로 잠을 청하는 일이 반복되면 수면의 질은 더더욱 나빠집니다. 우리 몸에는 비교적 정밀한 생체시계가 존재합니다. 잠을 자지 않고 계속 버틸 사람은 없습니다. 밤에 잠이 오지 않을 때는 과감하게 자지 않으면 됩니다. 대신 늦잠, 낮잠을 자지 않도록 주의하기 바랍니다. 수면장애나 불면증으로 치료받는 사람 상당수는 밤에 잠을 잘 자지 못해서 대신 낮에 비정상적일 정도로 긴

잠을, 그것도 자주 자는 경우가 많습니다. 혹은 낮에 깜빡 조는 경우도 빈번합니다.

낮에 긴 낮잠을 자거나 혹은 부족한 잠을 보충하면 누구라도 밤에 잘 자기 어렵습니다. 1시간 낮잠은 8시간 밤잠을 대체하는 효과가 있기 때문입니다. 낮잠을 자야 하는가에 대해서는 찬반이 갈리지만, 건강한 낮잠의 원칙을 굳이 정한다면 절대 30분을 넘지 않도록 해야 한다는 것입니다. 물론 수면의 질을 높이려고 한다면 낮잠은 최대한 피하는 것이 좋습니다.

만약 만성적으로 밤에 잠이 잘 오지 않는다면 아예 잠을 자지 말고 하루만 버텨보기 바랍니다. 대신 절대 낮에 졸거나 낮잠을 자서는 안 됩니다. 주변 사람에게 부탁해 자신이 잠들지 못하게 계속 깨워달라고 부탁하기 바랍니다. 그리고 저녁 일찍 이불을 깔고 잠자리에 들어보세요. 아마도 어렵지 않게 불면증을 고칠 수 있을 것입니다.

건강한 수면을 위한 가장 쉬우면서도 효과적인 방법은 기상시간을 철저히 지키는 것입니다. 이는 취침시간을 일정하게 지키는 것보다 훨씬 효과가 좋습니다. 즉 저녁 취침시간 대신 아침 기상시간을 지키는 것이 효과적입니다. 인간은 생리적으로 아침 기상시간에 생체시계가 맞춰져 있습니다. 무엇보다 태양이 뜨면서 생체 리듬이 자동적으로 작동하기 때문입니다. 그런데 전등이 발명된 후 현대인의 생체시계는 저녁마다 큰 혼란을 겪습니다. 저녁이 된 줄도 모르고 생체시계가 계속 각성 상태에 놓이기 쉬워진 것입니다. 이로 인해 늦게 잠들고 불규칙하게 일어나는 습관이 굳어진 사람이 많습니다.

생체시계를 제자리로 돌리는 가장 손쉬운 방법은 커튼을 열어두는 습관입니다. 암막 커튼으로 해를 억지로 막지 않는다면 어렵지 않게 일어날 수 있습니다. 생체시계를 활용한다고 해서 취침시간을 정하지 않아도 괜찮다는 뜻은 아닙니다. 자는 시간을 몇 시부터 몇 시 사이로 대략 정해놓고 그 시간에는 다른 일은 접어둔 채 독서, 글쓰기, 음악 감상과 같은 수면에 도움이 되는 활동만 하는 것이 좋습니다. 자명종이나 알람을 이용해 일어나는 시간을 일정하게 유지하는 것도 좋습니다. 전등의 자동 켜짐 기능이나 자동 커튼 개방 장치 등을 이용해 자연스럽게 기상을 유도하는 방법도 있을 것입니다. 여름에는 1시간 빠르게, 겨울에는 1시간 늦게 일어나는 것도 몸의 리듬을 지키는 데 도움이 됩니다.

다른 사람과 잠을 잘 기회가 있다면 꼭 그 사람에게 자신의 잠버릇에 관해 물어보기 바랍니다. 자신의 잠버릇에 이상한 점은 없는지 물어본 다음, 만약 상대가 자신이 자면서 너무 뒤척인다거나 코 고는 소리가 너무 크다거나 입을 벌리고 잔다고 말하면 즉시 조치를 취하기 바랍니다. 우선 자면서 너무 많이 뒤척이는 것은 숙면하지 못한다는 결정적 증거입니다. 깊은 수면에 들면 뒤척임도 사라지기 때문입니다. 자면서 많이 뒤척거린다는 것은 얕은 수면, 즉 렘수면이 자주 오래 반복된다는 뜻입니다.

배를 채워야 잠이 온다는 사람도 많은데요. 이는 억지가 아니라 많은 부분 과학적 근거가 있는 주장입니다. 수면 호르몬인 멜라토닌을 생성시키는 트립토판은 단백질에서 얻어집니다. 그래서 저녁에 단백질이 풍부한 음식을 먹으면 멜라토닌 생성이 촉진되어 잠이 잘 오는 것입니다. 또 밤늦도록 깨어 있으면 아드레날린과 배고픔 호르몬인 그렐린이 활성화됩니다. 음식을 먹어 그렐린 호르몬을 잠재우면 잠이 잘 오곤 합니다. 하지만 이는 그렐린 호르몬 하나만 만족시키는 일일 뿐 우리 건강 전체를 해치는 일입니다.

설사 배가 든든해 잠이 잘 온다고 해도 우리 몸, 그중 위에 막대한 부담을 주게 됩니다. 자는 동안에는 우리 위의 기능 역시 현저하게 떨어집니다. 게다가 신체활동 없이 누워만 있으니 위의 기능은 거의 멈춘 것에 가까워집니다. 그런데 야식을 먹어서 위에 음식을 채우고 자면 위는 움직이지 못하면서 위액만 계속 분비되는 나쁜 결과를 초래합니다. 아래로 내려가지 못하고 넘친 위액은 기도까지 역류하곤 하는데 이것이 바로 역류성 식도염입니다. 설사 이런 불편감이나 증상을 크게 느끼지 못한다 해도 자기 직전 취식이나 야식은 우리 몸 전반에 위해를 가하는 일입니다.

숙면을 위해서라면 무엇보다 늦게까지 깨어 있지 않는 것이 최선책입니다. 잠자리에 들기 3시간 전부터는 아무것도 먹지 말아야 합니다. 만약 허기 때문에 도저히 잠들기 어렵다면 우유 한 잔이나 가벼운 샐러드 한 접시 정도로만 허기를 달래야 합니다.

간혹 잘 때 수면양말을 신고 자는 경우도 있습니다. 다소 불편하지만 수면양말을 신고 잔 사람들 가운데는 덕분에 숙면했다는 사람이 많습니다. 수면양말의 원리는 반신욕의 원리와 흡사합니다. 상체의 열은 식히고, 하체의 체온은 높여 체열의 균형을 맞추는 것입니다. 사실 이불만이라도 잘 덮고 자면 체온이 일정하게 유지되고 혈액순환도 잘되는 체열 평형 효과를 누릴 수 있습니다. 하지만 피로가 쌓이는 저녁에는 체열의 균형이 깨지면서 상체 온도는 높아지고,

하체의 온도는 낮아지는 불균형 상태에 이르기 쉽습니다. 반식욕, 족욕, 수면양말 등은 모두 체열 평형을 회복해 숙면할 수 있게 도와주는 방법들입니다.

방 안 공기가 너무 차거나 따뜻한 것도 수면에 방해가 될 수 있습니다. 체질에 따라 다를 수 있지만 침실 온도는 20~25℃ 사이가 적당합니다. 수면양말을 이용하더라도 가슴까지 이불을 덮고 자야 체온 유지에 유리합니다. 쾌적한 수면을 바란다면 환기도 중요합니다. 그리 춥지 않다면 침실에 산소가 잘 들어올 수 있도록 창문을 약간 열어두는 편이 좋습니다. 보온을 위해 문을 꽉꽉 닫아두는 것은 숙면에 오히려 방해되는 행위입니다.

수면의 질을 해치는 가장 나쁜 습관을 꼽으라면 단연코 잠자리에서 잠 이외의 다른 일을 하는 것입니다. 밀린 업무, TV 시청, 전화 걸기와 같은 다른 일을 하다 보면 어느새 침실은 잠자리가 아닌 그 일을 하는 공간으로 변하고 맙니다. 식탁에서 다른 일을 하다 보면 비만이나 식욕 부진이 생기기 쉬운 것처럼, 침실에서 다른 일을 하면 숙면하기가 힘들어집니다. 따라서 잠자리에서는 꼭 잠만 자도록 합시다. 침실을 다른 용도로 쓰는 것은 가장 좋지 못한 생활습관입니다. 그런 면에서 침실에 TV가 있다면 숙면에 상당한 방해를 받을 것입니다. 침실에서 TV만 치워도 수면의 질이 크게 향상됩니다. 특히 침실을 밥을 먹거나 술을 마시는 장소로 이용하는 것은 가장 나쁜 일입니다. 이런 습관이 조건화되면 밥이나 술을 먹지 않고서 잠들기 힘들어질 수 있습니다.

저녁 9시가 넘으면 집안 조명을 최대한 줄이는 것도 한 방법입니다. 주변이 어두워져야 뇌 속 송과선에서 멜라토닌이 분비되기 때문이다. 심한 운동이나, 격렬한 언쟁, 시끄러운 음악도 수면을 방해합니다. 잠에 잘 들기 위해서는 편안한 옷으로 갈아입고 잠이 잘 오는 환경을 만들어야 합니다. 잠자기 전에 가벼운 이완 스트레칭이나 명상을 하면 좀 더 편안한 잠을 잘 수 있습니다.

다음은 좀 더 질 높은 수면을 위한 가이드라인입니다.

1. 대기오염이 적고 산소가 풍부한 잠자리가 마련되어야 한다. 소음이 없는 공기청정기를 사용하는 것도 고려해본다.

2. 잠을 자는 동안 호흡이 잘 이뤄져야 한다.

3. 각종 수면의 질을 떨어뜨리는 건강 문제나 주거 문제를 해결해야 한다. 특히 수면장애를 유발하는 건강 문제가 있다면 다이어트보다 의사의 도움을 받아 치료하는 것이 먼저다.

4. 7시간 내외의 적정 수면시간 동안 숙면하도록 노력한다.

5. 부부가 함께 자기보다는 떨어져 자는 편이 건강에 더 이롭다. 캐나다 라이어슨대학교 수면·우울증 연구소의 연구에 따르면 부부가 한 침대에서 함께 잠을 잘 경우 상대의 움직임이나 소리 때문에 깊은 수면 단계로 진입하는 것이 어려워 수면의 질이 떨어졌다.

6. 아침에 해가 뜰 때 기상하는 것이 바람직하다. 이를 기준으로 잠드는 시간도 정하는 것이 좋다.

7. 숙면하기 가장 좋은 온도는 22~24℃이고, 습도는 40~60%다. 각종 냉난방기와 가습기를 통해 이 조건을 맞추는 것이 좋다.

만약 그래도 숙면을 취하기가 어렵다면 다음의 방법을 활용해보세요.

1. 자기 전 심한 온도 변화를 느끼는 샤워보다는 반신욕이나 족욕을 짧게 한다.
2. 베개를 비롯한 침구를 좀 더 편한 것으로 바꾼다. 최근 출시한 베개 가운데는 인체공학에 맞게 설계해 편안한 수면을 돕는 제품이 많으니 고려해본다.
3. 두한족열(頭寒足熱), 머리는 차고 발은 따뜻하게 했을 때 잠을 잘 자는 사람도 있으니 수면양말을 신고 자본다. 효과가 없다면 다른 방법으로 바꾼다.
4. 자기 전 명상을 통해서 마음 정리를 해본다.
5. 수면 요가와 같은 교감신경을 높이지 않는 간단한 스트레칭을 해본다.
6. 수면 유도 음악이나 ASMR 사용은 오히려 수면개시장애를 일으킬 수 있으니 사용하지 않는 편이 낫다.
7. 각종 수면 보조도구를 활용하고 있다면 오히려 이것들이 수면 장애의 원인일 수 있으니 신중하게 고려해본다.

8장

면역력과
마음 건강

스트레스를 받으면 면역력이 떨어집니다. 우리의 몸은 스트레스에 장기간 노출되면 여러 가지 스트레스 호르몬이 생산되는데 이 호르몬들은 모두 면역력에 악영향을 미칩니다. 대표적인 스트레스 호르몬인 '코르티솔'은 과다하게 분비되면 초기 면역 반응이 억제되고, 백혈구 분화가 억제되는 등 면역 기능이 저하됩니다.

면역력이 떨어지면
우울증이 생길 수 있나요?

Answer

　면역력을 높여 우울증을 예방할 수 있습니다. 최근 면역 기능을 향상해 정신건강을 도울 수 있다는 연구 결과가 속속 발표되고 있는데요. 미국 예일대학교 데이비드 하플러 면역학 교수팀은 다발성 경화증(MS)과 같은 신경퇴행 질환에서 나타나는 것과 유사한 중추신경계의 면역 반응이 건강한 사람의 척수액에서도 관찰되었다고 발표했습니다. 다만 건강한 사람의 척수액 T세포는 MS 환자와 비슷한 특징을 공유하지만, 건강한 사람에게서는 MS 환자와 같은 조직 손상을 유발하는 염증 반응을 되풀이해서 일으키지는 않는 것으로 나타났습니다. 이는 T세포와 같은 면역세포가 미생물 침입을 방어할 뿐만 아니라 정신건강을 지키는 역할도 한다는 사실을 알려주는 사례입니다. 또한 감마인터페론이 우울증을 예방할 수 있다는 기존의 연구를 뒷받침하는데요. 감마인터페론은 다양한 면역계 반응의 유도와 조절에 관여합니다. 감마인터페론과 감마인터페론이 생성하는 T세포를 함께 차단하면 생쥐에게서 우울증과 유사한 증상이 나타나는 것이 선행연구에서 보고되었습니다. 데이비드 하플러 연구팀은 다른 유형의 인터페론 치료를 받은 MS 환자가 흔히 우울증에 시달린다는 것에 주목했습니다. 이와 같은 결과들을 종합해 연구팀은 건강한 사람의 척수액 T세포가 정신건강을 지키는 역할을 할 것이라고 추론합니다.

반대로 우울증이 면역 기능을 떨어뜨린다는 연구 결과 역시 무척 많은데요. 최근 스위스와 독일 대학교 합동 연구팀은 우울증과 적혈구의 기계적 변형, 그리고 면역세포의 형태와 기능 변화 사이의 관계를 밝혀냈습니다. 지속성 우울장애를 앓고 있을 경우 증가하는 스트레스 호르몬과 만성염증으로 인해 면역세포의 세포막이 변성되어 질환을 유발할 수 있다는 것입니다. 우울장애는 '주요 우울장애(MDD; Major Depressive Disorder)'와 '지속성 우울장애(PDD; Persistent Depressive Disorder)'로 구분되는데요. 우울장애가 2년 이상 계속되면서 환자에게 평생 영향을 미칠 수 있을 때 PDD로 진단합니다. 요약하면 우울증으로 만성적인 저등급 염증과 스트레스 호르몬 생성 증가가 유발되어 면역세포의 구조적 변형이 생긴다는 것입니다.

취리히대학교와 드레스덴공과대학교, 막스플랑크연구소 연합 연구팀은 〈네이처〉의 정신의학 전문지 〈중개정신의학〉 저널에 우울증과 혈액세포, 면역세포 사이의 연관성에 관한 연구 결과를 발표했는데요. 이 연구에서 우울증이 계속되면 면역세포의 기능이 변하는 것이 확인되었습니다. 연구팀은 우울증을 앓는 69명과 우울 증상이 없는 70명을 대상으로 컴퓨터로 1,600만 개의 혈구 이미지를 스캔해 혈구의 기능과 모양을 분석했습니다. 그 결과 우울증을 장기간 앓은 사람의 단핵구, 림프구, 호중구 등의 면역체계 세포가 변형이 쉽고 불안정한 상태를 보였습니다. 우울증으로 인해 글루코코르티코이드 등의 스트레스 호르몬이 과다 분비되면서 세포가 변하고 염증을 유발한 것입니다. 즉 우울증은 만성염증을 유발하고 스트레스 호르몬을 증가시켜 면역세포의 구조를 망가뜨립니다.

또 오하이오주립대학교의 연구에 따르면 우울증 증상을 가진 노인은 그렇지 않은 노인에 비해 면역 기능이 더 떨어지는 것이 확인되었습니다. 우울증군에 속한 사람들은 우울증이 없는 사람들에 비해 T세포 수가 15%나 적었습니다. 미국 정신건강협회에 따르면 65세가 넘는 약 200만 명의 미국인이 우울증을 앓는 것으로 추정되는데요. 오하이오주립대학교의 연구에 따르면 추가로 12~20%의 환자가 가벼운 우울증을 앓는 것이 확인되었습니다.

스트레스는 건강을 해치는 직접적인 원인입니다. 스트레스는 교감신경계를 활성화하고 혈압을 높여 체내 활성산소를 다량으로 만듭니다. 활성산소는 정상 세포를 공격해 암세포를 만드는 주요 원인입니다. 스트레스가 암의 직접적인 원인이라는 증거는 부족하지만 스트레스로 인해 담배나 술, 폭식과 같은 중독 행위, 불건강 행위가 심해질 수 있고, 그로 인해 암이 생기는 근본적인 원인을 제공하는 것만은 사실입니다. 또 심한 스트레스에 시달리는 사람은 건강 증진 활동을 제대로 하기 힘들기에 건강이 나빠질 수 있습니다.

지금 여러분의 스트레스는 어떠한가요? 다음의 테스트를 통해 여러분이 얼마나 스트레스에 시달리고 있는지 살펴보기 바랍니다. 'ㅇ'의 개수가 10개 이하라면 당신은 스트레스가 심하지 않은 상태입니다. 하지만 섣불리 안심하기는 이릅니다. 문항에 정직하게 응답하지 않았거나 혹은 자신이 스트레스의 경고 신호를 잘 인지하지 못한 경우일 수 있습니다. 이미 스트레스 상황을 자기만의 방식으로 대처하는 패턴(의학적으로는 바람직하지 못한 패턴)이 고착된 경우일 수도 있으니 좀 더 주의를 기울일 필요가 있습니다.

'ㅇ'의 개수가 10개에서 15개 사이라면 당신은 상당한 정도의 스트레스를 경험하고 있거나, 오랫동안 과한 스트레스를 경험한 적이 있거나, 심한 스트레스로 다양한 어려움을 겪었을 것으로 판단됩니다. 아직 심각한 단계까지는 이르지 않았으니 이 문제를 해결하기 위한 적극적인 노력이 필요합니다. 'ㅇ'의 개수가 16개 이상이라면 당신의 스트레스 수준은 지금 위험한 상태이므로 반드시 전문가의 도움을 받아야 합니다. 특정 심리 문제가 존재할 가능성이 있습니다. 우울, 불안, 과도한 스트레스가 내적 문제를 일으키고 그것이 건강과 삶에 부정적 영향을 미치고 있을 수 있습니다.

이 테스트를 통해 여러분은 자신의 스트레스 수준을 어느 정도 가늠해봤을 것입니다. 물론 좀 더 정확한 진단은 의사나 전문가의 도움을 받아야 합니다. 개인의 스트레스 대응력은 사람마다 차이가 있지만, 자신의 스트레스 수치가 평균 이상으로 나왔다면 좀 더 면밀한 점검과 진단을 받아볼 필요가 있습니다.

스트레스 테스트

번호	문 항	○	×
1	쉽게 흥분한다.		
2	일정 시간 정신을 집중하는 데 어려움이 있다.		
3	아침에 일어날 때 피로감을 느낀다.		
4	아주 사소한 결정도 잘 내리지 못한다.		
5	잠드는 데 어려움이 있으며, 밤중에 깨어나 안절부절못할 때가 많다.		
6	보통 때보다 더 많은 일을 해야 한다.		
7	대체로 기진맥진하고 몸이 불편하다.		
8	산다는 것은 희망 없어 보이고, 가치 있는 것은 아무것도 없는 것 같고, 나 자신이 참으로 못났다고 생각한다.		
9	식욕은 없지만 건강을 위해 음식을 먹는다.		
10	새로운 자료에 흥미를 집중하기가 어렵다.		
11	잦은 두통으로 고생한다.		
12	내가 어떤 것을 하도록 요구받았을 때 필요한 정보를 상기하기가 어렵다.		
13	보통 때보다 술을 더 많이 마신다.		
14	때로는 매우 격앙되고 때로는 우울해지는 등 심한 감정 동요가 있다.		
15	한두 가지 중요한 약속을 어겼거나 늦은 일이 있다.		
16	들떠 있어서 적절하게 휴식을 취하지 못한다.		
17	이전에 비해 창의성을 보여줄 수 없다.		
18	때때로 불안해 잠이 오지 않는다.		
19	소화불량으로 자주 고생한다.		
20	특정한 문제에 주의를 집중하는 능력이 결여된 것 같다.		
21	아주 사소한 것에 대해서도 공포를 느끼며 더 이상 대처할 능력이 없는 것 같다.		
22	보통 때보다 담배를 더 많이 피우는 것 같다.		
23	자주 소변을 누고 싶은 욕구를 갖는다.		
24	편안하게 쉴 수가 없다.		
25	매사에 걱정하는 편이다.		

정말 마음이 건강하면
몸도 건강한가요?

Answer

우리 몸과 마음은 서로 이어져 있습니다. 몸이 아프면 정신건강도 위태로워지고, 정신적인 문제가 생기면 몸도 자연히 병들게 됩니다. 이 둘 사이를 매개하는 가장 중요한 장기가 바로 우리의 장입니다. 장이 아프면 장에서 분비되는 세로토닌이 결핍되어 정신적인 문제가 생기기 쉽습니다. '장-뇌' 커넥션 연구에 의하면 우리 장과 뇌는 매우 긴밀하게 이어져 있음을 알 수 있습니다.

최근에는 장과 뇌가 서로 밀접하게 연결되어 있다는 사실에 관해 좀 더 과학적인 연구 결과가 쏟아지고 있습니다. 이른바 '장-뇌 연결축(gut-brain axis)' 이론이 대표적입니다. 이는 우리 몸의 두 장기인 장과 뇌가 서로 긴밀하게 이어져 상호작용한다는 이론입니다. 장에 존재하는 미생물이 뇌와 장을 서로 연결하는 신경전달물질에 영향을 미치고, 그 때문에 어떤 사람의 장내 환경이 그 사람의 정신에까지 영향을 준다는 이론입니다.

　매우 단순하지만 분명한 추측의 근거는 이렇습니다. 어떤 사람이 스트레스나 부정적인 감정을 느끼면 그 사람의 뇌에서 교감신경이 활성화되면서 아드레날린이나 코르티솔과 같은 스트레스 호르몬의 분비가 증가합니다. 그리고 이런 호르몬들이 우리 장에 고스란히 전달되어 장내세균의 균형을 무너뜨립니다. 이때 장에서는 더욱 증식한 유해균이 쏟아내는 독소와 함께 스트레스 호르몬이 분비되고, 그로 인해 뇌에 부정적인 영향을 미칩니다. 이런 뇌와 장의 서로 주고받음에 의해서 장과 마음이 동시에 나빠지고, 이것이 꼬리에 꼬리를 물고 악순환이 거듭되는 것입니다. 이러한 이론은 지금까지 과학적으로 밝혀진 사실만으로도 충분히 유추할 수 있습니다.

　우리의 기분과 정서를 좌우하는 '행복 호르몬' 세로토닌은 뇌의 시상하부 중추에서 만들어지는데요. 이 세로토닌의 95%가 바로 장에서 만들어집니다. 뇌를 제외하고 유일하게 세로토닌이 만들어지는 곳이 바로 장입니다. 이는 장과 뇌가 서로 이어져 있다는 중요한 근거가 되는 과학적 사실이기도 합니다. 따라서 장 건강, 장내 생태계의 균형이 무너져 장이 아프면 정신적인 고통이 뒤따를 가능성이 매우 커집니다. 심지어 그 사람의 장내 마이크로바이옴의 차이가 정신건강의 중대한 변수가 될 수 있습니다.

　연구에 의하면 긍정적인 마인드를 가진 사람의 장내 미생물 환경과 그렇지 않은 사람의 장내 미생물 환경은 확연한 차이가 있었습니다. 장의 미생물 세포에서 떨어진 부산물은 혈액을 타고 순환하면서 면역, 물질대사, 뇌기능 등을 조절하는 것으로 알려졌습니다. 지금까지 과학자들은 장-뇌 연결축 이론을 입증할 만큼 명백한 근거를 제시하지 못했습니다. 즉 장-뇌 연결축이 실제로 어떻게 작동하는지 설명하지 못했습니다. 그런데 최근 프랑스 과학자들이 장과 뇌 미생물 사이의 신호 교환 메커니즘을 밝혀냈습니다. 파스퇴르연구소 과학자들이 주도한 이 연구에는 프랑스 국립 보건의료연구소와 국립 과학연구원도 함께 참여했는데요. 이 연구에 따르면 장 생태계에 변화가 생기면 뇌의 시상하부 뉴런이 곧바로 이를 감지해 식욕, 체온 등을 조절한다고 합니다. 비유하자면 뇌가 장 세균과 직접 의사소통을 한다는 뜻입니다. 이 발견을 통해서 앞으로 비만, 당뇨 등의 각종 대사 질환을 퇴치하는 획기적인 치료법 개발이 가능해졌습니다.

스트레스 때문에
면역력이 떨어질 수 있나요?

스트레스를 받으면 면역력이 떨어집니다. 우리의 몸은 스트레스에 장기간 노출되면 여러 가지 스트레스 호르몬이 생산되는데요. 이 호르몬들은 모두 면역력에 악영향을 미칩니다. 대표적인 스트레스 호르몬인 코르티솔은 과다하게 분비되면 초기 면역 반응이 억제되고, 백혈구 분화가 억제되는 등 면역 기능이 저하됩니다. 또 카테콜라민이라는 스트레스 호르몬은 특이 면역 반응을 담당하는 림프구의 증식을 억제해 면역 반응에 악영향을 미칩니다. 글루코코티코이드라는 스트레스 호르몬은 인체에 침입한 적을 무찌르는 항체 생산을 억제하고, 암세포나 바이러스에 감염된 세포를 죽이는 NK세포의 기능을 떨어뜨리고, 면역 시스템에서 중요한 기능을 담당하는 사이토카인의 생산을 억제합니다.

스트레스와 면역력의 연관성은 여러 실험을 통해서도 검증되었습니다. 미국 오하이오주립대학교 심리학 연구팀에 의하면 스트레스 정도가 높은 환자의 백혈구 수는 그렇지 않은 환자보다 20~30%가량 적은 것으로 나타났으며, 면역력을 향상하는 단백질인 '인터페론 감마'의 반응도 낮게 나타났습니다. 더불어 면역체계에서 핵심적인 역할을 하는 림프세포인 'T4세포'의 활동도 약해지는 것을 확인했습니다.

스트레스는 루푸스, 베체트, 아토피 피부염, 류마티스성 관절염, 천식, 건선, 쇼그렌 증후군 등 80여 가지에 이르는 자가면역 질환의 발생에도 영향을 미칩니다. 암과 같은 심각한 질환에도 영향을 주는 것으로 알려져 있습니다.

다만 스트레스 반응은 개인적인 차이가 존재합니다. 같은 스트레스를 받더라도 어떤 사람은 잘 견뎌내고 즐겁게 살아가는 반면, 어떤 사람은 정신적 부담이나 질병을 초래하는 중대 원인이 됩니다. 스트레스의 양이나 지속 기간이 어느 정도인가에 따라 달라질 수 있지만 스트레스를 대하는 개인의 사고방식이나 태도에 따라 큰 차이가 생길 수 있는 것입니다. 따라서 지금까지 정리되고 검증된 다양한 스트레스 대응기법들 가운데 자신에게 잘 맞는 방법을 골라서 스트레스 대응력을 차츰 높여나가는 노력이 필요합니다.

스트레스를 줄일 수 있는
방법이 궁금합니다

우리는 늘 갖가지 스트레스 상황과 마주합니다. 인간관계 스트레스, 가족관계 스트레스, 일이 주는 어려움 등 헤아리기 힘들 정도로 많습니다.

이번에는 필자가 여러 논문과 연구를 통해 확인하고 정리한 실질적인 50개 스트레스 해소법을 소개하겠습니다. 심리 전문가들이 소개하는 마음 치유에 도움되는 방법들을 면밀하게 참조해 정리했습니다. 물론 항목에 따라 분명 개인차가 존재할 것입니다.

어떤 항목은 자신에게 그리 도움이 되지 않는 방법일 수 있지만, 어떤 항목은 매우 큰 효과를 발휘하는 스트레스 해소법일 수 있습니다. 매일 몇 가지씩 마음에 드는 방법을 골라 실천해보거나, 여러 가지 방법을 응용해 자신만의 스트레스 해소법을 시도해보기 바랍니다. 해당 리스트를 꾸준히 반복해서 시도한다면 늘 마주하는 스트레스 앞에서도 한결 더 긍정적인 기분, 긍정적인 생각을 가질 수 있을 것입니다.

1. 편한 친구와 만나 툭 터놓고 수다를 떤다.

2. 거울 속의 나와 진지하게 대화를 나눈다.

3. 평소에 다니던 길이 아닌 다른 길로 여유롭게 걸어간다.

4. 마음에 드는 시를 몇 편 외운다.

5. 자신의 꿈을 100개 적어본다.

6. 하루 세 차례 거울 속 자신에게 미소 짓는 연습을 한다.

7. 하루에 한 번 이상 다른 사람의 좋은 점을 찾아내 칭찬한다.

8. 나 자신을 위해 꽃을 사본다.

9. 날씨가 좋은 날에 석양을 보러 산책을 나간다.

10. 하루에 3번씩 사진을 찍거나, 사진을 찍을 때처럼 밝게 웃는다.

11. 아침에 일어나 오늘 하고 싶은 일을 하나 적고 실천해본다.

12. 몰입할 수 있는 새로운 취미를 만들어본다.

13. 음악을 크게 틀어놓고 내 마음대로 춤을 춘다.

14. 망설이는 일의 리스트를 작성하고 쉬운 일부터 먼저 한 가지 해 결한다.

15. 일하는 중간중간 크게 웃으려고 노력한다.

16. 매 순간이 생의 단 한 번뿐인 귀한 시간이라고 생각해본다.

17. 지금 하고 있는 일을 사랑하려고 노력한다.

18. 먼저 큰소리로 상대에게 인사한다.

19. 주변의 친하고 유머러스한 사람과 좀 더 자주 오래 이야기를 나

눈다.

20. 잘해야 한다는 강박관념을 버리기 위해 노력한다.

21. 인생은 불완전하고 불안정한 것임을 인정한다.

22. 남의 눈치를 보지 않으려고 노력한다.

23. 남에게 뭔가 해주고서 대가를 바라는 마음을 버리려고 애쓴다.

24. 고맙고 감사한 것을 하루 한 가지씩 적어본다.

25. 멋진 여행을 구체적으로 계획해본다.

26. 시간이 날 때마다 즐거운 상상을 한다.

27. 고래고래 목청껏 노래를 불러본다.

28. 고맙고 감사한 마음이 생기면 지체하지 않고 표현한다.

29. 하루에 한 번이라도 자신에게 사랑한다는 말을 해보자.

30. 소중한 사람들에게 진심 어린 편지를 쓴다.

31. 마주치는 아주 작은 것들에 감사한 마음을 갖기 위해 노력한다.

32. 스스로 요리를 해서 먹어본다. 누군가를 초대하면 더 좋다.

33. 다시 일기를 쓴다.

34. 한 번도 해보지 않은 일에 도전한다.

35. 스트레스를 무조건 피하지 말고 있는 그대로 받아들인다.

36. 할 일이 있다면 다음으로 미루지 말고 지금 당장 시작한다.

37. 울고 싶을 땐 소리 내어 실컷 울어본다.

38. 숨을 깊고 길게 들이마시고 내쉬어보자.

39. 인생은 근원적으로 혼자라는 사실을 부정하지 않는다.

40. 내 모습을 있는 그대로 인정하고 사랑하려고 애쓴다.

41. 그들이 나와 다를 수 있다는 사실을 인정하자.

42. 매일 20분 정도라도 하루를 돌아보는 명상의 시간을 갖는다.

43. 마음을 편안하게 해주는 음악을 고르고 하루 중 그것을 듣는 시간을 마련한다.

44. 싫은 것은 당당히 'NO'라고 말한다.

45. 매사 지나치게 심각하게 받아들이지 않도록 노력한다.

46. 천천히 여유를 부리며 걸어본다.

47. 좋아하는 사람에게 날을 잡아 마음껏 베푼다.

48. 타인과 비교하는 마음을 버리기 위해 노력한다.

49. 인생에서 정말 중요한 것은 무엇인지 고민해본다.

50. 사랑하는 사람에게 사랑한다고 눈을 마주보며 말한다.

Question 065

봉사활동을 하면 면역력이 높아진다는데, 사실인가요?

Answer

마음에서 우러나온 진심 어린 봉사활동은 우리의 면역력을 높이는 일입니다. 이는 '마더 테레사 효과'를 통해 밝혀진 사실입니다. 1998년 미국 하버드대학교 의과대학에서 마더 테레사의 일대기가 담긴 영화를 사람들에게 보여주고 몸에 어떤 변화가 생기는지 확인해봤습니다. 실험 전 학생들의 침 속에 있는 면역물질 '면역글로불린 A' 수치를 조사해서 기록한 후에 해당 수치가 어떻게 변했는지 확인했는데요. 면역글로불린A는 외부 항원에 의해 면역 반응을 일으키면서 혈액 내에 항체를 생성해냅니다. 이렇게 만들어진 항체는 몸에 똑같은 외부 항원이 침입하면 이를 막아내 우리 몸을 지키는 역할을 합니다. 놀랍게도 마더 테레사에 관한 영화를 감상한 사람들의 체내에서는 면역글로불린A의 수치가 실험 전보다 확연히 높게 나타났습니다. 타인의 선행을 보는 것만으로도 면역력이 높아진 것입니다.

미국 하버드대학교 의과대학은 마더 테레사 효과를 입증하기 위한 또 다른 실험을 준비했습니다. 700여 명의 학생을 두 그룹으로 나누고, 한 그룹은 무상으로 봉사활동을 하고 다른 한 그룹은 돈을 받고 아르바이트를 했습니다. 1개월 정도 지속하면서 몸에 어떤 변화가 있는지 관찰했더니, 대가 없이 봉사활동을 한 그룹에서 긍정적인 변화가 나타났습니다. 면역 항체의 수치가 크게 높아진 것입니다.

직접적인 선행은 그 효과가 더 뛰어납니다. 미국의 내과의사 앨런 룩스는 자발적으로 선행을 펼치는 사람은 감정적 충만감에 해당하는 '헬퍼스 하이(helpers high)'를 느낀다는 사실을 밝혀냈습니다. 선행에서 느낀 헬퍼스 하이는 길게는 몇 주간 이어지기도 하는데요. 선행 이후에 각종 검사를 해보니 혈압과 콜레스테롤 수치가 낮아졌고, 기쁨 호르몬 엔돌핀의 수치가 보통 사람의 3배 이상 높게 나타났습니다.

달리기를 하는 사람들은 어느 정도 달리기를 계속하면 고통이 사라지면서 '러너스 하이'라는 큰 쾌감을 경험하는데요. 마찬가지로 기부, 선행, 자원봉사 등을 하는 사람들도 봉사활동을 계속하면 심리적인 만족감, 정서적인 편안함을 느끼는 '헬퍼스 하이'를 경험합니다. 실제로 진심으로 남을 돕는 사람들을 보면 표정이 밝고 건강하다는 것을 느낄 것입니다. 상당 부분 헬퍼스 하이의 효과 덕분입니다.

정말 혼자 살면
더 빨리 죽나요?

Answer

혼자 살기 때문에 더 빨리 죽는 것은 아닐 것입니다. 다만 외로움에 오래 노출되면 다양한 건강 위험을 초래할 수 있습니다. 외롭다는 감정은 무척 주관적이지만 스스로 외롭다는 느낌을 상당 기간 심하게 느끼면 정신건강은 물론 신체에도 악영향을 미칠 수 있습니다. 외로움에 장기간 노출될 경우 면역력까지 떨어질 수 있고, 그로 인해 다양한 질병 위험에 노출될 수 있습니다.

사회신경과학자 존 카치오포는 이와 관련한 장기적인 연구를 진행했습니다. 그리고 사회신경과학이라는 새로운 분야의 학문을 창시하기까지 했는데요. 그는 『인간은 왜 외로움을 느끼는가』를 통해 외로움이 단순한 감정적 결함이 아니라 뇌기능을 훼손하는 중대한 문제임을 규명한 바 있습니다. 그는 30년간의 추적 연구를 통해 사회적 고립과 그로 인한 외로움이 개인의 건강에 치명적인 악영향을 미친다는 사실을 밝혀냈습니다.

존 카치오포는 한 연구에서 6년 동안 50세 이상 2천여 명을 대상으로 고독, 비만 등이 건강에 미치는 영향을 살펴봤습니다. 그 결과 '가장 고독한 노인' 그룹은 '가장 적게 고독을 느끼는 노인' 그룹보다 사망률이 2배 이상 높았습니다. 고독한 노인 그룹의 사망 위험은 평균보다 14%나 높았습니다. 이는 비만으로 인한 사망 위험보다 2배 가까이 높은 수치였습니다. 그는 50~68세 성인 141명을 대상으로 진행한 또 다른 연구에서 외로움의 수준에 따라 몸이 어떻게 변하는지 관찰했습니다. 그 결과 외로움을 강하게 느끼는 사람일수록 백혈구에 변화가 크게 일어나 감염에 취약한 것으로 나타났습니다.

존 카치오포 교수는 "고독에 따른 고통은 육체적 고통과 유사하다."라고 말합니다. 그는 고독으로 인해 혈압이 상승하고, 면역 시스템이 무너지고, 심장마비나 뇌졸중과 같은 중대 질환의 발생 확률이 높아진다고 말합니다. 심지어 고독은 치매 확률까지도 현저히 높이는 것으로 나타났습니다.

Question 067

높은 면역력을 유지하는 마음이 따로 있을까요?

Answer

낙천적인 사람은 그렇지 않은 사람보다 수명이 더 긴 것으로 나타났습니다. 미국국립과학아카데미는 낙천주의자들의 건강과 수명에 관한 연구 결과를 발표했는데요. 7만 명의 여성과 1,400명의 재향군인 등 대규모 표본 조사를 통해 성별에 상관없이 대부분의 낙천주의자가 85세가 넘는 나이까지 산다는 사실을 발견했습니다. 또 낙천적인 사람은 장병(長病), 뇌졸중, 폐활량 및 기능 저하 발생 위험이 낮았습니다. 물론 낙천주의는 유전의 영향을 상당 부분 받긴 하지만, 주변 환경과 교육 역시 낙천적인 성격을 기르는 데 도움을 줄 수 있습니다.

셰인 로페즈 교수는 다년간의 연구를 통해 낙천주의가 사망률에까지 영향을 미친다는 사실을 밝혀냈습니다. 실험에 참여한 희망 그룹(설문지 응답에서 장래에 관한 희망적인 관점을 많이 적은 그룹)과 절망 그룹(비관적인 관점을 시사한 그룹) 간의 사망률은 무려 2배 가까운 차이가 나타났습니다. 추적 관찰을 진행한 결과, 희망 그룹이 11% 사망한 데 비해 절망 그룹의 사망률은 29%에 달했습니다. 희망적인 사고를 하지 않으면 면역력이 현저히 떨어져 더 질병에 걸리기 쉬웠고, 사망에 이르기도 쉬웠습니다.

이처럼 여러 연구에 따르면 긍정적인 사람은 부정적인 사람에 비해 상대적으로 면역 수준이 높고, 감기와 같은 전염병에 덜 걸립니다. 좋은 생각을 하면 면역력이 증진된다는 연구는 수없이 많습니다. 반대로 정신적인 고통이 면역력을 떨어뜨리고 각종 유병률과 사망률을 높인다는 연구 역시 수를 헤아릴 수 없이 많습니다.

낙관성은 현재 많은 조명을 받는 학문 분야인 긍정심리학에서 가장 중심적으로 다뤄지는 주제 가운데 하나입니다. 낙관성(樂觀性)이란 말 그대로 미래에 대한 긍정적 기대와 희망을 품고서 인생을 영위하는 태도 혹은 심리를 말합니다. 비관성(悲觀性)의 반대말이지요. 연구에 따르면 낙관적인 직장인은 직장에서 더 많은 성과를 내고, 낙관적인 학생은 더 우수한 성적을 내며, 낙관적인 운동선수는 경기에서 더 자주 우승하고, 심지어 낙관적인 사람은 면역력이 다른 사람보다 뛰어나기에 질병 없이 오래 생존하는 것으로 알려져 있습니다. 낙관성은 한 인간이 행복과 장수, 삶의 번영을 누리게 하는 마음의 토대라고 할 수 있습니다.

여러분의 낙관성 정도를 확인해볼까요? 우선 다음의 문항을 확인해보세요. 홀수 번호에 더 많이 공감했다면 당신은 낙관적인 편이고, 짝수 번호에 더 많이 공감했다면 당신은 비관적인 편입니다.

1. 대개 어떤 일에서 좋은 결과를 기대하는 편이다.

2. 대개 어떤 일에서 나쁜 결과를 걱정하는 편이다.

3. 나는 낙천적인 편이다.

4. 나는 비관적인 편이다.

5. 경험에 비추어 좋은 일이 더 자주 일어난다.

6. 경험에 비추어 나쁜 일이 더 자주 일어난다.

7. 힘든 일이 생겨도 일시적인 일이라고 생각한다.

8. 힘든 일이 생기면 늘 그렇다고 생각하는 편이다.

심리학자 바버라 프레드릭슨은 '확장 및 축적 이론(broaden-and-build theory)'을 통해 일에 관한 전혀 새로운 관점을 제시합니다. 프레드릭슨에 따르면 일에서의 성취는 정서적 특성과 관련이 깊었습니다. 긍정적 정서를 가진 사람은 일에서도 높은 성취를 얻었는데요. 긍정적인 정서가 개인의 생각과 행동의 폭을 넓혀 더 많은 도전을 하게 하고, 이런 도전과 경험이 쌓여 개인의 성장을 가져왔기 때문입니다. 가장 뛰어난 성과를 낸 사람들의 긍정 정서와 부정 정서의 비율은 언제나 3:1 이상이었습니다. 마치 수학 공식처럼 긍정 정서와 부정 정서의 비율이 3:1 이상인 사람과 그렇지 않은 사람 사이에는 극명한 차이가 존재했습니다. 누구라도 부정 정서보다 3배 이상의 긍정 정서를 유지한다면 큰 성과를 낼 수 있는 것입니다.

우리가 가진 것 가운데는 성격이나 체질처럼 바꾸기 어려운 부분도 많지만, 주어진 상황을 해석하고 사고하는 방식만큼은 훈련과 연습을 통해서 얼마든지 바꿀 수 있습니다. 어떤 사람이 우울해지고 매사 무기력해지는 주된 이유는 반복된 경험을 통해 무기력이 학습되었기 때문입니다. 이를 심리학에서는 '학습된 무기력(learned heplessness)'이라고 부르며 우울증이 생기는 주된 원인이라고 설명합니다. 반대로 낙관성이나 긍정적 정서 역시 반복된 연습을 통해 학습할 수 있습니다. 이를 '학습된 낙관성(learned optimism)'이라고 부릅니다.

긍정적인 사고를 계속 연습하고 스스로 체득하다 보면 낙관성이나 근면함 역시 좀 더 키울 수 있습니다. 그렇다면 내 안에 긍정적인 정서를 늘리기 위해서는 어떻게 해야 할까요? 바버라 프레드릭슨은 긍정 정서를 늘리는 12개 원칙을 제시한 바 있습니다. 각 원칙과 원칙에 대한 보충 설명은 다음과 같습니다.

1. 열려 있으라: 매사 개방적인 태도를 갖기 위해 애써야 합니다. 새로운 경험과 새로운 일에 좀 더 마음을 열기 위해 노력합시다.

2. 돈독한 유대감을 형성하라: 긍정적 정서를 늘리는 가장 효과적인 일은 사람들과 즐거운 시간을 갖는 것입니다. 반드시 많은 사람을 만날 필요는 없지만 좀 더 깊이 있는 만남과 질적인 시간을 갖기 위해 노력하기 바랍니다.

3. 선행을 실천하라: 연구에 따르면 선행을 행할 때 사람들은 가장 큰 기쁨과 행복감을 느낄 수 있습니다. 자신의 여건에 맞게 주기적으로 선행을 펼칠 수 있기를 바랍니다.

4. 오락거리를 개발하라: 꽉 짜인 일상이 지속될 때 필연적으로 불행감도 증가합니다. 전에 하지 않았던 새로운 취미에 도전할 때

우리 뇌와 마음은 큰 즐거움을 느낄 수 있습니다.

5. 부정 사고를 반박하라: 부정적인 사고가 점점 늘면 비관주의를 형성하고 이 비관주의는 우울증을 유발하는 주된 원인이 됩니다. 평소 자신이 가진 부정적인 사고를 잘 인지하고 그때그때 합리적이고 건강한 사고로 대체하려고 노력해야 합니다.

6. 자연을 찾아라: 숲의 초록빛은 우리 뇌를 가장 편안하게 하고, 숲과 가까이 할 때 우리 뇌는 심신을 안정시키는 알파파를 만들어냅니다.

7. 자신의 감정을 알고 활용하라: 자신의 감정을 회피하거나 방치하는 일이 정신건강에 가장 나쁩니다. 자주 자신의 감정을 인지하고 그 감정을 최대한 주변 사람이나 예술 작품, 신체활동 등을 통해 표현하는 것이 바람직합니다.

8. 명상을 하라: 명상 역시 심신을 안정시키는 효과가 뛰어납니다. 웹사이트에서 믿을 만한 명상법 매뉴얼을 쉽게 구할 수 있습니다. 하루 20~30분만 꾸준히 명상을 실천해도 큰 심리적 안정 효과를 경험할 수 있습니다.

9. 용서로 분노를 제거하라: 부정적 감정을 가장 빠르게 늘리는 마음이 미움이나 분노, 그리고 혐오입니다. 일단 이러한 감정이 생기면 걷잡을 수 없이 증폭됩니다. 용서는 결코 쉬운 일이 아니나, 조금만 노력하면 용서의 기술에 관한 믿을 만한 정보를 얻을 수 있습니다. 용서하는 법을 배우고 그것을 조금씩이라도 실천하기 바랍니다.

10. 감사를 의례화하라: 비판과 비난을 하는 건 쉽고 편하지만 감사

의 대상을 찾거나 감사한 마음을 실천하는 일은 쉽지 않습니다. 감사만큼 긍정적 정서를 늘리는 감정도 없습니다. 감사할 일을 찾아서 가능하다면 감사를 말이나 행동으로 직접 표현하려고 노력해봅시다. 감사편지를 쓴다면 가장 이상적입니다.

11. 긍정 정서를 음미하라: 부정 정서는 가만히 나둬도 저절로 증폭되지만 기쁨이나 희망과 같은 긍정 정서는 쉽게 잊히고 사그라지기 쉽습니다. 따라서 긍정 정서를 경험할 때는 그것을 좀 더 깊이 있게 음미하는 습관이 중요합니다. 긍정적 경험을 짧게나마 글로 적어보는 것은 가장 효과적인 방법 가운데 하나입니다.

12. 미래를 시각화하라: 일상의 수레바퀴에 갇히면 미래를 까마득히 잊고 지내기 쉽습니다. 따라서 시각적 여유가 있을 때, 아니면 애써 시간을 내서라도 미래를 상상하는 습관을 가질 필요가 있습니다.

명상을 꾸준히 하면 면역력이 높아질까요?

Answer

최근 명상이 세계적인 관심을 받고 있습니다. 명상을 통해 많은 것을 얻을 수 있지만, 명상의 가장 탁월한 장점 가운데 하나는 건강 증진 효과입니다. 지금까지 명상이 가진 건강 증진 효과에 관한 많은 연구가 진행되었는데요. 여러 논문을 통해 그 효과가 입증된 바 있습니다. 관련 내용을 정리하면 다음과 같습니다.

명상을 꾸준히 하면 NK세포의 활성을 증가시키고, 스트레스 감소 상태를 반영하는 뇌의 알파파를 활성화합니다(Correlation between alpha rhythms and natural killer cell activity during yogic respiratory exercise, 2001). 또 인플루엔자 백신 접종에 대한 항체 반응 연구에서 MBSR 중재 집단은 비교 집단보다 인플루엔자 항체가 현저하게 증가했고(Alterations in brain and immune function produced by mindfulness meditation, 2003), 항원 '키홀 림펫 헤모시아닌(keyhole limpet hemocyanin)'을 노인에게 투여한 연구에서는 MBSR 훈련 직후에 면역글로불린G가 상대적으로 더 높게 증가했습니다(Mindfulness-Based Stress Reduction for Older Adults: Effects on Executive Function, Frontal Alpha Asymmetry and Immune Function, 2013). 즉 꾸준한 명상 수련을 통해 면역력을 높이고, 질병 퇴치능력을 향상할 수 있는 것입니다.

이런 명상의 과학화와 과학적 검증에 크게 공헌한 인물로는 존 카밧진 박사가 있습니다. 그는 뛰어난 정신의학 프로그램인 '마음챙김에 기반한 스트레스 감소 프로그램(MBSR)'의 창시자입니다. MIT에서 분자생물학 박사를 취득한 카밧진 박사는 1979년 9월 MBSR의 전신인 '스트레스 감소 이완 프로그램'을 처음 개설했고, 이후 이를 체계화해 8주 코스의 MBSR을 개발했습니다. 그가 MBSR를 만드는 과정에서 가장 주안점으로 삼은 점은 불교적 색채와 구조 및 불교와 명상과의 관계를 최대한 단절시키고, MBSR을 과학적 맥락 아래에 두는 것이었습니다.

카밧진 박사는 연구를 통해 다양한 신체 질환, 고통, 불안, 뇌기능 변화, 면역 기능 향상에 MBSR이 효과가 있음을 입증했습니다. 그는 일찍이 자신이 창시한 MBSR에 도움이 되는 일곱 가지 태도에 대해 정리한 바 있는데요. 이는 마음챙김을 수련하는 데 중요한 지침이기도 합니다. 간략하게 정리하면 다음과 같습니다.

1. 판단하려 하지 말라(non-judging): '좋다' 혹은 '나쁘다'와 같은 판단은 중지한다.

2. 인내심을 가져라(patience): 긴 호흡으로 명상을 연습하고, 또 연습한다.

3. 처음 시작할 때의 마음을 간직하라(beginner's mind): 경직된 사고에서 벗어나 열린 마음으로 임한다.

4. 믿음을 가져라(trust): 자신은 자신이 가장 잘 아는 유일한 사람이라는 믿음을 가진다.

5. 지나치게 애쓰지 말라(non-striving): 명상의 목적은 '명상' 그 자체다.

6. 수용하라(acceptance): 일상을 있는 그대로 바라본다. 맞서지 말고 그저 알아차린다.

7. 내려놓아라(letting go): 어떤 것에도 집착하지 말고 그저 있는 그대로 놓아둔다.

MBSR의 일곱 가지 태도는 명상에 처음 입문하는 사람들에게 큰 도움이 될 마음가짐입니다. 이 일곱 가지 태도를 유념하며 다음의 1분 명상을 시도해보기 바랍니다. 1분 명상을 통해서 심신의 안정을 얻을 수 있을 것입니다. 필자가 소개하는 명상방법은 『8주, 나를 비우는 시간』을 참조했습니다.

1. 우선 소리가 나지 않는 의자를 골라 편안하게 앉으세요.

2. 등받이가 있는 의자에 등을 바로 세워 앉으세요. 가능하다면 등받이에서 등을 살짝 떼 허리가 스스로 설 수 있게 하세요. 발바닥은 바닥에 붙이고 눈은 감으세요. 눈을 뜬다면 지그시 뜨시기

바랍니다.

3. 몸에서 숨이 들어오고 나가는 감각에 주의를 집중하세요. 둘숨과 날숨의 감각이 다를 것입니다. 감각에 집중하지 마시고, 오직 숨이 들어오고 나가는 호흡만을 생각하세요. 평소 자신이 호흡하는 방식을 의도적으로 바꿀 필요는 없습니다.

4. 마음에서 여러 생각이 떠오를 것입니다. 그럴수록 부드럽고 자연스럽게 주의를 호흡으로 되돌리시기 바랍니다. 마음이 호흡이 아닌 다른 곳을 방황하고 있다는 사실을 의식하더라도 스스로를 비난하지 말고 단지 주의를 되가져오는 것이 필요합니다. 이것이 바른 명상방법입니다.

5. 이제 마음이 고요한 연못처럼 평온해질 것입니다. 물론 그렇지 않을 수도 있습니다. 설령 아주 고요한 상태에 이르렀다 해도 좀 더 기다려보세요. 어쩌면 화가 나고 짜증이 나는 마음인지도 모릅니다. 하지만 좀 더 기다려보세요. 마음은 계속 변화할 것입니다. 어떤 일이 일어나든 다만 있는 그대로 내버려두세요.

6. 이렇게 1분이 지난 뒤 눈을 뜨고서 눈에 들어오는 방 안의 모습을 있는 그대로, 아무런 판단 없이 그대로 받아들이세요.

성격에 따라 면역력도 차이가 생길까요?

연구에 따르면 사람의 성격은 평생 거의 변하지 않습니다. 전문가들은 성격의 약 50% 이상은 유전자에 의해 결정되며, 사람마다 성격이 다른 이유도 유전자가 다르기 때문이라고 설명합니다. 그런데 이런 타고난 성격은 우리의 건강이나 수명에도 큰 영향을 미칩니다. 특히 성격이 우리 면역력에 상당한 영향을 미친다는 사실은 이미 많은 연구를 통해 밝혀졌는데요. 그중 대표적인 사례로는 다음과 같은 연구들이 있습니다.

미국 피츠버그대학교 의과대학 애너 마스랜드 박사 연구팀은 84명의 지원자를 대상으로 B형간염 백신을 접종하고, 동시에 신경성이 어느 정도인지를 측정하는 테스트를 실시했습니다. 그 결과 신경성 테스트에서 높은 점수를 받은 사람은 백신에 대한 면역 반응이 약하게 나타났습니다. 신경성이 높은 사람은 성격적으로 우울하고 불안하며 쉽게 스트레스를 받는 경향이 있었습니다. 또 병에 걸려도 신경성이 낮은 사람에 비해 증세가 심했습니다.

미국 캘리포니아대학교 에이즈연구소 스티브 콜 박사 연구팀에 따르면 에이즈 바이러스에 감염되었을 때도 성격이 큰 영향을 미쳤습니다. 성격이 내성적인 사람은 외향적인 사람보다 바이러스 증식 속도가 상당히 빠른 반면 치료 효과는 느렸습니다. 내성적인 환자는 외향적인 환자에 비해 에이즈 바이러스의 수가 평균 8배 많았으며, 18개월 치료 후 외향적인 환자는 에이즈 바이러스의 수가 162배 줄어든 데 비해 내성적인 환자는 20배밖에 줄어들지 않았습니다. 내성적인 사람은 좀 더 스트레스를 많이 받고 이때 교감신경계가 예민하게 반응해 심박동이 빨라지는 등 많은 신체 변화가 일어납니다. 스트레스 반응에서 만들어지는 신경전달물질 노르에피네프린은 신경세포에서 혈액으로 흘러드는데, 이때 바이러스가 침투하면 증식속도가 10배나 빨라진다고 합니다.

이 밖에도 여러 연구를 종합하면 근심과 걱정이 많은 사람은 위가 좋지 않았고, 불안하거나 강박적인 사람에게 천식이 많이 발견되었으며, 성급하고 화를 잘 내는 사람은 심장병에 걸리기 쉬웠습니다. 이런 연구들에 힘입어 새로운 학문 분야까지 등장했습니다. 바로 '정신신경면역학(PNI)'입니다. 정신신경면역학은 사람의 심리가 어떻게 면역계와 건강에 영향을 미치는지를 연구하는 학문입니다. 내분비계와 신경계에 의해 조절되는 인간 행동과 면역체계 사이의 상호 연관 작용을 연구하는데요. 면역계와 중추신경계는 광범위하게 상호 정보를 교환합니다. 한편 뇌는 교감신경계와 부교감신경계가 '임파기관

(lymphoid organ)'들에 분포되어 면역체계를 조절합니다. 또 신경내분비 호르몬들, 예를 들면 'CRH'나 '물질 P(substance P)'가 사이토카인의 균형을 조절합니다. 반대로 면역체계는 수면과 체온을 포함하는 뇌의 활동을 조절합니다.

면역계와 신경계는 기능 및 해부학적 연결에 근거해서 양방향으로 상호작용을 하면서 서로에게 영향을 미칩니다. 발열이나 스트레스 등 외부 환경이나 내부 환경에 변화가 일어날 때, 하나의 신체 시스템이 다른 시스템에 주는 기전은 위험을 감지하고 적절하게 반응하는 복잡한 방법으로 발달했습니다. 최근 이러한 뇌와 면역계의 상호작용이 면역과 관련된 질환에 영향을 주는 정신적인 요소들에 의해 조절된다는 다양한 증거들이 발표되었습니다.

독서, 글쓰기로 면역력을
높일 수 있을까요?

현재 서구 선진국에서는 '독서치료(bibliotheraphy)'가 큰 호응을 얻고 있습니다. '비블리오(biblio)'는 그리스어로 책이나 문서를, '테라피(theraphy)'는 치료를 뜻하는데요. 책으로 심리적 상처를 치유하는 방법을 비블리오테라피, 즉 '독서치료'라 부릅니다. 국내에서는 아직 제대로 정착되지 못한 상황이지만 서구에서는 이미 100년 전부터 행해진 대표적인 심리치료 방법입니다. 세계적인 작가 알랭 드 보통은 독서치료를 환상적인 치유방법이라고 권장합니다.

독서치료가 발달한 영국에서는 2000년대 초반부터 독서치료가 중요한 치유방법으로 부상했습니다. 국가 주도로 몇만 명에 달하는 임상실험을 진행하기도 했습니다. 그 결과 2014년부터 영국 보건당국은 독서치료를 우울증 치료의 중심에 놓았는데요. 현재 영국에서는 '책 처방'이 전국적인 의료서비스로 제공되고 있습니다. 책 처방이란 가벼운 우울증이나 불안장애 증상을 겪는 환자의 경우 약물 처방 대신 '자기조력(self-help)' 도서를 먼저 권하는 것입니다. 영국 보건당국은 환자가 정신건강의학과를 찾았을 때 증상이 심하지 않다면 약 대신 몇 권의 치유서부터 먼저 권해 호전 반응을 살피도록 권고하고 있습니다.

영국 서식스대학교의 연구에 따르면 음악을 듣거나 산책하는 것보다 독서를 통해 스트레스 수준을 더 많이 낮출 수 있었습니다. 이 연구를 지휘한 데이비드 루이스 박사는 신문, 책 상관없이 단 6분 동안만 독서를 해도 심박수가 느려지고 근육 긴장이 감소한다는 사실을 발견했습니다. 루이스 박사는 "어떤 책을 읽느냐는 중요하지 않다. 책에 푹 빠져들어 철저하게 일상의 걱정과 스트레스에서 벗어나 저자의 상상력을 탐구하며 시간을 보낼 수 있다. 이는 단순히 머리를 식히는 정도의 것이 아니라 페이지에 인쇄된 단어가 창의력을 자극하고 본질적으로 의식 상태가 변환되어 적극적으로 상상력을 발휘하는 의미를 갖는다."고 말합니다.

영국 리버풀대학교의 연구에 따르면 성인 38%가 궁극적인 스트레스 치료법으로 독서를 꼽았습니다. 독서에는 다른 여러 가지 유익도 함께 존재하지만 개인의 건강과 웰빙을 얻는 가장 유용한 도구인 것입니다.

독서와 마찬가지로 글쓰기 역시 다양한 건강 증진 효과를 가지고 있는데요. 먼저 시나 수필 등 창의적인 글쓰기를 꾸준히 실천하면 다양한 정신능력이 성장하고, 스트레스 대응능력도 좋아지는 것으로 나타났습니다. 포르투칼 포르토 간호대학교 호세 카를로스 마르케스

카르발류 연구팀은 간호대학교 학생들에게 정기적으로 시를 적도록 했더니 창의력, 성찰력이 높아지고 스트레스를 다루는 능력이 좋아지는 것을 확인했습니다.

잘 구성된 글쓰기 훈련을 하면 심각한 정신 문제를 가진 사람도 효과적으로 회복된다는 연구도 있는데요. 미국 듀크대학교 통합의학센터 올리버 글라스 교수팀은 심각한 트라우마에 노출된 환자를 대상으로 6주간 표현을 위한 글쓰기 과정을 실시했습니다. 그 결과 모든 참가자에게서 스트레스 감소, 우울증 증상 감소, 나쁜 일을 계속 떠올리는 반추 증상 감소 등 긍정적인 효과가 나타나는 것을 확인할 수 있었습니다.

글쓰기와 건강에 관한 가장 유명한 연구는 '가톨릭 수녀 연구(the nun study)'일 텐데요. 가톨릭 수녀 연구는 장수와 노화에 관한 대표적인 연구이기도 합니다. 이 연구는 수녀들이 사망한 후 자신의 뇌를 기증하면 그것으로 수녀의 평소 생활과 인지 기능을 상호 비교하는 신경학적 연구입니다. 1986년에 시작해 지금까지도 계속되는 무척 중요한 장수 및 노화 연구인데요. 이 연구에 75~102세에 이르는 노트르담 수녀학교 출신 678명의 수녀가 참가했습니다. 사망한 수녀들의 뇌와 함께 그들의 생전 활동과 생활, 여러 기록 자료 등을 함께 다각적으로 분석한 결과, 장수하면서도 치매에 걸리지 않은 수녀들에게 공통으로 나타나는 긍정적인 특성을 발견합니다. 바로 건강한 식습관, 평온한 성격, 규칙적인 생활습관, 평화롭고 활발한 인간관계 등이었습니다.

특히 장수하면서도 치매에 걸리지 않고 평온한 마음을 계속 유지했던 수녀들에게서 공통으로 나타나는 또 다른 특징은 그들이 평생 꾸준히 글을 썼다는 것입니다. '메리 수녀(sister Mary)'로 알려진 한 수녀의 일생은 건강하게 장수하고 싶은 우리의 소망을 가장 잘 대변하고 있습니다. 메리 수녀는 1892년 독일에서 태어나 19세에 수녀가 되었습니다. 그녀는 학교에서 어린 학생들을 가르쳤고 84세에 퇴직했는데요. 그녀 역시 사후에 연구를 위해 뇌를 기증했습니다. 매년 유전자검사와 심리검사, 신체검사, 혈액검사 등을 하면서 인지 기능과 신체 기능의 변화를 관찰했는데, 메리 수녀는 마지막 검사 당시 101세였고 그때도 인지 기능은 모두 정상이었습니다. 그러다 8개월 후에 사망한 것이지요. 그녀는 수녀 가운데서도 '성공적 노화'를 대표하는 분입니다.

그런데 놀라운 사실은 사후 그녀의 뇌를 검사했더니 이미 알츠하이머병이 발병한 지 오래였다는 것입니다. 알츠하이머병을 앓고 있었음에도 인지 기능은 정상을 유지한 건데요. 어떻게 이런 일이 가능했을까요? 연구 결과 자신의 글에 여러 가지 다양한 생각을 담아내고, 또 감정 표현이 풍부한 글을 썼던 수녀들이 나중에 알츠하이머병에 훨씬 적게 걸렸다는 사실이 밝혀졌습니다. 평생 꾸준히 글을 쓰고, 가급적 긍정적이고 행복하게 살고, 긍정적인 마음을 글로 적극적으로 표현하는 일이 장수와 건강에 지대한 영향을 미친다는 사실을 알려주는 대표적인 사례입니다.

9장

우리 몸의 메신저, 호르몬

면역력이 떨어지면 호르몬에 이상이 생기고, 반대로 호르몬에 이상이 생기면 역시 면역력이 떨어질 수 있습니다. 연구에 따르면 성장호르몬을 주사하거나 또는 성장호르몬을 분비하는 뇌하수체 상피세포를 이식함으로써 지라, 간, 부신 외에도 골수에서 면역력을 향상하는 '조혈세포(hematopoietic cell)' 생산이 늘어나는 것을 확인한 바 있습니다.

면역력이 나빠지면
호르몬에도 이상이 생기나요?

Answer

면역력이 떨어지면 호르몬에 이상이 생기고, 반대로 호르몬에 이상이 생기면 역시 면역력이 떨어질 수 있습니다. 연구에 따르면 성장호르몬을 주사하거나 또는 성장호르몬을 분비하는 뇌하수체 상피세포를 이식함으로써 지라, 간, 부신 외에도 골수에서 면역력을 향상하는 '조혈세포(hematopoietic cell)' 생산이 늘어나는 것을 확인한 바 있습니다.

성장호르몬은 우리 몸의 골수에서 지방세포의 축적을 감소시키는 역할을 합니다. 지방세포가 감소하면 골수에서 적혈구 및 백혈구 수를 많이 증가시키는데, 적혈구나 백혈구는 특히 노인들에게서 급격히 감소하는 세포이기도 합니다. 성장호르몬이 혈구 생산의 촉매제 역할을 하는 것입니다. 이 밖에도 세로토닌, 멜라토닌, 인슐린, 비타민D의 분비나 기능 문제 역시 면역력에 영향을 미칠 수 있습니다.

이에 관해서는 후술하겠습니다.

　호르몬은 그 자체로 질병의 인자가 되기도 합니다. 대표적인 것으로 성호르몬에 의해서 여러 가지 자가면역 질환이 발병하는 것을 꼽을 수 있습니다. 자가면역 질환은 여성이 훨씬 많이 걸립니다. 가령 전신성 홍반성 루푸스는 남녀 발생률이 1:10~1:12로 여성이 10배 이상 높습니다. 또 쇼그렌 증후군, 자가면역 갑상선 질환, 공피증과 같은 다른 자가면역 질환 역시 환자의 80% 이상이 여성입니다. 에스트로겐, 프로게스테론과 같은 여성호르몬이 자가면역 질환에 상당한 영향을 미치기 때문인데요. 류마티스 관절염이나 전신성 홍반성 루푸스의 경우 월경주기에 따라 중증화의 차이가 나타나기도 합니다.

　또 면역기능을 담당하는 면역계 호르몬도 존재합니다. '사이토카인'은 면역물질로 널리 알려져 있는데요. 최근에는 이를 호르몬의 하나로 봐야 한다는 견해가 지배적입니다. 면역계 호르몬은 여러 세포에서 분비되면서 면역체계를 관리합니다. 인터페론과 인터루킨이 대표적인 면역계 호르몬입니다. 인터페론은 우리 몸이 바이러스에 감염되었을 때 분비되는 물질로, 체내에 침입한 바이러스가 증식하지 못하도록 림프구의 하나인 NK세포를 활성화하는 역할을 합니다. 인터루킨도 면역세포를 활성화하고, 면역글로불린을 합성하고, 항체를 분비하는 역할을 합니다. 특히 암에 걸렸을 때 면역력을 키워 우리 몸이 암세포와 맞서 싸울 수 있게 해줍니다.

만성피로와 면역력은
어떤 관계인가요?

Answer

충분한 휴식을 취해도 피로가 좀처럼 회복되지 않는다면 만성피로 증후군을 의심해봐야 합니다. 만성피로 증후군은 아직 그 원인이 규명되지 못한 질병입니다. 다만 어떤 증명된 정신적, 신체적 원인 없이 무기력하고 활동능력이 감소한 상태가 6개월 이상 이어진다면 만성피로 증후군을 의심해봐야 합니다. 만성피로 증후군은 20~40대 젊은 층에 주로 발병하고 남자보다 여자에서 훨씬 높은 비율로 나타납니다.

만성피로 증후군은 정신적 측면이 주요 원인일 수도 있지만 전형적인 우울증, 불안 또는 다른 정신 질환과는 확연히 구별되는 경우가 많습니다. 또 최근 만성적인 바이러스 감염이 가장 유력한 원인으로 지목되고 있는데요. 만성피로 증후군 환자들은 발병 초기 인플루엔자나 단핵구증과 비슷한 증상 경험을 보이기 때문입니다.

만성피로 증후군이 발병하면 일상생활을 영위하기 힘든 피로감이 6개월 이상 이어집니다. 이때 피로감은 운동, 노동, 두통, 스트레스 등에 의해 더 악화할 수 있습니다. 다른 증상으로는 림프절이 부어오르거나 아프고, 목이 아프거나 두통, 관절통, 복통, 근육통, 발열, 인식장애, 집중력 및 수면장애 등이 나타날 수 있습니다. 만성적인 피로와 함께 열거한 증상 가운데 네 가지 이상이 6개월 이상 이어진다면 만성피로 증후군으로 판정할 수 있습니다.

최근 만성피로 증후군의 주요 원인으로 면역 문제가 지목되고 있습니다. 어떤 항원(바이러스 등)의 감염에 따른 면역계의 만성적인 활성화가 발병 원인이 아닌지 의심받는 상황입니다. 따라서 만성적인 피로감을 느끼거나 만성피로 증후군이 발병했다면 자신의 면역체계에 어떤 문제가 생긴 것은 아닌지 살펴봐야 합니다.

비타민D가 정말
면역력을 높여주나요?

비타민D는 칼슘 대사뿐만 아니라 뇌신경 호르몬 구성, 각종 신진 대사 등에 영향을 미치기 때문에 부족하면 골다공증, 근육 쇠약, 피부 탄력 저하와 같은 여러 가지 악영향을 초래하는 호르몬입니다. 혈중 수치에 따라 정상(30ng/ml 이상), 불충분(10~30ng/ml), 결핍(10ng/ml 이하)으로 나눌 수 있습니다. 혈액검사를 통해 비타민D 결핍을 쉽게 판별할 수 있으니 비타민D 부족이 의심된다면 꼭 확인해보기 바랍니다. 놀랍게도 병원에 내원하는 환자들 10명 중 9명 정도가 10ng/ml 이하에 해당하는 비타민D 결핍 상태로 나타납니다.

비타민D가 중요한 것은 우리 몸을 지키는 방어 호르몬의 역할을 하기 때문입니다. 비타민D는 우선 혈관과 뇌세포를 보호하며 뼈가 비는 것을 방지해 암세포로부터 정상 세포를 지켜주는 역할을 합니다. 또 혈관의 재생과 유지를 돕고 혈당의 정상적인 조절에도 관여합니다. 췌장의 인슐린 분비 세포를 자극해 인슐린이 잘 분비될 수 있게 할 뿐만 아니라 기능이 떨어진 인슐린 베타 세포의 재생까지도 도와줍니다. 또 혈압과 콜레스테롤을 낮추는 역할도 합니다. 우리 몸에는 혈압을 높이는 레닌이라는 효소가 있는데요. 비타민D는 레닌이 필요 이상 분비되는 것을 막아 혈압이 상승하는 것을 막아줍니다. 또 간에서는 콜레스테롤 분해를 도와 고지혈증과 같은 대사 질환을 예방하는 역할까지 해주는 호르몬입니다.

비타민D의 탁월한 방어능력 덕분에 질병의 위험에서 안전할 수 있는 것입니다. 특히 암 예방에 비타민D의 역할은 지대합니다. 대규모 코호트 연구인 간호사 건강연구(NHS)에 참여한 여성 중 '25(OH)D' 농도(비타민D의 적절성을 나타내는 지표)의 중앙값이 39.9ng/ml이었던 여성은 16.2ng/ml이었던 여성에 비해 대장직장암의 위험이 46% 낮았습니다. 폐경 후 여성의 주요 건강 문제를 해결하기 위해 1991년 미국 국립 보건원에서 시작한 '여성 건강 이니셔티브(WHI)' 프로그램에서 8년간 추적 관찰한 결과, 최초 25(OH)D 농도가 12ng/ml 미만이었던 여성의 경우 대장직장암의 위험이 253% 증가한 것으로 나타났습니다. 한편 전립선암이 있는 남성을 대상으로 진행된 한 연구에서는 실내 생활을 하는 남성에 비해 야외활동을 많이 하는 남성에게서 전립선암이 3~5년 늦게 발병하는 것으로 나타났습니다.

전문가들은 일생 동안 혈청 25(OH)D 농도를 34ng/ml 이상으로 유지할 수 있다면 북미에서 발생하는 대장암의 50%를, 42ng/ml 이상으로 유지할 수 있다면 유방암을 30%까지 낮출 수 있을 것이라

말합니다.

비타민D는 세포 성장을 강력하게 조절하는 호르몬 중 하나입니다. 대장, 전립선, 유방 외 여러 조직은 '1알파-수산화효소'를 발현하며, 국소적으로 '1.25(OH)D'를 생성해 유전자 조절을 통해 세포를 분화시키고, 암세포의 고사를 유도하고, 혈관신생을 억제해 암세포의 증식과 전이를 억제하는 것으로 알려져 있습니다. 대장암, 유방암, 전립선암 외에도 난소암, 비호지킨 림프종, 방광암, 식도암, 신장암, 폐암, 췌장암, 위암, 자궁체부암 등이 비타민D 부족이나 자외선B 조사 부족과 연관이 있는 것으로 보고되고 있습니다.

이러한 비타민D의 기전 때문에 비타민D 호르몬이 부족하면 당뇨 발병 위험은 약 1.5배, 심혈관 질환 발병 위험은 약 2배가량 높아지는 것입니다. 심지어 비타민D는 암 세포 사멸에도 영향을 미치는 것으로 알려져 있습니다. 반대로 비타민D가 부족하면 각종 암 발생 위험이 크게 높아집니다. 유방암은 약 2배, 대장암은 2.17배 높아지는 것으로 보고되고 있습니다. 비타민D는 뇌세포를 보호하는 효과도 뛰어납니다. 비타민D가 부족하면 치매 발병 위험률이 2.2배 이상 높아진다는 연구 결과가 있습니다.

비타민D는 체내 면역체계의 오류를 잡아주는 역할도 담당합니다. 외부 바이러스와 체내 신체세포를 구별하지 못하는 면역세포를 진정시켜주기 때문입니다. 비타민D가 부족하면 T림프구를 생성하는 면역기관인 흉선을 공격하는 세포가 생기고, 자가면역 질환이 발생할 수 있습니다.

후천 면역 반응은 사이토카인과 면역글로불린을 분비하는 T세포와 B세포에 의해 일어나며, 비타민D는 후천 면역계를 억제하는 작용이 있습니다. 1.25(OH)D는 B세포의 증식과 면역글로불린 생성을 억제하고, B전구세포가 형질세포로 분화되는 것을 억제합니다. 또 대식세포를 활성화시키는 '도움 T세포1'의 증식을 억제해 항원 제시나 T세포의 동원, 증식은 억제하는 반면, '도움 T세포2'의 증식은 촉진함으로써 전체적인 균형이 도움 T세포2로 이동하도록 돕습니다. 1.25(OH)D는 '도움 T세포1'과 더불어 '도움 T세포17'의 증식도 억제하는데요. 이러한 작용은 자가면역 질환을 예방하는 데 도움을 줄 수 있습니다.

후천 면역에서의 비타민D 작용은 1형 당뇨병과 다발경화증 외에도 류마티스 관절염, 전신성 홍반성 루푸스와 같은 다양한 자가면역 질환의 발생과 연관이 있습니다. 이들 질환에서 비타민D를 투여하는 것은 병의 경과를 완화하는 데 큰 효과가 있는 것으로 알려져 있습니다.

비타민D는 비만과도 직결되는 영양소입니다. 〈미국영양학회저널〉에 실린 논문에 따르면 비타민과 미네랄 섭취량은 체중과 밀접한 연관성이 있는 것으로 나타났습니다. 해당 연구팀이 7년간 1만 8천 명을 대상으로 영양 섭취에 관한 설문조사를 실시했는데요. 분석 결과 비만인은 정상 체중인 사람들보다 미량 영양소 섭취량이 5~12%나 적었습니다. 또한 비만이 있는 사람의 경우 정상 체중인 사람보다 비타민A, 비타민C, 마그네슘 섭취량이 많이 부족했으며, 칼슘, 비타민D, 비타민E의 섭취량도 권장량보다 적은 것으로 나타났습니다. 비타민A와 비타민D가 부족하면 배고픔을 참기가 어렵고 체중관리가 힘들어집니다. 앞서 설명한 것처럼 비타민D가 지방의 분해를 돕기 때문입니다. 이는 비만과 거리가 먼 사람에게도 그대로 적용되는 현상입니다.

겨울철 햇볕을 쬐는 시간이 줄면 체내 비타민D 농도가 낮아지는데요. 그 때문에 뱃살이 늘고 잘 빠지지 않는 증상을 겪을 수 있습니다. 이런 이유에서 비타민D가 계속 부족할 경우 당뇨 발병률은 일반인의 1.5배, 심혈관 질환의 발병률은 2배 정도 높아집니다.

비타민D를 채우기 위해서는 등 푸른 생선이나 버섯과 같은 식품도 도움이 되지만 햇볕을 쬐어 피부에서 직접 합성하는 것이 가장 효과적입니다. 따라서 봄가을에는 피부가 조금 드러나는 옷을 입고 약 15분 정도 햇볕을 쬐는 것이 좋습니다. 겨울에는 두꺼운 옷을 입을 뿐더러 바깥활동이 줄어 비타민D 합성이 힘들 수 있습니다. 30분 정도 창가나 베란다에 앉아 팔다리에 일광욕을 해보기 바랍니다. 그럼에도 비타민D가 부족하다면 영양제로 보충해야 합니다.

여성의 천식 발병률이 더 높은 이유는 무엇인가요?

'천식(asthma)'은 폐로 연결되는 통로인 기관지의 질환으로 특정 유발물질에 노출되었을 때 염증으로 기관지가 좁아져 기침, 천명(숨 쉴 때 쌕쌕거리는 소리), 호흡곤란, 가슴 답답함이 반복적으로 발생하는 질환입니다. 증상이 심해지면 기관지 점막이 부어오르고 기관지 근육이 경련을 일으키면서 점액이 분비되고 기관지가 막혀 숨이 차는 증상이 나타납니다. 이런 과정이 반복되면 섬유화 및 기도 개형이 발생하면서 영구적인 폐기능 저하를 초래할 수도 있습니다.

그런데 천식의 발병은 성별에 따른 편차가 뚜렷합니다. 유소년기에는 남자아이가 여자아이보다 발생률이 약 1.5배 높습니다. 그러다가 사춘기가 지나면서 발생률이 역전되어 여성이 남성보다 2배 높아지고, 이는 여성의 완경기까지 계속 이어집니다. 이는 여성에게 여성호르몬이 많아서가 아니라 남성호르몬인 테스토스테론이 부족하기 때문에 나타나는 결과입니다.

미국 밴더빌트대학교 메디컬센터 돈 뉴컴 박사는 여성은 남성보다 천식을 일으키는 면역세포인 '선천 림프세포2(ILC2: group 2 Innate Lymphoid Cells)'가 2배 많으며, 이 면역세포의 증가와 활동을 억제하는 것이 남성호르몬인 테스토스테론이라는 연구 결과를 발표한 바 있습니다. 이는 사람의 혈중 ILC2 측정과 쥐 실험을 통해 확인되었는데요. ILC2는 폐에 염증과 점액을 증가시켜 호흡곤란과 같은 천식 증상을 유발하는 역할을 합니다.

돈 뉴컴 박사 연구팀은 건강한 남성과 여성 각각 4명, 천식 여성 6명, 천식 남성 7명의 혈중 ILC2 수를 비교해봤는데요. 그 결과 건강한 남성과 여성은 차이가 거의 없고 천식 환자는 여성이 남성보다 2배 그 수가 많은 것을 확인할 수 있었습니다. 쥐 실험에서도 마찬가지 결과가 나타났습니다. 연구팀은 남성호르몬과 여성호르몬이 면역세포에 어떤 작용을 하는지 알아보기 위해 에스트로겐, 프로게스테론, 테스토스테론을 면역세포에 노출해봤습니다. 그 결과 여성호르몬인 에스트로겐과 프로게스테론에 노출되었을 때는 면역세포의 수나 사이토카인 생성에 변화가 없었지만, 남성호르몬인 테스토스테론에 노출되었을 때는 면역세포의 증식과 활동이 눈에 띄게 줄어드는 것을 확인할 수 있었습니다.

옥시토신이 백신과 같은
역할을 한다는 게 사실인가요?

Answer

옥시토신은 사랑 호르몬입니다. 연인이나 배우자, 자녀, 부모, 반려 동물과 같은 자신이 애정을 느끼는 대상과 유쾌한 스킨십을 즐길 때 옥시토신이 분비되기 때문입니다. 즉 어떤 대상에게 사랑의 감정을 느낄 때 우리 뇌와 몸에 솟아오르는 호르몬이 옥시토신입니다. 인간에게 옥시토신이 가장 많이 분비될 때는 엄마가 아기에게 젖을 물릴 때와 연인과 성관계를 할 때입니다. 장시간 빈번하게 해야 하는 수유는 몹시 고된 일이기에 이 고통을 덜 수 있도록 여성의 몸은 옥시토신 분비체계가 진화했습니다. 또 성관계를 맺을 때도 뇌와 체내에는 옥시토신이 다량으로 분비됩니다.

옥시토신은 두려움을 잊게 하는 호르몬이기도 합니다. 연구에 따르면 뇌에서 두려움을 담당하는 편도체가 활성화되는 것을 막는 가장 효과적인 방법이 옥시토신을 직접 투여하는 것이었습니다. 그런

면에서 옥시토신은 스트레스를 이기게 하는 대표 호르몬으로 평가받습니다.

대표적인 스트레스 반응은 '싸우거나 도망가거나' 둘 중 하나인데요. 이런 활동을 돕는 것이 에피네프린과 스테로이드와 같은 대항 호르몬입니다. 반면 스트레스를 벗어나게 하는 '평온과 연결(calm and connection) 반응' 역시 스트레스를 이기는 대표 대응법입니다. 이 평온과 연결 반응을 돕는 호르몬이 바로 옥시토신입니다.

옥시토신은 통증을 경감하는 효과도 뛰어납니다. 산통이나 성교통, 젖을 물릴 때 생기는 통증을 옥시토신이 경감시키는 역할을 합니다. 여러 연구를 통해 옥시토신의 뛰어난 진통 효과가 확인된 바 있습니다.

우리가 느끼는 촉감은 2개의 개별 시스템으로 구성됩니다. 첫 번째는 '패스트 터치(fast-touch)' 시스템인데요. 이는 우리가 즉각적으로 접촉을 감지하는 신경체계입니다. 예를 들어 파리가 코에 앉거나 뜨거운 것에 몸이 닿은 경우 이를 빠르게 감지하는 신경체계입니다. 두 번째는 '슬로우 터치(slow-touch)' 시스템인데요. 이는 비교적 최근에 발견된 신경체계로 촉감의 감정적 의미를 처리하는 역할을 합니다. 생물학적으로 누군가를 터치하는 행위는 피부 신경세포를 자극합니다. 실제로 살짝만 터치해도 'c-촉각신경(c-tactile afferent)'이 자극을 받아 쾌감을 느낍니다. 이 특정 촉각신경은 포옹과 쓰다듬기와 같은 느리고 부드러운 피부 접촉에 반응합니다. 포옹을 하면 우리 피부 속의 c-촉각신경이 활성화되어 척수를 통해 뇌의 감정 처리 네트워크로 신호를 보내는 것입니다. 이 신경 신호를 촉발하는 역할을 옥시토신이 담당합니다.

옥시토신 호르몬은 심장 박동을 늦추고 스트레스와 불안감을 줄여줍니다. 또 쾌감 호르몬인 도파민을 분비하고, 행복 호르몬인 세로토닌을 분비하며, 심장 박동 안정화 등 다양한 긍정적 기능을 담당합니다.

옥시토신은 우리의 면역체계를 강화하는 역할도 합니다. 옥시토신은 우리 몸의 면역 반응에 영향을 미칩니다. 연구에 따르면 충분한 양의 옥시토신이 분비되면 감염 및 면역 관련 질병이 발생할 위험이 낮아집니다. 옥시토신이 바이러스나 박테리아로부터 효과적으로 신체를 보호할 수 있도록 항원의 수를 늘려주기 때문입니다. 따라서 최근에는 옥시토신을 코로나19와 같은 감염병의 치료제로 사용해야 한다는 주장까지 등장하고 있습니다.

옥시토신이 효과적인 코로나19 대항마라는 사실은 실제 연구에서도 일부 밝혀졌습니다. 코로나19 감염의 가장 심각한 합병증 중 하나는 우리 면역계가 자신의 몸을 공격하는 사이토카인 스톰인데요. 옥시토신이 이를 막아주는 역할을 할 수 있기 때문입니다. 이 밖에도 여러 연구에서 옥시토신이 체내 염증을 감소시킨다는 사실이 확인된 바 있습니다.

최근 미국 털리도대학교 연구팀은 옥시토신과 관련된 약물로 치료된 유전자의 특성을 분석해봤는데요. 연구팀은 출산 후 출혈을 조절하는 약물인 '카베토신(carbetocin)'이 T세포라고 불리는 면역세포를 활성화해서 사이토카인 스톰을 감소시키고 염증을 줄여주는 것과 유사한 역할을 하는 것을 확인했습니다. 카베토신은 자연분만 후

출혈을 예방하는 데 쓰이는 약물인데요. 옥시토신과 같은 효과를 발휘합니다.

멜라토닌이 부족하면
면역력이 떨어지나요?

멜라토닌은 자는 동안 우리 몸의 활성산소를 제거하는 중요한 역할을 담당하는데요. 멜라토닌을 흔히 항산화 호르몬이라고 부르는 이유입니다. 멜라토닌이 중요한 이유는 활성산소가 적은 몸이 면역력이 높은 몸이기 때문입니다. 체내 활성산소 수치가 높아지면 활성산소가 각종 장기와 세포를 공격하고 염증 반응을 일으키게 됩니다. 이를 효과적으로 막아주는 것이 멜라토닌인 것이지요.

멜라토닌은 지구상에 존재하는 물질 가운데 가장 뛰어난 항산화 능력을 보이는 물질 중 하나입니다. 천연 수면제로 잘 알려져 있듯이 깊은 잠을 잘 때 분비되는 호르몬입니다. 멜라토닌이 면역에 중요한 이유 역시 수면과의 상관성에 있습니다. 수많은 연구를 통해 수면 부족이 곧 면역력 저하로 이어진다는 사실이 확인되었기 때문입니다.

최근에는 멜라토닌이 코로나19 치료에 쓰일 수 있다는 연구 결과도 발표되었습니다. 미국 클리블랜드 클리닉 러너 연구소는 2만 6,779명의 코로나19 환자의 의료 기록을 바탕으로 코로나19와 다른 질병의 공통점을 조사해 64개 질병과의 연관성을 발견했습니다. 그중 가장 대표적인 질병이 코로나19 사망률을 높이는 호흡곤란 증후군과 패혈증이었습니다. 연구팀은 호흡기 질환 치료제로도 쓰이는 멜라토닌을 이용해 연구를 진행했습니다. 인간의 상피세포에 코로나19 바이러스를 감염시키고, 이후 멜라토닌을 투약하는 방식이었습니다. 그 결과 멜라토닌 사용은 코로나19 양성 반응 가능성을 30% 감소시키는 것으로 나타났습니다.

멜라토닌 부족은 곧 면역력 저하로 이어집니다. 실제 미국에서 성인 164명을 대상으로 실험한 결과, 하루 7시간 이상 잔 사람은 5시간 이하로 잔 사람보다 감기에 걸릴 확률이 4.5배 낮았습니다. 멜라토닌은 면역 작용 외에도 강력한 항염증 및 항산화 작용으로 급성 폐 손상, 급성호흡곤란 증후군 등의 완화에 효과가 있습니다. 평소 건강한 사람일지라도 수면 박탈 실험을 진행할 경우 체내 면역물질이 현저히 줄어드는 것을 확인할 수 있습니다. 따라서 규칙적으로 충분히 자는 일만큼 면역력을 잘 지킬 수 있는 방법은 없습니다.

멜라토닌 자체가 수면을 유도하는 역할을 하기도 하지만, 반대로 수면이 제대로 이뤄졌을 때 멜라토닌이 원활하게 분비되기도 합니다. 즉 멜라토닌 분비를 정상화하기 위해 가장 중요한 것은 규칙적이면서도 깊은 잠입니다. 멜라토닌은 낮에 햇빛을 받아서 송과선에서 생성되기 시작하다가 어두워지면 자연스럽게 밤을 인지하고 분비됩니다. 사람마다 차이는 있지만 대체로 잠이 들기 2시간 전쯤 분비가 시작되다가 잠에 들면 보통 자정부터 새벽 2시까지 많이 분비됩니다. 멜라토닌의 주기에서도 알 수 있듯이 면역력 증진을 위해서는 밤 10시에서 11시에는 잠자리에 들고, 7시간 내외의 숙면을 취하고, 정해진 시간에 깨는 수면 리듬을 지켜야 합니다.

또 멜라토닌을 비롯한 호르몬 건강을 지키기 위해 가장 중요한 것이 고른 영양 섭취입니다. 물론 영양소를 골고루 섭취하는 것이 가장 중요합니다. 호르몬 건강과 관련해 특히 중요한 영양소가 단백질입니다. 호르몬을 구성하는 주원료인 단백질이 부족해지지 않게 식사하는 것이 중요합니다. 단백질을 섭취하면 위와 장에서 소화된 후 아미노산 형태로 분해됩니다. 이후 아미노산을 재료로 해서 호르몬이 만들어집니다. 바나나와 파래에 많이 들어 있는 트립토판이라고 하는 물질은 체내 세로토닌과 멜라토닌을 분비하는 주요 재료입니다. 파래는 트립토판 성분을 100g당 250mg 이상 함유한 이상적인 수면 유도 식품입니다. 또 바나나는 신경을 안정시키는 마그네슘이 풍부해 숙면을 도와주는 효과를 가지고 있으니 알맞게 활용해보기 바랍니다.

스트레스 호르몬이 어떻게 면역력을 파괴하나요?

스트레스는 눈에 보이지 않지만, 신체에는 눈에 띄는 변화를 가져옵니다. 스트레스를 받으면 스트레스에 대한 신경계 반응을 담당하는 '부신피질 자극호르몬 방출호르몬(CRH; Corticotropin-Releasing Hormone)'이 분비됩니다. CRH가 시상하부에서 분비되면, 뇌하수체에서 '부신피질 자극호르몬(ACTH; Adrenocorticot-Ropin Hormone)'이 연이어 점점 더 많이 분비됩니다. ACTH가 증가하면서 스트레스 호르몬인 코르티솔의 분비 역시 촉진됩니다. 이렇게 혈중 코르티솔 농도가 높아지면 우리가 흔히 '스트레스를 받았다'고 느끼는 상태에 도달하는 것입니다.

코르티솔의 분비가 증가하면 혈압이 상승하고, 갑상선 기능이 억제되고, 생식 기능 및 성적 욕구도 억제되고, 식욕과 신진대사 기능이 전반적으로 떨어집니다. 코르티솔은 콩팥 위에 붙은 부신에서 분비되는데요. 우리 몸을 흥분시켜 혈압을 올리고 호흡을 가쁘게 만듭니다. 그 덕분에 스트레스로 인해 손상된 몸도 빠르게 회복될 수 있습니다. 문제는 과도한 스트레스로 인해 코르티솔의 분비가 급증하는 상황입니다. 코르티솔은 식욕을 자극하고, 들어온 에너지를 복부에 지방을 쌓는 작용을 합니다. 드물게 스트레스 탓에 식사를 못 하거나 식욕이 떨어지는 사람도 있지만, 대부분의 사람은 스트레스 때문에 식욕이 증가해 필요 이상으로 과식하게 됩니다.

또 다른 스트레스 호르몬은 '아드레날린(adrenaline)'입니다. 아드레날린 역시 부신에서 분비되며 '에피네프린(epinephrine)'이라고도 부릅니다. 아미노산의 한 종류인 '타이로신(C9H11NO3)'은 도파민으로 변하는데, 이 도파민이 변해서 '노르에피네프린(norepinephrine)'이 되고, 이 노르에피네프린이 에피네프린이 됩니다. 노르에피네프린과 에피네프린은 신체 각 기관을 자극해 혈압을 높이고 동공을 확장시키며 사람을 흥분시켜 활동적으로 만듭니다. 아드레날린이 오래 분비되면 체내 혈당이 높아지기 때문에 당뇨나 인슐린 기능이 약한 사람에게는 상당히 위험합니다. 심할 때는 아드레날린 과잉 분비로 인해 쇼크가 발생할 수도 있습니다.

심한 스트레스로 인해 코르티솔과 아드레날린이 과잉 분비되면 내 몸을 산화시키는 활성산소가 다량 발생하고, 혈당이 높아지면서 전신에 걸쳐 염증이 증가합니다. 다시 말해 스트레스는 만성염증을 일으키는 주범입니다. 만성적인 스트레스에 시달리는 사람은 이 스트레스 호르몬이 계속해서 과하게 분비되는 아드레날린 과잉 분비 상태, 코르티솔 만성 분비 상태에 놓일 수 있습니다. 특히 화가 날 때 주로 뇌에서 반응하는 호르몬이 아드레날린입니다. 아드레날린이 과하게 분비되면 맥박이 증가하고 혈액순환이 빨라지면서 심장과 혈관에 부담을 줍니다. 또 빠른 혈액 흐름으로 인해 활성산소가 대량 발생하게 됩니다.

많은 사람이 스트레스 이후, 분노 감정 이후에 심한 무기력증을 호소합니다. 이는 과식을 자주 하고, 단 음식을 오랜 기간 즐겼던 사람이 고인슐린혈증 상태가 되었다가 얼마 지나지 않아 인슐린이 제 기능을 하지 못하는 인슐린 저항성 상태에 빠지면서 당뇨까지 진행되는 프로세스와 비슷합니다. 코르티솔과 아드레날린의 지나친 분비로 인해 부신 기능이 떨어져 힘을 내야 하는 상황에서도 더 힘을 내지 못하고 무기력해지는 지경에 이르고 마는 것입니다.

분노와 같은 부정적 감정의 생리적 기전은 다름 아닌 아드레날린 분비라고 할 수 있습니다. 아드레날린은 눈앞의 위기를 이겨내도록 돕는, 인간이 생존하기 위해 꼭 필요한 호르몬입니다. 스트레스를 받으면 아드레날린이 분비되어 뇌나 근육의 혈관을 확장시키고, 주어진 스트레스 상황에 민첩하게 대응하도록 이끕니다. 그러나 과도한 스트레스와 걱정에 휩싸여 사는 사람은 체내에서 반복적으로 아드레날린을 분출하는데, 이런 상황을 아드레날린 과잉 증후군이라고 부를 수 있습니다.

평온한 기분을 유지하다 한두 번 바짝 긴장하는 일은 힘들지도 않고 그리 나쁘지 않겠지만 만사에 긴장과 스트레스를 늦추지 못하고 지낸다면 심각한 문제가 아닐 수 없습니다. 사실 지속적인 긴장 상태, 아드레날린이 쉼 없이 흘러나오는 상황은 오히려 일의 능률을 떨어뜨리고 집중도 방해합니다. 아드레날린 과잉 증후군에 빠진 사람은 만성피로, 무기력함, 두근거림, 짜증 등을 호소합니다.

현대인은 여러 채널을 통해 몸속 아드레날린을 소진하고 방류하는 삶을 살고 있습니다. 문제는 아드레날린이 나오는 순간 우리 몸에서 활성산소가 가장 많이 만들어진다는 것입니다. 활성산소는 혈관의 흐름이 갑자기 빨라질 때 대량으로 만들어집니다. 즉 아드레날린이 분비되어 심장으로 모이는 혈액의 흐름이 갑자기 빨라질 때 활성산소도 급격히 발생합니다.

실험용 쥐에 아드레날린을 주사하면 금세 죽고 맙니다. 그만큼 아드레날린은 맹독입니다. 아드레날린 자체가 가진 독성도 문제지만, 장기적으로 아드레날린에 노출될 때 활성산소에 의해 야기되는 몸의 노화, 손상이 심각하다는 것이 더 큰 문제입니다. 또 스트레스로 인해 코르티솔이 무리하게 분비되면 코르티솔을 만들어내는 부신피질에도 큰 부담이 됩니다. 코르티솔의 과잉 분비가 계속되어 부신의 피로가 쌓이면 비만, 당뇨, 우울증 등이 더 쉽게 생길 수 있습니다. 그리고 이런 여러 가지 문제들이 합쳐지면서 면역력 저하와 자율신경계 이상과 같은 전반적인 신체 기능 저하를 초래합니다.

우리 몸은 스트레스에 장기간 노출되면 여러 가지 스트레스 호르몬이 생산되고, 이 호르몬들은 모두 면역력에 악영향을 미칩니다. 대표적인 스트레스 호르몬인 코르티솔은 과다하게 분비되면 초기 면역 반응이 억제되고, 백혈구 분화가 억제되는 등 면역 기능을 떨어뜨립니다. 카테콜라민 역시 특이 면역 반응을 담당하는 림프구의 증식을 억제해 면역력을 떨어뜨리는 역할을 합니다. 글루코코티코이드는 인체에 침입한 적을 무찌르는 항체 생산을 억제하고, 암세포나 바이러스에 감염된 세포를 죽이는 NK세포의 기능을 떨어뜨리며, 중요한 면역 기능을 담당하는 사이토카인 생산을 억제합니다.

스트레스 호르몬의 악영향은 여러 실험을 통해서도 확인되었습니다. 미국 오하이오주립대학교 심리학 연구팀에 의하면 스트레스 정도가 높은 환자의 백혈구 수는 그렇지 않은 환자보다 20~30% 적은 것으로 나타났습니다. 면역력을 향상하는 단백질인 인터페론감마의 반응도 낮게 나타날 뿐 아니라, 면역체계에서 핵심적인 역할을 하는 'T4세포'의 활동성도 떨어지는 것으로 나타났습니다.

Question
078

성장호르몬 수치에 따라 면역력에도 차이가 있나요?

Answer

병원에 온 성인 환자들의 성장호르몬 수치를 측정해보면, 똑같은 나이인데도 성장호르몬 분비가 2배 이상 차이 나는 경우를 자주 목격합니다. 그만큼 성장호르몬은 개인차가 큰 호르몬입니다. 성장호르몬의 기능과 유익을 알게 되면 왜 성장호르몬을 반드시 늘려야 하는지 알게 될 것입니다.

성장호르몬은 한참 키가 크는 성장기 아이들에게만 필요한 호르몬이 아닙니다. 성인에게도 꼭 필요한 호르몬입니다. 쇠약과 노화의 가장 큰 원인이 성장호르몬이 줄어드는 것이기 때문입니다. 성장호르몬은 뇌의 하부에 있는 뇌하수체의 전엽에서 분비되는 여섯 가지 호르몬 가운데 하나입니다. 191개로 구성된 거의 단백질에 가까운 '폴리펩타이드호르몬(polypeptide hormone)'인데요. 성장호르몬은 마치 맥박이 치듯 분비되며, 특히 깊이 잠이 든 이후에 왕성하게 분비됩니다. 따라서 수면 부족이나 수면의 질이 좋지 못한 사람은 성장호르몬 분비가 잘되지 않습니다.

일부 학자들은 '성장호르몬(human growth hormone)'이라는 이름이 잘못이며 오히려 '노화방지호르몬(anti-aging hormone)' 혹은 '회춘호르몬'이라 불러야 한다고 주장합니다. 성장호르몬은 온몸의 세포가 정상적으로 작동하고 또 늙지 않도록 하는 호르몬입니다. 지금까지 연구를 통해서 알려진 성장호르몬(회춘호르몬)의 주요 효능은 다음과 같습니다.

1. 노화 방지 효과로 피부를 젊게 만들고 신체를 강인하게 해준다.
2. 세포 재생에 관여해 신체 활력과 기능을 강화한다.
3. 뇌기능을 재생해 기억력 감퇴를 막고 인지능력을 향상시킨다.
4. 성기능 재생과 향상에 도움을 준다.
5. 신체 재생에 관여해 근육과 관절이 강해지고 지방이 줄어 다이어트에도 효과적이다.
6. 피부 재생을 촉진해 피부가 탱탱해지고 젊어진다.
7. 골밀도를 높여 골다공증을 예방한다.

문제는 이 성장호르몬이 사춘기에 가장 많이 분비되다가 20대 이후에 매 10년마다 14.4%씩 감소해 60대가 되면 20대의 50% 이하로, 70대가 되면 20대의 20% 이하로 감소한다는 점입니다. 노화와 함께 급격하게 사라지는 것이지요. 성장호르몬은 키 성장 외에도 생체 내에서 노화 방지와 관련된 각종 대사에 관여합니다. 65세 이상 노인 가운데 약 1/3은 성장호르몬 결핍으로 인해 다양한 대사 이상을 겪습니다. 대표적으로 노인성 동맥경화, 뇌졸중, 심장마비 등이 성장호르몬 결핍으로 유발되거나 악화할 수 있습니다. 신체와 정신의 변화에도 큰 영향을 미쳐 성장호르몬이 부족하면 배가 나오고, 근육이 줄고, 피부가 얇아져서 주름이 생기고, 골밀도가 떨어지며, 정신적으로는 기억력이 떨어지고 우울해지거나 걱정이 많아집니다.

지나친 스트레스 역시 지양해야 합니다. 스트레스 호르몬을 생산하기 위해 체내의 다른 호르몬 공장까지 모두 가동함으로써 성장호르몬이 제대로 생성되지 못하기 때문입니다. 활성산소도 줄여야 합니다. 활성산소는 단백질과 지질의 결합력을 약하게 하고, 과산화지질 대사량을 떨어뜨려 혈관 내 과산화지질이 쌓이게 합니다. 과산화지질은 세포막의 기능을 떨어뜨려 각종 필요 물질의 투과성을 떨어뜨리는 원인이 됩니다. 그러면 세포 사이를 자유롭게 오가야 하는 각종 호르몬의 기능 역시 떨어질 수밖에 없습니다. 특히 성장호르몬은 활성산소에 매우 취약한 특성이 있습니다.

활성산소를 잡는 항산화 호르몬으로는 글루타치온, 페록시다제, 빌리루빈, 멜라토닌 등이 있습니다. 체내 항산화 효소 역시 20대를 정점으로 서서히 줄어들기 때문에 30대부터는 항산화 물질을 외부로부터 충분히 섭취하는 식습관을 가지는 것이 바람직합니다.

성장호르몬 분비가 떨어지면 우울증, 기력 감소, 급격한 복부비만 증가, 만성피로, 골다공증, 만성통증 등을 겪을 수 있습니다. 이 경우 병원에서 성장호르몬 수치를 검사한 후 부족하면 성장호르몬 주사를 맞아보는 것도 고려할 수 있습니다.

성장호르몬을 늘리는 데 도움이 되는 음식으로는 현미, 통밀, 보리, 수수, 밤, 은행, 브로콜리새싹, 보리새싹, 순무새싹, 콩류(두부), 생선(멸치, 정어리, 뱅어포, 참치, 고등어, 명태, 청어), 고기(닭고기, 쇠고기), 달걀, 조개류(굴, 소라), 견과류(호두, 잣, 아몬드, 땅콩), 깨, 시금치, 당근, 호박, 표고버섯, 양송이버섯, 느타리버섯, 콩나물, 양배추, 해조류(김, 미역, 다시마 등) 등이 있습니다.

인슐린 호르몬이 많으면
면역력이 떨어지나요?

Answer

당뇨병은 인슐린 호르몬의 분비가 부족하거나 정상적으로 기능하지 못하는 등의 증상이 나타나는 대사 질환입니다. 혈중 포도당 농도가 높아지는 고혈당이 나타나며, 고혈당으로 인해 여러 증상이나 징후가 일어나고, 소변에서 체내에 흡수되지 못한 포도당이 그대로 배출되는 질환입니다. 그런데 당뇨병이 어느 한순간 갑자기 발병하는 것은 아닙니다. 당뇨병 전에 으레 당뇨 전단계라는 과정을 거치기 마련입니다. 당뇨 전단계에서 가장 흔히 나타나는 증상이 바로 고인슐린혈증과 인슐린 저항성입니다. 고인슐린혈증이란 단어 뜻 그대로 혈액 내 인슐린의 양이 증가하는 증상이고, 인슐린 저항성은 인슐린의 품질이 떨어져 포도당을 제대로 체내에 저장하지 못하는 증상입니다.

흔히 인슐린을 장수호르몬이라고 합니다. 인슐린은 질병이 생기지 않도록 막아서 우리가 오래 살게 해주고, 장수와 연관된 호르몬을 직접 자극하는 역할을 합니다. 문제는 인슐린이 평생 아무 문제없이 분비되는 건 아니라는 부분입니다. 나이가 들고 췌장의 기능이 점점 떨어지면 인슐린 분비량이 줄거나 분비되더라도 제 기능을 하기 어려워집니다. 게다가 서양인보다 한국인은 인슐린 기능이 선천적으로 약합니다. 인슐린은 췌장, 그중에서도 베타세포라는 곳에서 나오는데요. 서양인에 비해 동양인의 베타세포는 그 크기가 절반밖에 되지 않습니다. 이렇게 서양인에 비해 인슐린 기능이 떨어짐에도 불구하고 한국인의 식습관은 점점 더 서구적으로 바뀌어 인슐린을 낭비하는 식사를 많이 하고 있습니다.

혈관 내 인슐린 농도가 증가한 상태를 고인슐린혈증이라 부릅니다. 고인슐린혈증은 체내에 인슐린이 많이 분비되어 있는 상태입니다. 즉 인슐린이 체내에 많이 분비되어야만 겨우 에너지 변환을 할 수 있는, 인슐린의 비효율성이 점점 커지는 인슐린 저항성 상태와 같은 맥락입니다. 인슐린 저항성이 커지면 체내에서 더 많은 인슐린이 분비되어도 받아들인 음식을 효율적으로 에너지로 변환시키지 못합니다. 즉 인슐린 저항성은 혈당을 낮추는 인슐린의 기능이 떨어져 세포가 포도당을 효과적으로 연소하지 못하는 것을 의미합니다.

인슐린 저항성이 높을 경우 뇌는 세포의 혈당 부족 사태를 인지하고 췌장에서 더 많은 인슐린을 만들어내라고 독촉합니다. 반면 세포들은 역설적이게도 혈관에 있는 포도당을 잘 흡수하지 못해 에너지난에 빠지고 맙니다. 인슐린 기능 저하로 인해 내 몸에 심각한 불균형이 초래되는 것입니다. 이런 상태가 계속되면 췌장은 점점 기능을 상실하고, 결국 인슐린을 분비할 수 없는 지경에 이릅니다. 당뇨 전 단계를 거쳐 돌이키기 힘든 당뇨병이 찾아오는 것입니다. 당뇨병은 좀처럼 회복하기 힘든 영구적인 장애를 가져올 수 있습니다. 이미 망가진 췌장은 이식 수술로도 교체하기 힘든 장기입니다.

인슐린 기능의 손상은 다른 질병의 전초 기지이기도 합니다. 특히 인슐린 기능이 쇠퇴하는 과정에서 발생하는 인슐린 저항성은 고혈압, 당뇨, 고지혈증, 지방간 등의 성인병을 만드는 줄기메커니즘으로 작용합니다. 따라서 최근에는 만병의 근원으로 인슐린 저항성이 지목되고 있습니다. 인슐린 저항성의 첫 번째 부작용은 바로 각종 혈관 질환입니다. 인슐린 저항성으로 인해 혈당이 조절되지 않으면 우리 몸 전체에서 동시다발적으로 혈관 질환이 발생합니다. 혈당은 사실 설탕물과 유사합니다. 핏속에 설탕물이 분해되지 못하고 고혈당 상태로 있으면 피가 끈적끈적해질 수밖에 없습니다. 그러면 자연히 혈관에 문제가 발생합니다. 특히 큰 혈관에 문제가 생기는 뇌졸중이나 뇌출혈 등의 뇌혈관 질환, 심근경색이나 심부전 등의 심장혈관 질환, 작은 미세혈관들의 손상으로 눈의 망막에 혈전이 생기면서 실명에 까지 이르는 당뇨망막증, 신장의 작은 미세혈관이 막힌 신장 질환이 연쇄적으로 발생하는 것입니다.

인슐린 저항성의 또 다른 부작용은 빠른 노화입니다. 인슐린이 필요 이상으로 과다하게 분비되면 우리 몸의 세포를 빨리 노화시켜 죽게 만듭니다. 인슐린의 기능이 떨어지는 인슐린 저항성 상태가 되면 필요 이상으로 분비된 인슐린이 세포를 빨리 늙게 만들어 세포가 자기 일을 할 새도 없이 죽게 만듭니다. 이 때문에 피부와 우리 몸의 장기들까지 빨리 노화하는 것입니다. 한 연구 결과에 의하면 성장호르몬의 수치가 높고 인슐린의 기능이 정상인 사람이 장수한다고 합니다. 인슐린의 기능이 비정상적이면 우리 몸의 장수를 관여하는 유전자인 시르투인의 활동을 방해하게 되고, 수명에 직접적인 영향을 줍니다.

특히 연구에 따르면 당뇨병 환자는 바이러스에 감염된 세포나 암세포 등을 죽이는 NK세포의 활성도가 혈당이 정상인 사람의 1/3 수준에 불과했습니다. 당뇨병을 앓는 기간이 길어지고 혈당을 제대로 관리하지 않으면 면역체계가 교란되면서 면역력이 떨어지는 것입니다. 면역력이 떨어지는 주된 원인으로는 고혈당 환경으로 인한 병원체의 독성 증가, 백혈구의 화학주성과 이동 및 탐식능력 저하, 감염에 반응한 사이토카인의 생산 감소, 당뇨 증가, 신경 합병증으로 인한 소화·비뇨기계 기능장애 등을 꼽을 수 있습니다.

심지어 몇몇 감염증(악성 외이도염, 비대뇌 모균증, 괴저성 담낭염)은 거의 당뇨병 환자에게서만 생기고, 이러한 감염증은 당뇨병 환자의 합병증을 유발하기도 합니다. 또 다른 연구에 따르면 높은 당화혈색소가 당뇨병 환자의 감염 발생 위험 증가와 연관되어 있는 것으로 나타났습니다.

결론적으로 인슐린 저항성을 예방하고 인슐린의 수명을 늘리기 위해서는 생활습관의 변화와 실천이 필요합니다. 인슐린 수명 연장을 위해서는 인슐린 건강을 좀 더 일찍 살펴야 합니다. 물론 고인슐린혈증이나 당뇨 전단계, 당뇨병에 걸린 사람이라면 지체 없이 다음과 같은 실천이 필요합니다.

1. 인슐린 저항성의 바로미터는 허리둘레

내장지방이 쌓일수록 인슐린 기능에 문제가 생길 가능성이 높아집니다. 따라서 복부비만이 있다면 당장 다이어트를 시작해야 하는데요. 인슐린 저항성을 예방하고 고치기 위해 가장 효과적인 방법은 허리둘레를 줄이는 것입니다. 건강을 위해 남성의 허리둘레는 33인치 이하, 여성의 허리둘레는 31인치 이하로 유지해야 합니다. 허리둘레를 줄이기 위해 가장 효과적인 방법으로는 한 치수 작은 옷을 입는 다이어트 방법이 있습니다. 살이 찌면 대체로 헐렁하고 큰 옷을 찾는데, 그러지 말고 자기 몸에 꽉 끼다시피 하는 한 치수 작은 옷을 입어야 합니다. 평소 계속 다이어트가 필요하다는 것을 느낄 필요가 있습니다.

2. 인슐린의 가장 큰 적은 중독

인슐린을 조기에 고장 내는 가장 나쁜 적은 담배와 술입니다. 담배와 술은 췌장에 염증을 일으켜 인슐린 분비 세포의 기능을 떨어뜨립니다. 담배를 당장 끊고 술은 획기적으로 줄이기 바랍니다. 술과 담배는 췌장암의 가장 주요한 원인이기도 합니다.

3. 인슐린 민감성을 높이는 식사

식탁 위 음식들의 혈당지수를 전체적으로 낮춰야 합니다. 혈당지수란 같은 칼로리의 탄수화물을 먹었을 때 혈당을 올리는 정도를 설탕과 비교한 수치입니다. 혈당지수가 높은 음식을 먹으면 인슐린도 따라서 과다 분비되기 때문에 인슐린 기능이 떨어질 수밖에 없습니다. 심지어 같은 칼로리를 먹더라도 당지수가 높은 음식을 먹은 사람은 당뇨에 걸릴 확률이 높습니다. 저당지수 식사로 식단을 바꿔야 합니다. 급격하게 혈당을 높이는, 인슐린이 갑자기 분비되는 식사만 피해도 큰 도움이 되는데요. 저당지수 음식은 정제가 덜 되고 천연에 가까운 음식들입니다. 특히 백미 대신 현미나 찹쌀 등을 섞어서 밥을 지으면 좋습니다. 설탕 섭취를 성인은 하루 10g, 아동은 5g 이하로 제한하고 물 섭취는 하루 2리터까지 늘려야 합니다. 또 간식은 인스턴트 음식보다는 당근, 브로콜리, 오이 등의 야채나 과일로 바꾸는 노력이 필요합니다.

4. 운동하는 동안 기능이 높아지는 인슐린

특히 유산소 운동을 하는 동안 인슐린의 효율성과 민감성이 높아지는 것으로 나타났습니다. 일주일에 3회 이상, 1회에 30분 이상 운동에 투자하기 바랍니다. 운동의 강도는 약간 땀이 나거나 숨이 찰 정도가 적당합니다. 필자는 하루 1시간 걷기를 하되 15분가량은 빠르게 걷거나 가볍게 조깅하는 운동법을 주로 추천합니다. 운동은 식후 혈당이 올라가는 30분 후에 하는 것이 좋은데요. 식후 30분 후 운동은 당뇨약 복용과 비슷한 효과를 냅니다. 인슐린을 지키기 위해 가장 중요한 신체 부위는 근육입니다. 그중에서도 허벅지 근육은 우리 몸에서 가장 크고 많은 비율을 차지하는 근육입니다. 허벅지 근육을 늘리기 위해서는 유산소 운동과는 별도로 무거운 기구를 드는 운동이나 스쿼트 운동을 주기적으로 해야 합니다.

5. 스트레스는 무서운 적

인슐린에도 스트레스는 무서운 적입니다. 스트레스가 직접적으로 인슐린 기능을 떨어뜨리기 때문입니다. 가장 큰 이유는 스트레스가 계속되면 부신피질 호르몬인 코르티솔의 분비가 증가하면서 인슐린의 분비와 작용을 방해하기 때문입니다. 인간관계, 일, 성격 등 자신의 스트레스를 높이는 여러 원인을 하나씩 고치고 줄이는 것이 중요합니다. 불만에서 더 불만으로 나아가는 삶 대신, 만족에서 더 만족으로 나아가는 삶으로 생각을 바꾸면 좋습니다. 또 남과 쓸데없이 비교하지 않기, 남에게 지나치게 신경 쓰지 않기, 느리게 살기, 낙관적으로 세상을 바라보기와 같은 마음 훈련을 통해 스트레스 다운사이징을 실천해야 합니다.

호르몬 균형을 조화롭게 맞추는 방법이 궁금합니다

Answer

'호르몬(hormone)'은 그리스어에서 온 말로 '북돋우다, 흥분시키다'라는 의미가 있습니다. 호르몬은 우리 몸의 메신저라고 할 수 있습니다. 호르몬은 생체 유지에 필요한 체내 물질로 세포조직의 성장, 심장 박동 조절, 신장 기능, 위장 운동, 혈당·체온·삼투압 등의 항상성 유지, 그리고 우리 몸에서 일어나는 거의 모든 변화, 심지어는 감정과 기억 저장까지 좌우합니다. 호르몬은 신체 각 부위와 유기적으로 연락을 주고받으며 몸의 항상성을 유지합니다. 우리 몸의 전지전능한 조절자인 것입니다.

우리 몸에는 수십 가지 이상의 호르몬이 존재합니다. 호르몬은 화학적인 구조에 따라 크게 펩티드 호르몬, 스테로이드 호르몬, 아민·아미노산 유도체 호르몬으로 분류하는데요. 지금까지 알려진 호르몬만 해도 그 수가 100종이 넘습니다. 우리가 미처 알지 못한 것까지

합치면 약 4천여 종의 호르몬이 체내에 생성되며 자신의 역할을 담당합니다.

호르몬은 보통 갑상선, 부신 등 내분비기관에서 만들어진 후 혈액으로 분비되며 온몸을 돌아 각각의 장기에 작용합니다. 모든 호르몬은 만들어진 후 저장되었다가 몸이 필요로 할 때 꼭 필요한 양만큼 분비됩니다. 호르몬 조절은 '피드백 시스템'에 의해 일정하게 유지됩니다. 가령 갑상선 호르몬은 뇌하수체에서 분비하는 갑상선 자극호르몬에 의해 조절됩니다. 갑상선 호르몬이 혈액으로 지나치게 분비되면 피드백 시스템이 작동해서 갑상선 자극호르몬 분비를 억제합니다. 이렇게 우리가 호르몬 농도를 높이거나 낮추기 위한 노력을 특별히 하지 않아도 피드백 시스템에 의해 자동으로 호르몬이 조절되는 것입니다. 하지만 호르몬 분비나 체내 농도에 이상이 생기면 곧장 질병으로 이어질 수 있습니다.

예를 들어 성장호르몬 분비가 저하되면 저신장증이 생길 수 있습니다. 반대로 과잉 분비되면 손가락, 발가락이 길어지고 이마나 턱이 돌출되는 말단비대증이 나타날 수 있습니다. 또 항이뇨호르몬인 바소프레신은 소변의 양을 조절해 체내 수분을 조절합니다. 이 호르몬이 부족하면 소변을 자주 보고, 심한 갈증을 느낍니다. 또 갑상선 호르몬 분비가 지나치면 갑상선기능항진증이, 부갑상선 호르몬이 과잉 분비되면 혈중 칼슘 수치가 높아져서 콩팥에 결석이 생길 수 있습니다. 또 인슐린, 글루카곤 호르몬의 균형이 깨지면 당뇨병이 생길 수 있습니다. 이렇게 호르몬 분비에 문제가 생기면 이를 낮추거나 높이는 치료를 해야 하는데요. 통상 해당 호르몬을 복용하는 치료법을 따

릅니다. 가령 갑상선기능항진증 때는 '항갑상선제'를 사용하며, 갑상
선기능저하증 때는 '갑상선 호르몬'을 복용합니다.

호르몬은 우리 몸 전체의 기능과 밀접한 관련이 있으며, 특히 면역
력과 밀접한 관련을 맺고 있는 호르몬도 있습니다. 필자는 면역력과
상관성이 높은 다섯 가지 호르몬으로 멜라토닌, 세로토닌, 인슐린,
성장호르몬, 비타민D를 꼽습니다. 앞서 이 다섯 가지 호르몬에 대해
서 자세히 알아봤는데요. 이 다섯 가지 호르몬 외에도 우리 몸속의
호르몬은 각자 중요한 역할을 담당하며 우리 몸 전체의 균형과 조화
를 유지하는 중요한 역할을 합니다.

호르몬의 균형과 조화를 지키기 위해서는 우리 몸의 건강 전체를
지키는 노력이 필요합니다. 즉 호르몬 건강은 내 몸 건강과 직결됩니
다. 호르몬 건강을 위해서는 충분한 유산소 및 근력 운동, 양질의 단
백질 식사, 7시간 내외의 충분한 숙면이 필요합니다. 충분한 휴식시
간을 마련해야 하고, 근심과 걱정에서 멀어지는 스트레스 관리능력
도 중요합니다.

10장

우리 몸과
면역력

한 사람의 건강을 가장 쉽게 판단하는 방법은 몸의 근육량을 측정해보는 것입니다. 그중에서도 종아리 근육과 허벅지 근육의 굵기나 크기는 대단히 중요한 건강 지표입니다. 우리 몸에서 근육은 전체 몸무게의 약 45%를 차지하며 이 중 40~50%는 하체에 집중되어 있습니다. 하체 근육이 부족하면 다리에 힘이 없어 넘어지기 쉽고, 걸음걸이가 느려지고, 각종 성인병의 발생이나 합병증의 위험이 커질 수 있습니다.

고혈압 때문에
면역력이 떨어질 수 있나요?

고혈압은 우리나라 성인 3명 중 1명이 앓고 있을 정도로 흔한 병입니다. 국내 성인 약 1,100만 명이 고혈압을 앓고 있는 것입니다. 혈압이 높으면 혈관이 쉽게 좁아지고 딱딱해지면서 혈관 건강을 해칩니다. 그대로 두면 한순간 몸 어디선가 혈관이 터지는 중대 사고가 발생할 수도 있습니다. 즉 심근경색이나 뇌졸중처럼 돌연사에 이를 수 있는 치명적인 질병의 도화선이 바로 고혈압입니다. 적어도 1년에 4회 이상 의료기관에서 혈압을 재고 정상 범위(수축기 혈압 120mmHg 미만, 이완기 혈압 80mmHg 미만)에 있는지 확인해야 합니다. 만약 이 수치 범위를 벗어났다면 당장 치료를 해야 하고 개선을 위한 노력을 펼쳐야 합니다.

한국인의 고혈압은 식습관과 관련이 깊습니다. 세계보건기구(WHO)에서 권장하는 1일 나트륨 섭취량은 최대 2g입니다. 하지만 최근 조사에 따르면 한국인의 하루 나트륨 섭취량은 약 3.7g으로 여전히 권고량보다 매우 많습니다. 만약 혈압 문제가 있다면 자신의 식습관부터 살펴봐야 합니다. 연구에 따르면 나트륨 섭취가 증가할수록 심혈관 사건 또는 뇌졸중 위험도 상승합니다. 물론 나트륨은 필수 영양소이므로 너무 적게 섭취해도 심혈관 사건 또는 이로 인한 사망 위험이 증가할 수 있습니다.

최근 연구에서는 하루 나트륨 섭취량이 5g 미만이라면 건강에 큰 영향을 미치지 않는다는 결과가 나오기도 했지만, 그럼에도 세계보건기구(WHO)의 권장량까지 낮추는 노력은 꼭 필요할 것으로 판단됩니다. 만약 자신의 나트륨 섭취량이 5g 이상이라면 당장 나트륨을 줄이는 식습관 개선을 시작해야 합니다.

여기에 한국인은 세계적으로 높은 스트레스에 시달리고 있습니다. 자살률 등 각종 정신건강 지표들이 이를 잘 증명하는데요. 한국인 특유의 스트레스와 조급증 역시 혈압을 높이는 주된 요인입니다. 스트레스를 자주 받거나 매사 급하게 서두르면 혈압은 상승할 수밖에 없습니다.

고혈압에서 혈압만 주목해서는 안 됩니다. 혈압만큼 중요한 것이 혈관 벽의 유연성입니다. 뇌졸중의 주된 원인 가운데 하나는 '뇌동맥류'의 파열입니다. 혈관 내부를 감싸고 있는 강하고 유연한 조직인 탄력섬유가 늘어지고 뒤로 밀려나 볼록 튀어나오는 증상을 뇌동맥류라고 부르는데요. 풍선을 불었을 때 약한 부위가 혹처럼 튀어나오는 모습을 상상하면 됩니다. 물론 모든 뇌동맥류가 곧바로 터지는 것은 아닙니다. 뇌동맥류는 100~200명 중 1명꼴로 나타나지만 정작 파열되는 빈도는 인구 1만 명당 1명 정도이기 때문입니다. 하지만 일단 이 부위가 터지면 사망률은 30%, 장애가 생기는 경우는 30~50%에 달하기 때문에 대단히 주의해야 합니다.

뇌동맥류는 미리 발견한다 해도 치료가 쉽지 않기 때문에 예방이 무엇보다 중요합니다. 혈관 내벽을 약화시키는 고혈압이나 흡연, 과한 음주, 활성산소에의 지속적인 노출 등을 피하는 등 평소 꾸준히 관리해야만 뇌동맥류를 예방할 수 있습니다. 연구에 따르면 금연이나 절제된 음주만으로도 고혈압이나 뇌동맥류의 위험을 크게 줄일 수 있습니다.

고혈압과 관련해 하나 더 꼭 살펴봐야 할 것이 혈관의 굵기입니다. 젊을 때 혈관은 정상 혈압을 유지하며, 유연하고 탄력성이 있으며, 굵기도 굵습니다. 하지만 나이가 들수록 혈관은 점점 좁아집니다. 혈관이 좁아지면 혈액이 좁은 혈관을 지나면서 자연스럽게 혈압이 높아질 수밖에 없습니다. 특히 문제가 되는 것이 혈관에 콜레스테롤 덩어리가 생기는 것입니다. 이를 '플라크'라고 부릅니다. 플라크가 혈관 벽에 붙어 혈관이 좁아진 상태가 바로 '동맥경화'입니다. 이를 단지 기름 찌꺼기가 혈관에 붙는 것으로만 여겨서는 안 됩니다. 여러 가지 독소나 활성산소로 인해 혈관 벽에 상처나 염증이 생기는 증상이 동반되기 때문에 더 큰 문제가 될 수 있습니다.

동맥경화증을 예방하려면 평소 혈중 콜레스테롤 수치가 200mg/dL 이하, 나쁜 콜레스테롤(LDL) 수치는 130~160mg/dL 이하가 될 수 있도록 유지해야만 합니다. 간단한 혈액검사만으로도 쉽게 혈관 벽의 상태를 알 수 있습니다. 적어도 1년에 한 차례 이상은 혈액검사를 통해 자신의 콜레스테롤 수치를 점검하기 바랍니다.

충분한 식이섬유 섭취는 콜레스테롤 수치를 낮추는 가장 효과적인 방법입니다. 또 하루 2리터 이상의 물을 마시고 하루 20g 이상의 섬유질을 섭취한다면 콜레스테롤 수치를 정상으로 유지하거나 낮추는 데 큰 도움을 받을 수 있습니다. 주기적인 유산소 운동 역시 고혈압 예방과 혈관 건강을 위해 필요한 건강 실천입니다.

혈액순환이 안 되면
면역력이 나빠질 수 있나요?

혈액은 끊임없이 우리 몸을 순환합니다. 이는 우리의 건강과 생명을 지키는 가장 중요하면서 필수적인 활동입니다. 우리 심장은 2개의 심방과 2개의 심실로 이뤄진 혈액을 순환하는 신체기관입니다. 심장은 1분에 60~100회 정도 수축하며, 심장 오른쪽은 혈액을 펌프질해 폐로 혈액을 보내 산소를 공급받게 하고 혈액 속 이산화탄소를 제거하게 만듭니다. 심장 왼쪽은 산소가 가득 찬 혈액을 다시 온몸으로 보내는 역할을 합니다. 이렇게 폐순환과 체순환을 반복하면서 산소 및 이산화탄소, 영양분 및 노폐물, 호르몬 등의 물질들이 온몸 구석구석으로 운반됩니다.

혈액순환은 생명 유지의 가장 기초이자 토대입니다. 혈액이 도는 통로인 혈관의 총 길이는 무려 약 12만km에 달합니다. 그러나 이 긴 거리를 혈액이 도는 시간은 불과 20초가 되지 않습니다. 심장이 한 번 박동해 내보내는 혈액량은 약 70mL이고, 1분에 평균 70회 정도 박동할 경우 심장은 1분 동안 4900mL(70mL×70회), 약 5L의 혈액을 밀어냅니다.

심장, 그리고 혈액이 하는 일은 무척 많지만 우리 몸의 면역력과도 깊은 연관이 있습니다. 우리 몸에 이상이 생기면 해결하기 위해 항체와 항원이 싸우고, 그 때문에 염증이 생기기 마련입니다. 염증은 우리 몸을 지키는 활동에서 만들어진 산물이지만 최대한 빨리 분해하고 처리해야 할 증상이기도 합니다. 염증 부위에 충분한 혈액이 보내져 세포 분열이 일어나면 수명이 다한 세포는 파괴되고, 새로 건강한 세포를 만들어내 우리 몸이 회복될 수 있는 것입니다. 그런데 여러 가지 이유로 혈액순환이 제대로 이뤄지지 않으면 염증 부위에 정상 세포가 아닌 돌연변이 세포가 만들어지고, 그것이 계속 세포 분열을 하면서 결국 암이 생기는 것입니다. 혈액이 원활하게 순환되지 않으면 면역 시스템에도 큰 문제가 잇달아 생깁니다.

외부 방어벽을 뚫고 우리 몸에 침입한 각종 세균, 바이러스는 우리 몸의 면역세포들(대식세포, T세포, B세포, NK세포 등)에 의해 처리됩니다. 이들 면역세포는 모두 백혈구의 일종입니다(백혈구는 10여 개 면역세포를 모두 합쳐서 부르는 말입니다). 면역세포들은 각자 고유한 기능을 수행하는데요. 면역세포가 그 기능을 원활하게 수행하는 데 가장 중요한 것이 바로 원활한 혈액 공급입니다. 혈액순환이 제대로 이뤄져야 면역세포 역시 쉽게 이동할 수 있고, 활발하게 제 기능을 발휘할 수 있습니다.

백혈구는 온몸 구석구석을 다니며 외부 침입자들을 감시하고 제거합니다. 이를 위해서는 원활한 혈액순환이 필수적입니다. 혈액순환이 제대로 이뤄지지 못하면 면역세포의 힘도 떨어질 수밖에 없습니다. 산소, 영양분뿐만 아니라 체내 면역을 담당하는 백혈구 역시 혈관을 타고 이동하기 때문입니다. 백혈구는 혈관을 통해 온몸을 돌며 혈액과 조직에서 이물질을 잡아먹거나 항체를 형성하면서 신체를 보호합니다. 혈액 속 백혈구가 온몸을 구석구석 돌아다니면서 제 기능을 발휘할 때 면역력이 강해집니다.

밤에 쥐가 자주 나는데 원인이 궁금합니다

우리는 흔히 팔다리가 갑자기 경직될 때 '쥐가 난다'는 표현을 쓰는데요. 이 증상의 정확한 명칭은 '근육경련(muscle cramps)'입니다. 즉 근육이 뒤틀리며 경련이 일어나는 증상입니다. 근육경련은 여러 가지 신체활동을 하면서 흔히 겪는 증상입니다. 그런데 유독 쥐가 자주 나는 사람들이 있습니다. 별다른 신체활동을 한 것도 아닌데, 심지어 가만히 있었는데도 쥐가 나는 사람도 있습니다. 이런 경우라면 질환이 그 원인은 아닌지 의심해봐야 합니다. 근육경련이 생긴 정확한 원인부터 찾아야 하는 것입니다.

기본적으로 근육경련은 근육을 무리하게 쓰거나 안 쓰던 근육을 과도하게 써서 생깁니다. 가령 갑자기 수영이나 사이클과 같은 격렬한 운동을 평소보다 많이 하고 나면 종아리나 발이 땅기는 경우가 여기에 해당합니다. 근육경련의 정확한 원인은 근육이 아닌 근육을 관장하는 신경계의 지나친 활성화로 추정됩니다. 그러나 근육경련이 빈번하다면 특정 질환을 의심해봐야 합니다. 가령 급성 콩팥병이나 심장 질환, 뇌 질환 등이 근육경련의 원인이나 전조증상일 수도 있습니다.

만약 지금 다리에 쥐가 났다면 다음과 같은 동작을 반복해보세요.

> 우선 쥐가 나는 반대 방향으로 근육을 당겨보세요. 가령 발바닥에 쥐가 났다면 발등 쪽으로 발가락을 당기고, 종아리에 쥐가 났다면 의자에 앉아 무릎을 펴고 다리를 들었다 내리는 동작을 반복해보는 것입니다. 혹은 경련이 생긴 부위를 천천히 마사지하는 것도 방법입니다.

스트레칭이나 마사지를 해도 효과가 없을 때는 병원에 가 근육경련의 원인을 찾아야 합니다. 특히 가만히 있어도 근육경련이 올 때, 근육경련과 함께 감각 이상이나 근력 약화가 동반될 때, 손으로 근육을 눌러도 경련이 진정되지 않을 때, 운동할 때마다 근육경련이 반복될 때는 반드시 병원을 찾아야 합니다.

근육경련이 잦은 사람 가운데는 유독 잠을 자는 동안 쥐가 난다는 사람이 많습니다. '야간 근육경련(nocturnal muscle cramps)'은 야간에 발생하는 불수의적이고 일반적으로 통증을 유발하는 단일 근육 혹은 근육군의 수축을 지칭합니다. 노인들을 대상으로 진행한 연구에서 유병률은 35~60% 정도로 높았고, 일주일에 3번 이상 반복적으로 증상이 나타나는 환자도 40% 가까이 되었습니다. 야간 근육경련이 있다면 자신의 혈액순환이나 혈관, 심장 건강에 이상이 없는지 반드시 확인해야 합니다.

낮에는 활동량이 많으므로 비교적 혈액순환이 잘되고 상대적으로 근육경련이 일어나는 빈도도 적습니다. 반면 밤에는 활동량이 줄고 수면 중에 몸을 거의 움직이지 않다 보니 혈액순환이 제대로 이뤄지지 않습니다. 그로 인해 하지 근육에 혈액이 잘 공급되지 않으면서 하지 근육의 온도가 낮아지고 산소 공급이 부족해지면서 경련이 자주 생기는 것입니다. 낮보다는 밤에, 특히 수면 중에 상대적으로 쥐가 많이 나는 것은 이런 이유 때문입니다.

수면 중 다리에 쥐가 자주 난다면 하지동맥의 혈액순환 장애를 의심해봐야 하며, 심장의 관상동맥이나 뇌혈관에 문제가 존재할 수도 있습니다. 또 뇌경색이나 심장마비 발병 위험도 크게 높아집니다.

야간 근육경련이 생기는 여러 가지 원인은 다음과 같습니다. 혹시 자신이 여기에 해당하지 않는지 점검해보기 바랍니다.

1. 평소 스트레칭이 충분하지 않았다.

2. 나쁜 자세로 자고 있다.

3. 계절이 바뀌었다.

4. 몸에 수분이 부족하다.

5. 저녁이나 낮에 격렬하게 운동을 했다.

6. 영양소 결핍이 있다. 특히 칼슘, 마그네슘, 칼륨의 불균형이 근
   육경련의 원인일 수 있다.

7. 종일 서서 일했다.

8. 약물을 복용하고 있다. 이뇨제, 천식 치료제 등이 야간 근육경

련과 관련이 있을 수 있다.

9. 임신했다.

10. 건강에 문제가 발생했다. 당뇨병, 고혈압, 관절염, 신경 질환,

우울증도 다리 경련과 관련이 있을 수 있다. 요추협착증, 간경

화, 만성심부전 등도 야간 근육경련의 원인이 될 수 있다.

11. 나이를 먹었다. 노화로 인한 근육 약화가 원인일 수 있다.

야간 근육경련을 치료하거나 예방하기 위해서는 우선 충분한 스트레칭부터 실천해야 합니다. 특히 저녁에는 꼭 하루 동안 긴장하고 피로해진 근육을 부드럽게 풀어줄 필요가 있습니다. 또 영양 불균형이 생기지 않도록 균형 잡힌 식사를 해야 합니다. 낮 동안 충분히 수분을 섭취해 잘 때 체내 수분이 부족하지 않게 해줘야 합니다.

요추관협착증이 있다면 야간 근육경련 외에도 허리가 아프고 많이 걸으면 다리가 저린 등의 증상이 함께 나타날 수 있습니다. 요추관협착증은 주로 60대 이상에서 생깁니다. 발병 시 다리 정맥의 혈액순환이 잘되지 않아 근육 내 산소 부족으로 경련이 생길 수 있습니다. 또 다른 주요한 원인인 하지정맥류의 경우에는 밤에 쥐가 나는 증상 외에도 다리 주변에 튀어나온 혈관은 없는지 잘 살펴봐야 합니다. 하지정맥류의 경우 가만히 있을 때는 괜찮다가 움직이는 즉시 아프고, 5~10분 정도 걸으면 조금 나아지는 특성이 있습니다.

간경화, 만성신부전 환자는 전해질 불균형으로 야간 근육경련이 생길 수 있습니다. 임신부도 여기에 해당합니다. 임산부의 경우 전체

체액이 늘어나지만 마그네슘과 같은 근육의 수축이나 이완과 관련된 미네랄이 부족해지면서 야간 근육경련이 나타날 수 있습니다.

체내 영양소 부족, 나트륨이나 마그네슘 부족이 원인일 수도 있습니다. 평소 땀을 많이 흘리는 사람은 나트륨 부족 증상이 나타날 수 있으며, 팔다리 외에도 눈가가 자주 떨린다면 마그네슘 부족을 의심해야 합니다.

가장 큰 문제는 야간 근육경련이 근육이나 신경 문제가 아니라 심각한 전신 질환의 징후일 수 있다는 점입니다. 야간 근육경련이 중대 심뇌혈관 질환, 즉 심근경색, 뇌졸중이나 뇌경색과 같은 질병의 전조 증상이 아닌지 항상 주의를 기울여야 합니다. 특히 평소 심뇌혈관 질환을 앓고 있다면 좀 더 세심하게 살펴봐야 합니다. 우선 자신이 심혈관 질환인지 의심해보면서 흉통, 호흡 곤란, 가슴 두근거림, 실신 등이 있는지, 전신·하지부종, 하지파행(걸으면 종아리가 땅기고 뻐근한 증상)이 반복되고 심해지는지 잘 살펴봐야 합니다. 심혈관 질환의 흉통은 '쥐어짠다' '조인다' '답답하다' 등 사람마다 다양하게 나타나며 왼쪽 팔이나 목으로도 통증이 나타날 수 있습니다. 뇌경색, 뇌졸중과 같은 뇌혈관 질환인 경우에는 평소와는 다른 두통이 있는지 살펴봐야 하며, 소위 '벼락두통'이라고 할 수 있는 수 초 또는 수 분 내의 극심한 두통을 느끼거나 예전부터 있던 두통이 심해지는 등의 증상이 나타날 수 있습니다.

전조증상 여부를 확인하기 위해서는 'FAST법칙'을 꼭 기억해야 합니다. FAST법칙의 'FAST'는 '얼굴(Face)' '팔다리(Arms and Legs)' '말(Speech)' '즉시 행동하기(Time to act)'의 약자입니다. 웃을 때 좌우 얼굴 모양이 다른지 살피고, 한쪽 팔다리만 힘이 약해지는지 확인하고, 말을 정상적으로 할 수 있는지 평가한 다음, 마지막으로 이 중한 가지 증상이라도 나타나면 즉시 응급치료를 받아야 합니다.

또 야간 근육경련이 있는 사람 가운데는 '하지불안 증후군'을 겪는 사람도 많습니다. 하지불안 증후군은 근육경련은 아니지만 하지 근육에 뭐라고 딱히 표현하기 어려운 불편한 감각으로 인해 밤새도록 다리를 흔들거나 주물러야 비로소 편해지는 증상을 말합니다. 다음 항목에 해당한다면 하지불안 증후군일 수 있습니다.

1. 다리가 찌릿하게 저리거나 쥐가 난다.
2. 벌레가 다리를 기어다니는 듯한 느낌이 든다.
3. 다리를 움직이고 싶은 충동이 강하게 나타난다.
4. 다리가 심하게 아프고 불편한 느낌이 든다.

하지불안 증후군의 원인은 아직 명확하지 않으나 철분 결핍이나 뇌의 도파민 부족, 자율신경계 장애나 심혈관 문제로 추측되고 있습니다. '주의력결핍 과잉행동장애(ADHD)'와의 관련성도 있는 것으로 생각됩니다. 주로 밤에 심해지지만 낮에도 나타나기 때문에 만약 버스나 비행기에 장시간 가만히 앉아 있지 못한다면 하지불안 증후군을 의심해봐야 합니다. 하지불안 증후군 환자의 경우 뇌졸중이나 심장병의 위험이 커집니다. 평균 연령 68세의 남녀 3,433명을 대상으로 한 연구에서 여성의 7%, 남성의 3%가 하지불안 증후군을 앓는 것으로 조사되었습니다.

장이 나쁘면
면역력도 떨어지나요?

최근 들어 우리 장이 건강의 중심임이 속속 증명되고 있습니다. 우리 장은 각종 질환을 유발하는 콜레스테롤 수치, 혈당 조절, 뇌 신경 전달물질 생성에도 많은 영향을 미칩니다. 특히 우리 장은 면역력을 지키는 핵심 역할을 합니다. 무엇보다도 건강한 장은 질병을 유발하는 유해 박테리아가 장벽에 달라붙는 것을 막아줍니다. 대부분의 박테리아는 음식을 통해 장으로 유입됩니다. 이때 장 점막에 분포하는 장내세균이 음식에 포함된 미생물을 일차적으로 방어합니다. 또 미생물의 정보를 신속하게 파악해 우리 몸에서 면역 반응이 신속하게 일어나도록 돕습니다. 장내세균은 우리 몸의 면역 시스템과 끊임없이 상호작용하며 전체 면역체계를 강화합니다.

우리 장에는 면역세포의 70%가 집중되어 있습니다. 그도 그럴 것이 장의 표면적은 우리 피부 표면적의 무려 200배나 됩니다. 또 우리 장에는 엄청난 수의 장내세균이 존재합니다. 장에는 총 500여 종, 100조 개의 세균이 살고 있습니다. 배설되는 변 1g에 장내세균만 무려 1천억 마리나 발견될 정도입니다. 이렇게 우리 인체에 지대한 영향을 미치는 수많은 미생물을 장내세균숲이라 칭합니다. 장내세균숲은 체내에 사는 미생물 전체를 뜻합니다. 장내세균숲은 장내 점막 면역계의 발달과 성숙을 돕는 필수적인 요소입니다.

이처럼 미생물은 장에 가장 많이 분포합니다. 우리 몸의 미생물 수는 인간 세포 수의 2배 이상입니다. 또 인간이 가진 유전자의 100배 이상입니다. 장내세균은 단지 장에 기생할 뿐만 아니라 우리 인체와 유기적인 상관관계를 맺습니다. 장내 미생물의 구성, 조합에 따라 특정 질병이 잘 치료되기도 하고, 잘 발병하기도 합니다. 예를 들어 각종 염증성 장 질환, 감염성 장 질환, 비만 등의 대사 질환, 혈관 질환, 천식이나 아토피 등의 알레르기 질환, 정신과 질환은 장의 장내세균숲 환경에 따라 치유과정이나 발병에 있어 큰 차이가 나타날 수 있습니다.

그런데 우리 장에는 유익균, 유해균이 함께 공존합니다. 유익균은 영양소의 합성과 흡수, 외래균 증식 억제에 도움을 주고 면역력도 높여줍니다. 아직 여기에 관한 연구는 초보 단계이지만 연구를 통해 밝혀진 유익균으로는 비피도박테리움, 유박테리움, 락토바실러스 등이 있습니다. 반면 유해균은 장내 부패를 유발하고, 발암성 물질과 각종 유해 독소를 생산합니다. 또 설사, 변비를 유발하고, 암이나 성장장애를 일으키는 원인이 됩니다. 지금까지 밝혀진 유해균으로는 대장균(E. coli), 클로스트리듐, 프로테우스, 박테로이데스 등이 있습니다.

장 건강이 나쁘면, 장내세균숲이 균형을 잃으면 아토피와 같은 알레르기 질환이나 크론병과 같은 자가면역 질환도 생기기 쉽습니다. 또 신경전달물질의 분비를 방해해 우울증이나 치매를 일으킨다는 연구 결과도 있습니다.

그러나 딱 잘라 유익균, 유해균으로 나눌 수 없는 균들이 장내세균 대부분을 차지합니다. 좋지도 나쁘지도 않은, 정확하게 말하면 장내 환경에 따라 좋은 역할을 하기도 하고 나쁜 역할을 하기도 하는 균들입니다. 이를 중간균(기회균), 일명 '박쥐균'이라고 부릅니다. 박쥐균은 이름처럼 장내에 유익균이 우세할 때는 유익균 편에 섰다가, 유해균이 우세할 때는 유해균의 편을 듭니다. 중간균은 장내세균 가운데 60~75% 정도로 가장 많은 비율을 차지하고 있습니다. 중간균이 유익한 활동에 참여하게 만들기 위해서는 유익균의 수를 일정 비율 이상으로 잘 유지해야 합니다.

나의 장 건강은 지금 어떨까요? 현재 장 건강 상태나 주요 장내세균의 비율은 대변검사를 통해 쉽게 파악할 수 있습니다. 그러니 장과 관련된 여러 가지 불편이 있거나 관련 증상이나 질병이 있다면 대변검사를 받아보는 것도 한 가지 방법입니다.

Question	소변, 대변으로 면역력
085	상태를 알 수 있을까요?

Answer

앞서 설명한 것처럼 우리 장은 면역세포의 70% 이상이 집결해 있는 중요한 면역기관입니다. 따라서 장 건강을 잘 유지하는 것은 면역 균형을 지키고 질병을 예방하는 첫째 원칙이라고 할 수 있습니다. 그러나 지금 내 장이 건강한지 아닌지 아는 일은 그리 쉽지 않습니다. 1년에 한 번 정도 받는 종합검진을 통해 위장관의 이상을 확인하는 것이 거의 전부일 것입니다. 그리고 그보다는 까다롭지 않지만 공신력 있는 기관에서 받는 대변검사 역시 장내세균의 균형 상태를 파악할 수 있는 좋은 방법입니다.

우리는 자신의 장 건강에 둔감할 수밖에 없습니다. 매스껍거나 속이 쓰린 증상, 구취, 위통을 비롯한 각종 위장관에서 유발되는 통증 정도가 장 건강의 이상 유무를 간접적으로 알아보는 전부일 것입니다. 하지만 평소 화장실을 이용할 때 몇 가지 사항만 주의 깊게 살펴다면 장에 나타난 다양한 건강 이상 신호를 확인할 수 있습니다.

대변의 딱딱함, 형태 등의 특징을 7단계로 분류한 국제적인 기준을 '브리스톨 스케일(bristol scale)'이라 합니다. 1에서 7로 갈수록 대변이 대장에 머무르는 시간이 짧다는 뜻입니다. 브리스톨 스케일에서는 대변의 색깔에 대한 기준은 없습니다.

1. 동글동글한 변: 단단하고 동글동글한 토끼똥 모양

2. 단단한 변: 단단하고 작은 덩어리가 모인 소시지 모양

3. 주름 있는 변: 표면에 금이 간 소시지 모양

4. 바나나 모양의 변: 부드럽고 표면이 부드러운 소시지 모양. 뱀처럼 똬리를 틀고 있다.

5. 연한 변: 부드러운 반고체형, 덩어리의 끝이 끊어져 보풀이 일어난다.

6. 약하게 모양을 갖춘 변: 경계가 풀려서 일정한 모양이 없는 죽 상태

7. 물 같은 변: 고형물이 없는 완전한 액체 형태

대변의 상태는 매우 중요한 건강 척도입니다. 황금색에 길고, 두께도 어느 정도 되는 바나나 모양의 변을 누고 있다면 여러분은 지금 건강한 장을 유지하고 있을 가능성이 높습니다. 그러나 변의 형태나 색, 굵기가 여기에서 조금이라도 벗어난다면 크고 작은 건강 이상을 의심해야 합니다. 변의 냄새도 중요합니다. 장내 환경이 건강하면 변에서도 역한 냄새가 거의 나지 않습니다. 지나치게 나쁜 변 냄새는

건강 이상의 중대한 전조증상일 수도 있으니 결코 가볍게 넘기지 말아야 합니다.

일단 변의 색으로 장내세균 비율을 가늠할 수 있습니다. 황금색에 가까우면 유익균이 많은 것이고, 갈색에 가까우면 유해균이 많은 것입니다. 하지만 섭취한 음식물에 따라 변의 색이 변하기 때문에 기본적으로 황금색에서 갈색, 초록색까지는 정상에 해당합니다. 그러나 변의 색이 흰색이나 빨강색, 검은색에 가깝다면 좀 더 심각한 질병을 의심해봐야 합니다. 우선 지나치게 옅은 갈색이라면 적혈구가 파괴되는 자가면역 질환이나 간 질환을 의심해봐야 합니다. 혹은 담도 폐쇄나 장출혈과 같은 위험 신호로 볼 필요도 있습니다. 특히 변의 색이 흰색에 가까울 때는 간 이상이나 췌장암을 의심할 수 있습니다. A형간염일 경우 변의 색이 탈색된 것처럼 흰빛을 띨 수 있습니다. 병이 어느 정도 진행된 후에도 통증이 거의 없어 조기발견이 무척 어려운 암 가운데 하나인 담도암일 경우 변의 색이 크림색에 가까운 회색을 띠기도 하며, 소변 색이 붉게 변하기도 합니다. 그러니 변에서 확인되는 전조증상을 절대 가볍게 넘겨서는 안 됩니다. 만약 변의 색이 검다면 위나 식도 어딘가에서 출혈이 생겼을 수 있습니다. 이 역시 빨리 병원을 찾아 검사를 받아야 합니다.

변의 굵기가 너무 가늘다면 식사량이 매우 적거나 식이섬유 섭취가 부족해서 그럴 수 있습니다. 이 역시 장기적으로 여러 가지 건강상의 위험을 초래할 수 있으므로 식습관을 고쳐 문제를 해결해야 합니다. 흔히 설사는 과음이나 과식, 감기와 같은 질병이 원인일 수 있지만 이런 원인 없이도 변이 아주 무르다면 장 건강에 이상이 생긴 징후로 받아들여야 합니다. 장내세균의 비율이 많이 나빠졌거나 각종 위장 관련 질병이 생긴 징후일 수 있습니다. 만약 다른 이유 없이 변이 물똥 형태라면 이 역시 장 건강이 몹시 나쁘다는 신호입니다. 평상시 스트레스가 심하거나 폭식이나 폭음 때문에 그럴 수도 있지만, 이런 원인이 아닌데도 계속 물똥 형태의 변을 본다면 대장과 관련된 특정 질병이 원인일 수 있습니다.

설사나 물똥이 생기는 이유는 대장에서 수분이 제대로 흡수되지 않아서입니다. 장 점막이 제대로 기능하지 못하고 있다는 말입니다. 우선 자신의 식습관을 의심해봐야 합니다. 육류나 커피, 술 등을 지나치게 섭취한 것이 원인일 수 있습니다. 특히 음주는 소장과 대장을 자극해 설사를 유발하는 주된 원인입니다. 변에 점액이 자꾸 묻어 나온다면 대장암을 의심해야 합니다. 대장암을 만드는 세포가 점액질을 분비하기 때문입니다. 그리고 만약 직장 쪽에 혹이 생겼다면 뭔가 묵직한 것이 자주 느껴질 것입니다. 그리고 마려움을 느끼지만 막상 변은 나오지 않는 일이 생길 수도 있습니다.

소변 역시 다양한 건강 문제를 알려주는 건강 지표가 될 수 있습니다. 특히 소변 색은 대변만큼은 아니지만 역시 다양한 건강 이상을 미리 알아볼 수 있는 지표입니다. 정상적인 소변은 엷은 맥주빛이 나며 투명합니다. 평소 수분 섭취가 부족하면 소변 색은 갈색에 가깝게 짙어질 수 있습니다. 우선 소변이 불투명하고 뿌옇다면 급성신우신염, 신장 감염, 방광염 등을 의심해봐야 합니다. 또 소변 색이 전과 달리 많이 변했거나 탁한 갈색을 띠는 경우 콩팥에 직접적인 문제가 생겼을 수도 있습니다. 특히 짙은 갈색을 띠는 경우 간 기능에 이상이 있는지 의심해봐야 합니다. 소변에 거품이 너무 많고 잘 없어지지 않는다면 단백질 성분이 소변에 따라 나온 것이므로 역시 콩팥 기능의 저하를 의심해야 합니다. 소변에서 악취가 많이 난다면 세균 오염을 의심해봐야 합니다. 특히 소변에 피가 섞여 나온다면 상당히 위험한 신호입니다. 급성신우신염, 방광염 같은 감염성 질병이나 심지어 결핵, 암, 결석 등을 의심할 수 있습니다.

종아리, 허벅지가 가늘어지면
면역력이 떨어지나요?

Answer

한 사람의 건강을 가장 쉽게 판단하는 방법은 몸의 근육량을 측정해보는 것입니다. 그중에서도 종아리 근육과 허벅지 근육의 굵기나 크기는 대단히 중요한 건강 지표입니다. 우리 몸에서 근육은 전체 몸무게의 약 45%를 차지하며 이 중 40~50%는 하체에 집중되어 있습니다. 하체 근육이 부족하各종 성인병의 발생이나 합병증의 위험이 커질 수 있습니다.

단단하고 굵은 종아리 근육은 우리 몸에서 대단히 중요한 역할을 합니다. 우리 몸의 혈액은 중력으로 인해 약 70%가 하체에 집중되어 있습니다. 그런데 이때 종아리 근육이 위에서 아래로 내려오는 혈액을 받아 중력을 거슬러 밤낮을 가리지 않고 쉼 없이 심장으로 되돌려 보내는 펌프 작용을 합니다. 종아리 근육이 제 기능을 하지 못하면 혈류가 정체되고 종아리 쪽 혈관에 압력이 가해집니다. 이 압력을 견디지 못하고 밖으로 불거지는 질환이 바로 하지정맥류입니다.

이처럼 종아리는 제2의 심장이라고 불릴 만큼 중요한 신체기관입니다. 심장에서 가장 먼 발밑으로 내려간 혈액이 다시 심장으로 돌아오기 위해서는 종아리 근육의 원활한 작용이 필요합니다. 종아리가 제대로 수축하고 이완해 강력한 펌프 역할을 해야 온몸의 순환이 완성될 수 있습니다.

동맥보다 압력이 낮은 정맥에는 통상적으로 몸을 순환하는 혈액의 절반 정도가 정체되어 있습니다. 심장의 펌프 작용만으로 이 혈액을 순환시키기 어렵고 심장에 엄청난 부담이 가해집니다. 이런 상태가 오래 지속되면 심장 근육의 손상과 노화로 인한 심부전이 생기거나, 비대한 심장을 감당하지 못하는 관상동맥의 기능 부족으로 협심증, 심근경색과 같은 혈관 질환이 생길 수 있습니다. 더불어 종아리 근육이 순환 작용을 제대로 보조하지 못하면 오로지 심근의 펌프 작용으로 혈액을 전신으로 전달하면서 고혈압까지 유발할 수 있습니다. 말초에 혈류 부전이 생기면 강한 압력 없이는 혈액이 잘 흐르지 못해 자연히 혈압이 올라가는 것입니다.

종아리 근육의 수축 기능은 헌혈할 때 주먹을 쥐는 것과 같은 원리로 이해할 수 있습니다. 헌혈할 때 주먹을 쥐면 팔뚝 근육이 수축해 정맥이 압박되고 이로 인해 혈액이 순환될 동력을 얻게 됩니다. 종아리 근육도 마찬가지입니다. 튼튼한 종아리 근육이 활발하게 움직이면 하지정맥을 제대로 압박해주고 말초에 있는 혈액이 심장으로 원활하게 전달될 수 있습니다.

종아리 근육은 팔뚝 근육보다 훨씬 굵고 근육량이 많으므로 제대로 수축시키면 팔뚝 근육보다 몇 배의 힘을 발휘해 심장의 부담을 덜어주고 혈액의 흐름을 원활하게 합니다. 실제로 영국 혈관외과학회 논문에서는 '종아리 근육 펌프(calf muscle pump)'라는 단어로 종아리 근육이 지닌 기능을 설명하고 있습니다. 논문에 따르면 심장 질환자의 55%가 종아리 근육 펌프 기능장애를 가지고 있으므로, 종아리 근육 펌프가 혈액순환을 향상하는 가장 효과적인 방법이라고 소개하고 있습니다.

종아리 근육의 기능을 살펴보는 가장 간단한 방법 중 하나는 발목의 가동 범위 각도를 재어보는 것입니다. 발끝을 최대한 아래쪽으로 떨어뜨린 각도와 몸 쪽으로 최대한 당긴 각도가 크면 클수록, 즉 관절 가동 범위가 넓을수록 종아리 근육 펌프를 좌우하는 발목 관절의 유연성이 뛰어난 것입니다. 이 가동 범위는 발목 관절 운동을 통해 충분히 개선할 수 있습니다.

종아리 근육 기능이 떨어지는 주된 이유 가운데 하나는 한 자세로 지나치게 오래 서 있거나 앉아 있는 것입니다. 한 자세를 오래 유지하는 것은 종아리 근육 내 정맥 흐름의 정체를 일으키고, 이것이 종아리 근육의 부종이나 염증을 심화시킵니다. 정체된 혈액에서 체액이 새어 나와 부종이 심해지면 종아리 근육 혈관의 혈액 흐름이 더욱 악화하고 종아리 근육이 약해지는 악순환에 빠집니다.

우리 몸의 근육량은 나이가 들면서 계속 감소합니다. 전문적인 검사 장비를 통해 근감소증을 측정할 수도 있지만 근감소증 여부를 쉽게 알아보는 방법이 있습니다. 바로 종아리의 둘레를 재어보는 방법입니다. 키와 성별에 관계없이 종아리 둘레가 32cm 이하라면 근감소증을 의심해봐야 합니다. 이보다 더욱 간편한 방법으로 '핑거링 테스트'가 있습니다. 즉 양손의 검지와 엄지로 만든 원안에 종아리의 가장 굵은 부위가 완전히 감싸진다면 근감소증으로 진단될 가능성이 매우 큽니다. 이 원의 둘레가 보통 30~32cm이기 때문입니다. 실제 연구에 의하면 70세 이상의 노인 중 종아리 두께가 32cm 이하인 사람은 그렇지 않은 사람에 비해 인지 기능 저하 및 신체 노쇠가 동반될 가능성이 10배 더 높았습니다.

종아리 근육 못지않게 허벅지 근육도 중요합니다. 허벅지 근육은 성장호르몬의 공장이며, 인슐린 호르몬의 휴식처입니다. 허벅지 근육은 성장호르몬, 성호르몬의 분비와 직간접적으로 관련이 있습니다. 허벅지 근육이 튼튼한 사람은 빨리 피로를 해소하며 혈당 조절능력도 뛰어납니다. 허벅지의 굵기는 사타구니 가장 가까운 부분을 쟀을 때 남성의 경우는 55cm 이상이 좋고, 여성의 경우는 45~49cm일 때 건강하다 할 수 있습니다. 허벅지 근육이 약하면 치매의 위험성도 높아지고, 관절염 위험도 커집니다. 허벅지에는 신체 근육의 30%가 밀집되어 있습니다.

허벅지 근육은 관절 건강에서도 중요합니다. 관절의 움직임은 관절 주변을 둘러싸고 있는 근육의 양과 질에 비례합니다. 허벅지 근육이 튼튼할수록 무릎 관절도 튼튼해집니다. 퇴행성관절염을 예방하는 것은 기본이고, 만에 하나 퇴행성관절염에 시달리고 있더라도 허벅지 근육을 늘려 통증을 감소시킬 수 있습니다.

허벅지 근육은 당뇨 및 혈관 질병과도 관련이 깊습니다. 허벅지가 가는 사람은 당뇨병에 걸릴 확률이 그렇지 않은 사람보다 몇 배 이상 높습니다. 허벅지 근육이 가늘어지면 우리 몸의 당 대사 역시 나빠집니다. 염증 수치가 올라가고, 이 때문에 심혈관 질환과 같은 만성 질환에 노출될 위험도 커집니다. 허벅지에는 온몸 근육의 2/3 이상이 모여 있으며, 섭취한 포도당의 70% 정도를 허벅지에서 소모합니다.

국내 성인 32만 명을 대상으로 진행한 연구에 따르면, 허벅지 둘레와 당뇨병 유병률 간의 관계를 분석했더니 허벅지 둘레가 길수록 당뇨병 위험이 낮았습니다. 남성의 경우 허벅지 둘레가 60cm 이상인 사람에게 당뇨병이 발생할 확률은 43cm 미만인 사람의 1/4에 불과했습니다. 반면 허벅지 둘레가 1cm 줄어들 때마다 당뇨병에 걸릴 위험이 남자는 8.3%, 여자는 9.6%씩 증가했습니다.

계절에 따라
면역력도 변하나요?

계절 변화에 따라 나의 면역력도 변합니다. 면역력은 우리 생각과 달리 그 변화폭이 상당히 큽니다. 면역력 균형은 쉽게 깨어질 수 있으며 조금만 방심해도 면역 과잉이나 면역 결핍, 어느 한쪽으로 저울이 기울 수 있습니다. 가령 누구라도 며칠 과로하거나 수면 부족에 시달리면 갑자기 감기나 몸살을 앓곤 하는데요. 신체적으로 최상위권에 속할 만한 세계적인 운동선수들 역시 우리도 흔히 앓는 질병에 걸려 크게 고생했다는 소식을 심심찮게 접하곤 합니다. 이처럼 면역력은 그 등락폭이 상당히 커서 언제든지 급격하게 상승하거나 하락할 수 있습니다. 면역력이 평균적인 고정값이나 절대값을 가진 것이 아니라 항상 변한다는 생각은 건강 지식의 기초입니다.

'20대니까 내 면역력은 이 정도는 될 거야.'라는 생각은 면역력의 특성을 잘 이해하지 못해서 하는 말입니다. 우리의 면역력은 그때그

때 건강을 좌우하는 다양한 요소에 의해 눈금이 이리저리 크게 흔들립니다. 따라서 면역력 저울을 구성하는 다양한 요소들을 항상 신중하게 점검해야 합니다. 일과 삶이 조화를 잘 이루고 있는지, 오늘 하루 취한 휴식은 면역력 저울이 균형을 유지할 수 있을 정도로 적당했는지, 적어도 주간 단위 정도로는 자신의 몸에 꼭 맞게 운동을 제대로 실천하고 있는지, 좋은 음식과 나쁜 음식을 잘 가려 규칙적으로 식사하고 있는지, 적어도 2~3일 주기로 적당하게 숙면을 취하고 있는지, 평상시 뇌의 행복 호르몬과 기쁨 호르몬이 밸런스를 유지할 정도로 원만한 인간관계를 형성하고 있는지, 나이가 어느 정도 들었는지, 나이에 맞는 건강 원칙을 잘 실천하고 있는지, 대기오염이나 독소로부터 공격받는 환경에 놓인 것은 아닌지 등 다양한 요소를 수시로 세심하게 점검해야 합니다.

어떤 사람은 이 많은 면역력 저울 요소들을 별 어려움 없이 잘 조절하지만, 어떤 사람은 이 중 단 몇 가지도 제대로 균형을 맞추지 못합니다. 개인마다 건강 실천력의 수준이 다르기 때문입니다. 매일 꾸준히 운동을 하고 식사 때마다 가급적 좋은 음식을 섭취하려고 노력하는 사람(건강 자아를 내면화한 사람)이 있는 반면, 건강 습관을 제대로 실천하지 못하고 나쁜 식습관에서 내내 헤어나지 못하는 사람도 있습니다.

우리의 면역력은 기후나 날씨, 계절에 따라서도 들쭉날쭉할 수 있습니다. 월별로도 등락을 거듭합니다. 한국이나 캐나다, 영국과 같은 중위도 지역에 사는 사람들은 뚜렷한 계절 변화 때문에 역동적이고 다양한 삶을 즐길 수 있습니다. 하지만 날씨의 변화가 심하지 않은 고위도 지방이나 적도, 열대 지방과는 달리 변화무쌍한 계절 변화 때문에 겪는 건강상의 위험 요인도 많습니다.

가령 제가 단골 주치의인 60대 D씨는 여러 가지 운동을 꾸준히 즐기는 운동 마니아로서 자신의 건강에도 각별히 주의를 기울이는 사람이었습니다. 그래서 50대까지만 해도 감기에 걸린 횟수가 손에 꼽을 정도였습니다. 그런데 어느 해 들어 갑자기 일교차가 심해지면서 먼저 한 차례 감기에 걸렸고, 당시 크게 유행하던 독감까지 연달아 걸리면서 기력이 몰라보게 쇠약해졌습니다. 결국 이듬해 코로나 19에도 감염되고 말았지요. D씨는 살면서 이렇게까지 몸이 약해진 적은 이번이 처음이라고 말했습니다. 진료실에서 저는 그에게 이제 나이가 들었으니 건강에 더 각별히 신경을 써야겠다는 말을 몇 번이고 되풀이했습니다.

실제로 봄이 오는 3월이면 편도염 환자가 증가합니다. 급격한 일교차가 그 원인입니다. 우리 신체는 기온 변화에 적응하기가 몹시 어렵습니다. 아침에 10℃ 이하까지 내려갔다가 낮에 20℃ 이상까지 기온이 올라가면 편도염 환자는 크게 증가합니다. 국민건강보험공단의 발표에 따르면 3~4월 환절기에 편도염 환자가 증가하다가 여름철에 감소하고 다시 9월부터 증가하는 양상을 보였습니다. 따라서 계절이 변할 때마다 흐트러진 생체 리듬을 다시 정상화해야 합니다.

급격한 등락을 보이는 환절기 온도에 적응할 수 있는 체온 적응력을 길러야 합니다. 이는 여름에서 가을로 변할 때도 그대로 적용됩니다. 초가을이라 선선한 날씨인데도 더운 여름의 기억에서 벗어나지 못해 에어컨에 의존하는 사람이 있습니다. 에어컨 의존증은 냉방병과 감기를 초래하는 주범입니다. 날이 조금 더울 때는 에어컨을 끄는 습관을 들여 우리 몸의 체온 적응력이 가을에 적응할 수 있도록 해야 합니다. 또 2~3시간에 한 번 정도 바깥 공기를 쐬면 가을 날씨에 좀 더 빨리 적응할 수 있습니다. 여름철에 많이 접한 냉방 환경으로 인해 자율신경계에 부조화가 생기면 밤낮 일교차가 10℃ 이상 나는 가을 날씨로 인해 쉽게 감기에 걸릴 수 있으니 이 역시 각별히 주의해야 합니다.

일교차가 심할 때는 휴식시간을 평소보다 10% 정도 더 늘려 몸의 에너지를 비축하고 규칙적인 식사와 수면, 운동에 좀 더 신경 써서 몸의 면역력이 균형을 유지할 수 있도록 해야 합니다. 여름철에서 가을철로 바뀔 때는 전보다 10% 더 쉬고 10% 더 자는 것이 도움이 됩니다. 이렇게 조심해도 봄철이나 가을철에 유행하는 독감에 걸릴 수 있습니다. 독감에 걸리면 면역력과 체력이 크게 떨어질 수 있기 때문에 면역력으로 독감을 이겨낼 수 있도록 이 책에서 권장하는 다양한 면역 실천을 따라야 할 것입니다. 물론 계절이 바뀌거나 독감이 유행하기 전에 미리 예방접종을 맞는 것이 지혜로운 일입니다.

여름철과 가을철의 가장 큰 날씨 변화 중 하나는 습도의 변화입니다. 여름철에는 80% 이상이던 습도가 9월이 되면 60% 이하로 떨어질 때가 많습니다. 급격한 습도 변화는 피부와 호흡기에 모두 나쁜 영향을 미칩니다. 갑자기 건조해지면 비염이나 천식 등 호흡기 질환이 심해질 수 있습니다. 따라서 환절기에는 몸의 면역력을 유지하기 위해 좀 더 많이 휴식을 취하고 면역력 증강에 도움이 되는 비타민C와 같은 식품의 섭취를 늘릴 필요가 있습니다. 체내 습도 밸런스를 유지하기 위해 성인 기준 하루 2리터 정도의 물을 꼭 마시고, 각종 알레르기 질환이 있는 사람은 감기에 걸리지 않도록 손 씻기 등의 위생관리에 신경 써야 합니다.

겨울철에 비해 봄, 여름, 가을에는 야외활동이 많습니다. 특히 산이나 들을 찾는 경우도 많습니다. 이때는 각종 열성 질환에 걸리지 않도록 각별히 주의해야 합니다. 특히 가을에는 열성 질환을 옮기는 숙주 생물의 활동이 증가함에 따라 쯔쯔가무시, 렙토스피라증, 유행성출혈열 등의 열성 질환이 급증합니다. 특히 이런 질병들은 털진드기 유충, 들쥐의 배설물 등에 접촉했을 때 생기므로 야외활동 시 주의가 필요합니다. 풀밭에 눕거나 맨발로 돌아다니지 않기, 야외 작업을 할 때는 긴팔을 입고 바지를 양말 안으로 넣어 피부 노출을 적게 하기, 논이나 수풀 주변의 고인 물에 손발 담그지 않기, 야외활동 후 옷에 묻은 먼지를 깨끗이 털고 목욕하기 등이 중요합니다. 유행성출혈열의 경우 한타박스라는 예방접종이 있으므로, 야외활동이 잦다면 접종할 필요가 있습니다.

계절 변화뿐만 아니라 월별로도 우리는 여러 가지 건강 위험에 직면합니다. 최근 여러 조사에서 인간관계에 어려움을 느끼거나 외로움을 경험하는 사람의 수가 빠르게 늘어나는 것을 확인할 수 있는데요. 이와 관련해 다소 의외의 통계가 있습니다. 가족과 즐거운 시간을 보낼 것으로 생각되는 5월에 의외로 우울증 환자 수가 급증한다는 것입니다. 자살자 역시 전반적으로 봄철에 가장 많으며, 특히 80대 이상은 5월에 가장 자살이 잦았습니다.

흔히 햇빛이 줄어드는 겨울에 우울증이 증가할 것이라고 생각하기 쉽지만 사실 우울증 발병은 봄철 우울증, 그중에서도 5월 우울증이 가장 문제가 됩니다. 봄철 우울증의 주된 원인은 심리적 스트레스, 그중에서도 상대적 박탈감 때문일 것으로 판단됩니다. 다른 사람들의 행복한 모습을 특별히 자주 보게 되는 5월에 행복하지 못한 자신의 처지를 비관하거나 상대적인 박탈감을 느껴 우울증 발병이 급증하는 것입니다. 만약 평소 외로움과 우울감으로 어려움을 느끼는 사람이라면 봄철, 그중에서도 다른 화목한 가족의 모습을 자주 목격하는 5월에 우울증을 조심해야 합니다.

다음을 참고해 1년 열두 달 건강하길 바랍니다.

1월: 감기와 독감, 동상과 낙상을 조심한다.

2월: 적당한 실내 습도를 유지하는 데 힘쓴다. 노로바이러스 식중독에 각별히 신경 쓴다.

3월: 일교차로 인한 건강 문제를 조심한다.

4월: 비염과 천식 같은 알레르기성 질환과 황사를 조심한다.

5월: 야외활동을 할 때 벌과 벌레 등을 조심한다. 특히 말벌이나 진드기로 인한 감염을 조심한다.

6월: 눈병과 식중독 예방에 힘쓴다.

7월: 무좀과 같은 곰팡이균에 의한 피부 질환을 조심한다. 또한 무더위가 시작되면서 냉방병과 식중독에 대한 경계도 소홀해서는 안 된다.

8월: 뜨거운 햇볕과 더위에 주의해야 한다.

9월: 가을철 전염병을 조심한다. 추석 연휴 동안 무리한 활동으로 탈나기 쉽다. 과음과 과식에 따른 배탈 및 설사를 조심한다.

10월: 감기와 독감 예방에 특히 신경 쓴다.

11월: 쯔쯔가무시병이 가장 많은 달이라 각별히 주의한다. 또한 난방을 시작하면서 피부 건조증으로 고생하는 경우도 많으니 습도를 조절한다.

12월: 연말 술자리로 인한 사고를 조심한다. 음주는 주2회 이하로 하고 적어도 3일 이상 간격을 둔다.

유산균을 먹으면
면역력이 좋아질까요?

Answer

최근 뉴스 보도에 따르면 유산균 시장이 1조 원에 육박했다고 합니다. 앞으로도 시장 규모가 더 빨리, 더 크게 확대될 것으로 전망되는데요. 그만큼 사람들이 유산균에 가지는 관심이 커지고 있다는 방증일 것입니다. 이런 사회 흐름에 따라 여러분 가운데서도 최근 들어 유산균 섭취와 관련된 많은 정보를 직간접적으로 접하고 계실 텐데요. 가끔 진료 중에 저에게 유산균을 복용해야 할지, 말지 묻는 경우도 많습니다. 물론 저는 유산균 복용을 상당 부분 지지하는 쪽입니다. 그러나 이는 분명한 과학적 사실처럼 완전하게 결론이 난 문제는 아닙니다. 다음 내용을 잘 참조해 유산균 복용에 관한 자신의 입장을 정리해보기 바랍니다.

암과 같은 면역과 관련된 질병이 있거나 당뇨병이 있을 경우 유산균 복용에 있어 각별한 주의가 따릅니다. 만약 특별한 체질 문제나 건강상의 문제, 기저질환이 있는 분이라면 유산균 섭취에 앞서 반드시 주치의와의 긴밀한 상의와 협조를 거칠 필요가 있습니다.

유산균이 사랑받는 이유는 유산균을 복용하면서 건강 효과를 봤다는 분들이 무척 많기 때문입니다. 적지 않은 사람이 자신에게 맞는 유산균을 찾아내 복용하면서 건강 증진 효과를 어느 정도 봤다고 말하는데요. 놀라운 연구 결과가 발표되었습니다. 이스라엘의 한 연구팀이 최근 미생물들의 군집, 프로바이오틱스 섭취가 건강에 거의 쓸모가 없다는 연구 결과를 발표한 것입니다. 연구진은 프로바이오틱스가 흔히 장내에 좋은 영향을 주는 것으로 알려진 것과 달리 신체에 거의 혹은 전혀 영향을 미치지 않는다는 결과를 발표합니다.

이스라엘 와이즈만연구소는 직접 락토바실루스, 비피도박테리아 등의 균주로 구성된 프로바이오틱스 칵테일을 제조해 25명의 건강한 지원자들에게 제공했습니다. 이후 칵테일을 섭취한 지원자들의 위장, 소장, 대장 등 장내에서 샘플을 채취했는데요. 샘플을 통해 프로바이오틱스가 장내세균 및 활동에 어떤 변화를 가져왔는지 조사한 것입니다. 그런데 결과는 아무런 변화도 가져오지 않는다는 것이었습니다. 이 연구 결과는 생물학 분야 대표 저널인 〈셀〉에 실렸습니다. 그들은 논문의 결론으로 프로바이오틱스가 입 안으로 들어가 다른 쪽 끝으로 그대로 배출되었다고 주장합니다.

이 연구처럼 프로바이오틱스는 우리 몸에 아무런 도움이 되지 못하는 걸까요? 사실 이 연구에 대한 반론도 만만치 않습니다. 우선 이 연구진이 특정 영양제를 홍보하는 회사와 관련이 있다는 사실이 밝혀졌습니다. 다시 말해 이는 자신과 관련된 회사의 제품을 홍보하기 위해 유산균의 효과가 없다는 연구 결과를 발표했을 것으로 의심되는 대목입니다. 또 이 연구의 참가자 수가 너무 적었기 때문에 결론의 신뢰성이 떨어진다는 사실도 주요한 반론입니다. 이와는 반대로 수천 명의 참가자를 대상으로 한 여러 실험에서 프로바이오틱스의 이점이 증명된 사례가 다수 존재하기 때문입니다. 또 이 연구팀이 사용한 유산균은 믿을 만한 기업에서 제조한 것이 아니라, 잘 알려지지 않은 프로바이오틱스 브랜드였습니다. 무엇보다 현재 과학적으로 밝혀진 다양한 균주를 사용하지 않았다는 점도 문제점으로 지적받고 있습니다.

유산균의 건강 증진 효과는 다양한 연구를 통해 밝혀진 바 있으며, 지금도 수많은 관련 연구가 진행되고 있습니다. 우리 신체는 미생물의 장이기도 합니다. 우리 몸에서 우리 몸이라고 부를 수 있는 세포는 전체의 43%에 불과합니다. 나머지는 박테리아, 바이러스, 단일 세포 등과 같은 미생물이 차지합니다. 인간의 유전체는 약 2만여 개에 불과하지만 우리 몸의 미생물 유전체를 합치면 무려 200만~2천만 개에 달합니다. 인간 고유의 유전체보다 100배 이상 많은 숫자입니다. 따라서 '내 몸'을 떠올렸을 때 이런 박테리아, 바이러스, 단일 세포를 빼고서 생각하기 힘들 것입니다. 달리 말하면 우리 몸속 미생물은 내 몸의 두 번째 유전자라고 할 수 있습니다. 이 미생물 속 유전체, 내 몸의 두 번째 유전자는 각종 질병, 알레르기, 비만, 염증성 장질환, 파킨슨병, 암, 우울증, 자폐증과 깊은 관련이 있는 것으로 밝혀졌습니다.

그런데 유산균 복용을 반대하는 사람들은 흔히 이렇게 주장합니다. 분명 우리 몸에 좋은 균들이 존재하고 그 균들이 우리 건강과 실질적 관계를 맺고 있는 것은 사실이지만, 그런 균을 배양해 건강기능식품의 형태로 먹었을 때는 건강 증진 효과를 거의 기대할 수 없다고 말입니다. 그 이유로 꼽는 가장 큰 이유는 프로바이오틱스가 사람 몸속에 정착할 수 없기 때문입니다. 그런데 이런 주장 역시 충분히 반박 가능합니다. 만약 한 번만 유산균을 먹는 것이 아니라 꾸준히 유산균을 먹는다면 효과가 나타날 가능성이 커지기 때문입니다. 게다가 최근 발달하는 과학기술에 힘입어 장에 유산균을 장착시킬 수 있는 새로운 신기술이 속속 발명되고 있습니다.

또 유산균 복용을 반대하는 사람들은 유산균이 어떤 사람에게는 오히려 병원균으로 작용할 수 있다고 주장합니다. 실제로 유산균(락토바실리우스)을 면역력이 떨어진 환자가 복용하고서 사망한 사례도 간혹 보고된 바 있습니다. 그러나 유산균 연구와 개발은 최근 들어 유례 없이 대규모로, 새로운 신기술을 통해 과학적으로 이뤄지고 있습니다. 바른 복용방법과 효과에 관한 연구도 봇물 터지듯이 속속 등장하고 있습니다. 지금까지 밝혀진 신뢰할 수 있을 만한 유산균, 프로바이오틱스의 효과를 정리해보면 다음과 같습니다.

우선 항생제 치료로 장내 미생물군이 붕괴된 일반적인 부작용을 개선하는 데 유산균이 도움을 줄 수 있습니다. 또 미숙아로 태어난 신생아의 장 질환이나 과민성 대장증후군 개선에 프로바이오틱스가 유용한 것으로 밝혀진 바 있습니다. 그리고 프로바이오틱스 복용을 통해 우울증을 개선한 연구 결과도 다양하게 발표되고 있습니다. 특히 유산균 복용과 정신건강 사이의 관련성에 주목할 필요가 있는데요. 인간 미생물 유전체 마이크로바이옴은 중추신경계와 장활동 사이에서 중요한 장과 뇌의 축 역할을 담당하고 있습니다. 여러 종류의 질병들이 다양한 미생물 유전체, 미생물군총의 대사산물, 항생제 및 프로바이오틱스와 관련이 있다는 사실이 많은 연구를 통해 입증되었고 지금도 다각적으로 연구가 진행되고 있습니다.

우울증의 정도를 예측하기 위한 모델인 'FST(Forced Swimming Test)'를 이용한 쥐 실험의 사례를 보면 '비피도박테리움 인판티스(bifidobacterium infantis)'가 항우울제인 '시탈로프람(citalopram)'과 거의 비슷한 수준의 개선 효과를 보여주는 것으로 증명된 바 있습니다. 이렇게 프로바이오틱스가 정신건강을 도모한다는 사실을 알려주는 연구는 무척 많은데요. 실제 인체실험에서도 과민성 장 증후군이 과민한 장과 과민한 뇌의 상호작용으로 발생된다는 사실이 밝혀진 바 있습니다.

신물질탐색시험을 이용한 기억력 테스트에서 무균 상태의 실험쥐는 정상적인 장내 미생물군총을 형성한 쥐와 비교했을 때 기억력이 많이 손상되는 것으로 나타났습니다. 이처럼 신경과 내분비계 및 신진대사 기전은 미생물 유전체와 중추신경계 신호전달체계에서 중요한 매개체로 작용하며 스트레스, 자폐증, 불안감 및 우울증 등의 중추신경계 관련 질병에 관한 미생물 유전체의 역할이 대두되고 있습니다.

미국 캘리포니아대학교 커스틴 틸리쉬 연구팀은 장 질환 및 정신병 증상이 없는 건강한 여성을 대상으로 4주간의 인체실험을 통해 프로바이오틱스 발효유 섭취로 발생된 미생물군총의 변화가 감성과 감각을 담당하는 뇌 영역의 활성에 영향을 미치는 것을 확인했습니다. 앞으로도 양방향성의 장과 뇌의 축 역할을 하는 미생물군총과 프로바이오틱스에 대한 연구는 급속하게 진행될 것으로 예상됩니다.

장내 미생물에 관한 연구는 1970년대 전후로 암의 발생 빈도와 식생활 습관의 상관관계가 알려지면서 본격적으로 진행되기 시작했으며, 현재까지 수십 년간 이어져 왔습니다. 다만 기술적인 장벽으로 일부 배양이 가능한 균주의 발견과 이들의 일부 제한적인 기능 연구에 국한된 실정입니다. 하지만 최근 들어 배양에 따른 오류 없이 전체 미생물군집의 특징을 자연 상태로 대량 분석하는 것을 가능하게 한 염기서열 분석법 및 '메타 유전체학(metagenomics)'이 차세대 시퀀싱 기술로 인정받으면서 장내 미생물군총의 생태와 기능에 관한 세부적인 연구에도 점차 활력이 붙고 있습니다.

1998년 최초로 도입된 메타 유전체학 기술을 이용해 유럽에서는 건강한 사람, 과체중 및 염증성 장 질환 환자 등 124명을 대상으로 장내 미생물군총을 분석했습니다. 그 결과 99%의 유전체가 세균성이었고, 전체 코호트에서 미생물의 종은 1,000~1,150종임이 밝혀졌습니다. 2007년에는 미국 국립보건원에서 242명의 사람을 대상으로 15~18개의 인체 부위(피부, 비강, 구강, 장, 비뇨생식기 등)에서 채취한 시료에 대해 '인간 미생물체 프로젝트'를 시작했고, 2010년 178개 미생물 유전체의 염기서열을 발표했습니다.

물론 장내 미생물에 관한 연구는 이제 시작 단계에 불과하며 건강한 장내 미생물군총의 공통점을 파악하고 건강에 도움을 주거나 문제를 야기하는 구조와 기능적 차이에 관한 연구는 향후 가속화될 것으로 판단됩니다. 즉 장내 미생물군총을 이해하고 그 구조와 기능을 꾸준히 점검해 미래에는 연령별, 성별, 개인별 프로바이오틱스를 활용해 각종 질병을 예방하고 치료에 활용될 것으로 기대됩니다. 산업적인 측면에서도 기존에 알려진 기능성 제품 외에 뇌와 정신건강 및 호흡기 질환의 예방과 치료에 도움을 주는 프로바이오틱스 제품이나 개인 맞춤형 치료제 등이 상용화될 것으로 판단됩니다.

유산균은 검증되지 않은 다른 건강기능식품과는 달리 몇 단계는 앞선, 건강에 유익하다고 상당 부분 검증된 균입니다. 그런데 유산균에 대한 효능과 일반 대중들의 관심이 높아지다 보니 유산균을 두고 무슨 만병통치약처럼 포장하는 과장 광고도 만연합니다. 당연히 유산균이 만병통치약일 수는 없습니다. 유산균은 그 자체만으로는 치료에 쓰이는 약이 아닙니다. 또 유산균이 장내 유해세균에 관여하는 사항 외에 변비에 효과가 있다는 주장은 점점 근거를 잃어가고 있는 추세입니다.

일반 유산균 자체는 '프로바이오틱스(probiotics)'라고 칭하고, 유산균의 먹이가 될 수 있는 식이섬유는 '프리바이오틱스(prebiotics)'라고 칭하는데요. 유산균의 활동 유용성을 높이기 위해서는 프로바이오틱스(유산균)만을 먹는 것보다는 유산균의 먹이인 프리바이오틱스(식이섬유)를 함께 먹는 것이 더 좋습니다. 최근에는 유산균 제품 중에서도 이렇게 프로바이오틱스와 프리바이오틱스를 합쳐서 서로 시너지를 낸다는 의미로 '신바이오틱스'라는 용어까지 등장하고 있습니다. 또 프로바이오틱스와 프리바이오틱스에 유산균이 분비한 대사산물까지 포함한 '포스트바이오틱스'라는 제품도 활발하게 개발되고 있는 추세입니다.

유산균이 몸에 이로운 작용을 하는 것은 사실이나, 간혹 면역 결핍자에게 패혈증을 일으킬 수도 있으니 각별한 주의가 필요합니다. 패혈증의 증상인 고열, 심박 수 증가, 저혈압, 어지럼증, 집중력 저하, 구토, 수포 등의 증상이 나타나면 즉시 유산균 섭취를 중단해야 합니다. 기타 비교적 흔한 부작용으로는 여드름, 건선과 같은 알레르기 반응도 일으킬 수 있으니 항상 세심한 관찰이 필요합니다. 또 최근 일부 연구에서는 유산균이 '브레인포그(인지 기능 장애의 한 종류)'에 영향을 끼칠 수도 있는 것으로 보고되고 있습니다. 만약 본인이 유산균 섭취를 시작하면서 브레인포그 증상을 겪고 있다면 복용을 중지해보는 것이 도움이 될 수 있습니다.

유산균의 가장 잘 알려진 효과는 여러분도 잘 알다시피 음식물의 소화 흡수력을 높여주고 대사 기능을 활성화한다는 점입니다. 또 면역력을 강화해 우리 몸의 저항력을 높여줍니다. 유산균은 유해물질이나 발암물질을 분해한 뒤 대변을 통해 체외로 배설시켜줍니다. 또 스테로이드 호르몬과 비타민B1·B6·B12, 엽산, 비타민K 등의 합성에 관여하는 것으로 알려져 있습니다.

유산균은 장내 흡수가 어려운 철과 칼슘 등 무기질을 흡수하기 쉬운 형태로 바꿔주는 역할도 담당하고 있습니다. 또 유익한 장내세균이 소화관 벽에 정착하게 되면 병원균이나 유해균이 장벽에 자리하지 못하므로 유해균의 증식을 막을 수 있습니다. 식사를 통해 섭취한 중성지방과 콜레스테롤의 소화 흡수를 조절하고, 혈관 내벽에 붙어 있는 과잉의 중성지방과 콜레스테롤의 배설을 촉진하는 역할도 담당합니다.

소화기계 임상 저널에 게재된 한 연구에서는 유산균이 소화 기능을 개선하고 소화기관을 보호하는 효과가 있다고 소개합니다. 아르헨티나 부에노스아이레스대학교 대학병원 연구팀은 소화장애 증상을 가진 22명의 성인 환자에게 비피도박테리움 인판티스를 3주간 섭취시킨 후 위장관 증상 평가척도 점수를 평가했는데요. 그 결과 프로바이오틱스 복용군은 대조군(위약군)에 비해 복통, 속 쓰림, 위산 역류 등의 상태가 개선되었습니다.

또 우리나라 서울성모병원 피부과 교수팀은 아토피 피부염 환자 50명에게 프로바이오틱스를 2개월간 투여했고, 그 결과 아토피 피부염 증상 점수가 평균 10.50점에서 5.56점으로 감소했습니다. 미국 보건연구재단은 '암 예방을 위한 유산균의 효과'라는 논문을 통해 유산균이 함유된 발효유를 매일 섭취하면 대장균과 같은 부패 세균을 현저히 감소시켜 발암 촉진 물질이나 암 전단계 물질의 생성을 억제한다고 밝힌 바 있습니다.

유럽에서 결정암 발생률이 가장 낮은 핀란드인들은 하루 평균 110g의 발효유를 섭취하는 것으로 조사되기도 했습니다. 아일랜드 코크대학교는 일부 요구르트 제품에 들어가는 유산균의 한 종류인 락토바실러스 람노서스가 뇌에 영향을 미쳐 스트레스, 불안, 우울증을 억제하는 작용을 한다고 밝혀낸 바 있습니다. 또 28일간 쥐에게 락토바실러스 람노서스를 섞은 스프를 주고 일련의 스트레스 시험을 실시한 결과, 스프를 먹은 쥐가 일반 먹이를 먹은 쥐에 비해 스트레스 호르몬의 수치가 훨씬 낮게 나타나는 것이 입증되었습니다. 또 다른 실험에서는 환절기에 3~5세 아이 326명에게 락토바실러스와 비피도박테리아가 함유된 프로바이오틱스를 복용하게 했는데요. 그 결과 고열, 기침, 콧물 발생률이 감소되는 것으로 나타났습니다.

최근에는 프로바이오틱스가 다이어트를 돕는다는 연구 결과도 발표된 바 있습니다. 미국의 건강 전문 미디어 〈메디컬 뉴스 투데이〉는 '체중 감량을 위한 프로바이오틱스: 증거는 무엇인가?'라는 기사를 통해 프로바이오틱스가 비만·과체중의 잠재적인 치료방법이 될 수 있다고 전했습니다. 기사는 최근 몇 년간 발표된 복수의 메타 분석 결과를 근거로 프로바이오틱스가 체중 감량에 효과적일 개연성이 높아졌다고 봤습니다.

메타 분석이란 수년간에 걸쳐 축적된 연구 결과를 모아 분석한 것을 말하는데요. 지난 2018년 연구에서는 참여자 821명에 대한 12개의 무작위 통제 연구를 메타 분석한 결과, 프로바이오틱스 보충제를 먹은 그룹은 먹지 않은 그룹보다 체중·허리둘레·체지방·체질량지수(BMI)가 더 많이 감소한 것으로 나타났습니다. 프로바이오틱스를 많이 섭취할수록, 여러 프로바이오틱스가 혼합된 제품보다 한 가지 프로바이오틱스 함유 제품을 섭취한 경우 체지방 감소가 컸습니다. 또 2015년 정상체중 남성 20명을 대상으로 수행한 소규모 연구에서도 프로바이오틱스의 체중 감량 효과가 확인된 바 있습니다. 연구 참여 남성을 두 그룹으로 분류한 뒤 한 그룹엔 여러 종류의 프로바이오틱스를 혼합한 제품, 다른 그룹엔 가짜 약을 4주간 복용하게 하는 실험을 진행했습니다. 연구 기간 중 두 그룹 모두에게 고열량·고지방 음식을 제공했는데요. 그 결과 프로바이오틱스 섭취 그룹의 증체량은 약 1.5kg으로, 가짜 약 섭취 그룹(2.5kg)보다 눈에 띄게 적었습니다.

프로바이오틱스의 섭취가 체중 감량에 기여하는 이유는 아직 완전히 밝혀지지는 않았지만, 적어도 일곱 가지 정도로 그 범위를 좁힐 수 있습니다. 하나씩 열거해보면 장내세균이 생산하는 단쇄지방산의 양을 늘려 지방의 산화를 돕고, 지방 저장량을 감소시키고, 염증을 감소시키고, 식욕과 신진대사에 영향을 미치고, 지방이 덜 쌓이게 조절하고, 염증 유전자를 조절하고, 인슐린 민감도를 개선하는 것 등이 원인일 것으로 추측됩니다.

한편 저명한 학술지 〈미생물학 프런티어〉에서는 프로바이오틱스를 "적절한 양을 투여했을 때 사람 등 숙주에게 건강상의 이익을 주는 살아있는 미생물"이라고 정의하고 있습니다. 프로바이오틱스 제품은 일반적으로 유산균과 비피더스균을 포함하고 있는데요. 실제 건강기능식품의 효과는 들쭉날쭉합니다. 뉴스를 보면 효과가 없다는 논문도 많지만 효과가 있다는 논문도 많습니다. 왜 그럴까요? 건강기능식품은 약이 아닌 식품이기 때문입니다.

무엇보다 사망률은 가장 움직이기 어려운 보건 지표입니다. 고혈압 치료제를 평생 먹어도 10~20% 정도밖에 사망률을 줄일 수 없습니다. 하물며 식품에 불과한 건강기능식품의 효과를 사망률이란 엄격한 잣대로 따지는 것은 잘못된 태도입니다. 그런 논리라면 감기약도 사망률을 떨어뜨리지 못하니 먹지 말아야 합니다. 우리는 감기약이 사망률을 떨어뜨리지 못해도 기침과 콧물 등 불편한 증세를 줄이기 위해 복용합니다. 건강기능식품도 마찬가지입니다.

이 순간에도 전 세계 수십억 명의 사람이 건강기능식품을 복용하고 있습니다. 교육과 경제 수준이 높을수록 건강기능식품을 더 많이 복용한다는 조사 결과도 있습니다. 이유는 사람들이 몸으로 그 효과를 느끼기 때문입니다. 이것은 기능의 개선에 대한 문제이지 특정 질병의 예방과 치료와는 차원이 다른 문제입니다.

건강기능식품에 부정적인 몇몇 의사들의 지나친 엄숙주의와 달리 미국 하버드대학교를 비롯한 권위 있는 기관들은 2008년 식품피라미드 등을 통해 비타민D의 경우 건강기능식품의 형태로 매일 섭취할 것을 공식적으로 권유하고 있습니다. 지금 내가 겪고 있는 비만이나 과체중 문제, 에너지 부족이나 무기력감, 다양한 만성염증 증상들이 혹시 장내 마이크로바이옴의 균형 파괴와 관련이 있는 것은 아닌지 살펴보기 바랍니다. 여러분이 살이 잘 빠지지 않는다면, 매번 다이어트에 실패한다면 그 원인이 장내 마이크로바이옴의 균형 파괴 때문일 수 있습니다.

Question 089

약 복용을 당장 중단해야 하는 경우는 언제인가요?

Answer

한국인은 무척 많은 약을 먹습니다. 심하다 싶을 정도로 남용, 과용하고 있는 것이 현실입니다. 한 통계에 따르면 항생제 사용의 경우 OECD 평균보다 30% 이상 많은 것으로 조사되었습니다. 그래서 우리 건강보험 재정의 상당 부분도 약품비가 차지합니다. 이렇게 많은 약을 먹는 만큼 부작용 사례도 무척 많습니다. 정확한 통계가 있지는 않지만 한 해 약물 부작용 사례만 10만 건이 넘을 것으로 추정됩니다. 이 중에는 약물 부작용에 따른 사망 사고까지 포함되어 있습니다. 매우 민감한 사안이라 우리나라에는 정확한 통계가 없지만 다른 나라의 사례를 통해 이를 어림짐작할 수 있습니다. 다른 국가에서 이뤄진 조사에 따르면 미국은 연간 10만 명, 영국 1만 명, 일본 1천 명 정도가 약물 때문에 사망하는 것으로 나타납니다.

많은 사람이 질병을 치료할 목적으로 약을 먹습니다. 50대나 60대를 지나면서 고혈압약, 당뇨약 1~2개를 먹는 것은 흔한 일입니다. 물론 병원에서 의사의 처방을 받아서 먹는 약도 있지만 약국에서 처방 없이 소화제, 감기약 등을 구입해 복용하기도 합니다. 여기에다 자신의 건강을 개선하기 위해 먹는 건강기능식품까지 합하면 한 주 동안 먹는 약의 양은 무척 많아질 수 있습니다.

약은 우리 몸 특정 부위에 작용해 효과를 냅니다. 효과가 강력한 만큼 부작용도 만만치 않습니다. 약의 오남용과 부작용은 다릅니다. 오남용은 그야말로 본인의 실수나 착오 때문에 생기는 것이지만, 부작용은 어떤 증상을 치료하거나 개선하기 위해 사용하는 약물이 어떤 사람이나 조건에 따라 만들어지는 예상할 수 있는 것이기 때문입니다. 오남용에 의한 증상이 본인의 실수라면, 부작용은 본인의 실수 없이도 얼마든지 생길 수 있는 일입니다. 또 약의 종류에 따라 나타나는 부작용도 무척 다양합니다. 어떤 약을 먹었을 때는 어지럼증이나 소화불량, 변비, 근육통이 나타날 수 있고, 어떤 약은 간 기능, 신장 기능 저하와 같은 심각한 후유증까지 일으킬 수 있습니다.

물론 많은 사람에게 부작용이 심하게 나타난다면 아예 그 약은 허가를 받지 못할 것입니다. 모든 약물은 임상 연구를 진행하고, 효과만큼이나 부작용이라는 안정성 측면에서 세심하게 조사를 받습니다. 어떤 질환에 약물이 주는 효과가 부작용보다 훨씬 크고 확실하다면 의약품으로 허가를 받습니다. 반대로 치료 효과가 아무리 확실하다고 해도 부작용이 너무 광범위하고 심하다면 절대 허가를 받지 못합니다.

이렇게 모든 약은 항상 효과와 더불어 부작용을 가지고 있습니다.

이는 오남용에 의한 부작용과는 분명한 차이가 있습니다. 어찌 보면 약물 부작용은 이 약이 꼭 필요해서 어쩔 수 없이 먹어야 하니 감수해야 할 부분이라고 볼 수 있습니다. 문제는 오남용 부작용과 약의 실제 부작용의 경계가 불분명할 때가 많다는 점입니다. 가령 소화가 안 될 때 우리는 소화제를 자주 복용합니다. 증상에 맞게 약물을 사용한 것이지요. 그런데 사실 스트레칭이나 걷기를 통해 소화불량을 해결할 수 있는 상황인데 편리하게, 그런 것이 귀찮아 약을 먹어서 해결하려고 할 때가 더 많습니다.

만약 기존에 복용하던 다른 약이 있다면 훨씬 더 심한 부작용이 생길 수 있습니다. 실제로 여러 약물을 함께 먹으면 약물 상호 간의 충돌 현상이 나타납니다. 단일 약물 복용보다 부작용이 훨씬 심할 수 있습니다. 많은 약물을 동시에 복용하는 것을 '폴리파머시(poly-pharmacy)'라고 합니다. 특히 중년 이후 신진대사, 건강 기능이 떨어지는 고령층에서 자주 보이는 현상입니다. 이런 폴리파머시는 매우 심각한 부작용을 초래할 수도 있고 장기적으로는 수명을 크게 단축한다는 연구 결과까지 있습니다. 폴리파머시를 피하지 못하는 결정적인 이유는 어떤 증상 때문에 약을 먹는데, 그 약의 부작용이 나타나면서 그 부작용을 치료하는 또 다른 약까지도 처방받는 일이 이어지기 때문입니다. 이러한 처방이 계속해서 이어진다는 점에서 '처방 행진'이라 부릅니다.

실제로 우리나라에서 한꺼번에 10개 종류 이상의 약을 처방받는 사람이 20만 명을 넘었다는 통계가 있습니다. 폴리파머시는 현대 의학계에서 매우 중요한 화두입니다. 약물 오남용과 부작용 문제는 매우 신중하게 접근하고 관리해야 할 문제입니다. 많은 약을 먹으면서 살아가는 시대에는 약을 현명하게 먹는 지혜가 중요합니다.

그렇다면 우리가 흔히 먹는 약들 가운데 어떤 약이 어떤 이유로 우리 건강을 크게 해치는 독으로 작용할까요? 먼저 현재 먹고 있는 약이 위와 장을 망칠 수 있습니다. 흔히 간과하는 부분이지만, 우리 건강에서 소화 기능은 대단히 중요합니다. 그런데 정말 셀 수 없이 많은 종류의 약이 우리의 위와 장을 망칩니다. 그중에서도 특히 우리 위와 장을 심각하게 망치는 약이 있는데요. 바로 손쉽게 구할 수 있는 위산억제제입니다.

우리나라 사람들은 위 기능이 혹사당하고 떨어지기 쉬운 생활환경에서 살아갑니다. 위식도 역류나 위염처럼 위산이 우리를 공격하고, 위산이 과도하게 분비되는 질병에 노출되기 쉽습니다. 한국인은 스트레스가 굉장히 심하고, 식습관도 불규칙하고, 헬리코박터균에 노출되기 쉬운 음식 문화를 가지고 있기 때문입니다. 따라서 어느새 한국인에게 위산억제제는 필수 약물로까지 자리 잡았습니다. 물론 의사의 처방에 따라 꼭 필요한 경우에 복용하는 것은 큰 문제를 일으키지 않을 것입니다. 하지만 자신의 임의대로 약을 구입해 지나치게 빈번하게 복용한다면 주의가 필요합니다.

우리 위에서 위산이 나오는 분명한 이유가 있을 것입니다. 몸에 들어온 음식을 소화, 분해, 흡수하기 위해 꼭 필요한 것이 위산입니다. 또 위산은 우리 몸에 들어오는 음식에 묻어 있거나 남아 있는 세균, 바이러스, 불순물을 살균하는 역할도 담당합니다. 이렇게 위에서 외부 세균, 바이러스가 제거되어야만 소장이나 장에 존재하는 장내세균 생태계까지도 건강하게 유지될 수 있습니다. 특히 최근에는 소장에 세균이 과잉 증식하는 '시보(SIBO)'나 장내세균숲 균형이 갈수록 중요해지면서 소장과 장을 보호하는 일차 방어선인 위산의 역할도 한층 중요해졌습니다. 위산이 잘 분비되어야 위에서 음식물이 살균되고, 제대로 소화 및 분해되어서 소장과 대장에서 효과적으로 영양소를 흡수할 수 있습니다. 그런데 수시로 위산억제제를 복용하면 몸은 어느새 여기에 적응해 꼭 필요한 상황에 위산이 나오지 않는 상태, 위산 분비가 항상 부족한 상태가 되고 맙니다. 결국 위장은 소화, 흡수, 분해, 살균 기능이 약해질 것이고 소장, 대장에 부담을 주어 다른 신진대사에까지 문제를 가져올 것입니다.

최근 약물 부작용 문제가 커진 가장 큰 이유는 약에 대한 의존도가 점점 더 심해지고 있기 때문입니다. 약의 존재 목적은 약이 우리 몸에 들어갔을 때 나타나는 현상들을 이용해 질병을 제압하거나 개선하는, 이를테면 이차적 이득을 통해 건강을 도모하는 것입니다. 다시 말해 약이 몸에서 일으키는 작용을 통해 신체 기능을 되찾거나 높이는 방식으로 약을 활용합니다. 그런데 약을 통해서 건강을 찾겠다는 생각이 점점 강해지고 이를 계속 맹목적으로 따르다 보면 약에 심리적으로 의존하는 약물 의존 상태에 이르게 됩니다. 이는 건강한 식생활과 스트레스 관리, 숙면, 운동을 통해 건강을 증진하는 본래의 정도와는 많이 멀어진, 다시 말해 왜곡된 건강 신념이나 심리에 해당합니다.

약물 의존 상태에 이르면 해당 약물을 먹지 않으면 불안하고 스트레스가 심한 상태에 이릅니다. 심리적 금단 증상에 빠지는 것입니다.

또 약물 의존이 심해지면 정작 매우 필요한 증상에 약이 제대로 약효를 발휘하지 못하는 약물 내성 상태가 될 수도 있습니다. 대표적인 것이 여러분도 잘 알고 있는 항생제 남용으로 인한 내성 문제입니다. 심하지 않은 감염 증상에 항생제를 남용하다 보면 항생제 내성이 심해져 정작 바이러스나 세균을 꼭 죽여야 하는 심각한 질병 상황에서 항생제가 제대로 듣지 않는 치명적인 상황이 벌어질 수 있습니다.

항생제의 장기적인 복용은 면역력을 떨어뜨립니다. 이는 여러 연구를 통해서 확인되었는데요. 국내 한 연구팀이 항생제를 사용했을 때 면역능력이 약해지는 이유를 발견했습니다. 윤상선 연세대학교 의과대학 교수팀은 항생제에 살아남은 장내세균이 보유한 '카탈라아제 유전자'가 우리 몸의 면역세포의 공격력을 무력화해 면역력을 떨어뜨린다는 사실을 밝혀냈습니다. 미국에서는 한 해에 2만 9천 명의 환자가 항생제 치료 후 클로스트리듐 디피실 감염증으로 사망합니다. 항생제 복용 이후 면역능력이 크게 떨어지기 때문입니다.

연구팀은 암피실린, 반코마이신, 스트렙토마이신 등 흔히 쓰이는 항생제를 실험쥐에게 복용시킨 뒤 장내세균 변화를 관찰했습니다. 그 결과 항생제를 사용했을 때 항생제의 독성으로 다른 대부분의 장내세균이 죽는 반면, 카탈라아제 유전자가 있는 대장균은 그 수가 폭발적으로 늘었습니다. 수가 늘어난 대장균은 카탈라아제 유전자를 이용해 카탈라아제 효소를 만들어냈습니다. 이 효소는 '활성산소'를 분해할 수 있는 효소로, 활성산소는 우리 몸의 면역세포가 세균을 공격하기 위해 사용하는 독성물질입니다. 대장균이 분비한 카탈라아제 때문에 면역세포가 만든 활성산소의 농도가 낮아지자 실험쥐는 콜레라에 더 쉽게 감염되었습니다.

지금까지 이뤄진 여러 연구와 조사를 종합해보면 2050년까지 항생제 내성으로 인해 인류는 매년 수천만 명씩 사망할 것으로 예측됩니다. 항생제 외에도 수면제, 우울증약, 다이어트 약물 등이 의존증에 빠지기 쉬운 약물입니다. 약물에 의존되면 앞서 언급했듯이 의존, 금단, 내성의 단계를 거쳐서 약이 거의 듣지 않는 상태에 이릅니다. 처음에는 작은 증상에도 해당 약물을 찾고, 이 약물을 먹지 않으면 또 다시 금단 증상이 나타나고, 나중에는 약물에 내성이 생겨 약을 먹어도 증상이 개선되지 않는 상황에 이르는 것입니다.

약을 먹는 동안에는 일시적으로 증상이 개선되고 치료되는 것 같지만 이를 계속 반복하면 내 몸에 존재하는 스스로 회복되는 힘, 자연치유력은 고갈되고 맙니다. 대표적인 약으로 변비약, 소화제, 이뇨제, 다이어트 보조제 등이 있습니다. 이런 약들을 지나치게 많이 먹으면 우리 몸의 소화, 배설 기능이 떨어져 변비와 소화불량, 부종 증상 등이 갈수록 심해집니다. 가령 변비약에 지나치게 의존하면 나중에는 소화장애는 물론, 항문괄약근 무력증이나 장운동 감소 등이 점점 심해져 변비약 없이 변을 보지 못하는 상태에 이를 수 있습니다. 개중에는 장운동이 거의 멈춘 것 같은 상태가 빈발하면서 응급실이나 병원을 수시로 찾는 분도 많습니다.

이뇨제를 복용하면 체내 수분이 빠져나가면서 일시적으로 체중이 줄어드는 착시 효과가 나타납니다. 하지만 이는 수분이 빠져나간 것이지 결코 지방이 분해되는 게 아닙니다. 이뇨제 복용을 중단하면 바로 체중이 제자리로 돌아갈 뿐 아니라, 관성 작용으로 살이 더 빨리 찌는 경우가 허다합니다. 물론 부종이 너무 심하거나 소변을 잘 보지 못한다면 의사의 처방에 따라 이뇨제를 써야겠지만, 의사의 처방 없이 함부로 이뇨제를 다른 목적으로 쓰는 것은 절대 해서는 안 될 일입니다.

약의 잘못된 사용으로 심한 반동 증상이 나타날 수도 있습니다. 대표적인 약물이 혈압약입니다. 혈압약은 의사의 지시에 따라 꾸준히 복용해야 합니다. 그런데 임의로 혈압약을 중단하거나 정해진 복용법을 따르지 않는 경우가 많습니다. 이 경우 이전까지 잘 조절되던 혈압이 갑자기 급격하게 오르면서 치명적인 상황을 초래할 수 있습니다. 혈압약 외에도 고지혈증약, 당뇨약 등도 의사의 처방을 무시하고 임의대로 사용했다가는 낭패를 보기 십상입니다. 수시로 병원을 찾아 의사와 긴밀하게 협조하면서 정확한 복용방법을 따라야 합니다. 왜 이런 일이 자주 나타나는가 관찰해보면 혈압약을 먹고서 수치가 좋아지면 자신이 치료되었다고 착각하는 경우가 많기 때문입니다. 그런데 이는 약을 통해 혈압이 조절된 것이지 절대 고혈압이 완치된 게 아닙니다. 수치가 좋아졌다고 약을 중단했다가는 급격한 반동 현상이 나타나 오히려 증상이 악화되거나 심각한 상황을 초래할 수 있는 것입니다.

고혈압이나 당뇨, 고지혈증 치료제는 병이 생긴 원인을 찾아서 고쳐주는 약이 아닙니다. 이 질병 때문에 생기는 각종 불건강한 증상을 조절하고 제어해주는 목적으로 사용되는 약입니다. 그러니 질병의 원인이 사라지지 않은 이상 약을 중단하면 바로 증상이 나타나고, 심하게는 다시 약을 써도 잘 듣지 않는 상황에 이를 수 있습니다. 이런 질병에 의해 나타나는 증상들 역시 우리 건강과 생명에 중대한 위험 요소이기에, 이런 증상을 안전하게 조절한다는 의미에서 해당 약물들 역시 매우 중요한 것입니다. 그러니 의사의 지시 없이 함부로 약의 복용방법이나 양을 바꾸는 일은 절대 해서는 안 될 일입니다.

그럼 어떻게 하면 약물을 좀 더 효과적으로 부작용 없이 복용할 수 있을까요? 바른 약물 사용을 위한 핵심 원칙을 알아보겠습니다.

1. 약은 반드시 의사의 처방에 따라 사용한다.

2. 임의대로 약을 먹지 않는다.

3. 한꺼번에 여러 가지 약물을 먹지 않는다.

4. 약을 맹신하지도, 의존하지도 않으려고 노력한다.

5. 약을 먹었을 때는 경과를 세심하게 모니터링한다.

6. 평소 복용하는 약물의 이름과 효능, 복용법 등을 잘 숙지한다.

7. 정확히 기억하기 힘들다면 처방전이나 복용 약물 이름, 복용법 등을 잘 기록하거나 보관한다.

8. 처방받은 약물의 복용을 임의대로 중지하지 않는다.

9. 약물은 반드시 정해진 보관방법에 따라 보관하고, 가급적 직사광선이 없는 서늘하고 건조한 곳에 보관한다.

10. 약물은 정해진 용량을 정해진 시간에 복용한다.

11. 약물 복용 시 건강보조제나 건강보조식품을 함께 복용하려면 의사와 상의한다.

12. 약물 복용 중에는 음주나 흡연과 같은 불건강 행위를 중단한다.

자신에게 꼭 필요한 약이 아니라면 차츰 줄여나가는 노력이 중요합니다. 물론 항암제나 고혈압약, 류마티스 관절염에 쓰이는 약처럼 의사와의 상의 없이 함부로 줄이거나 중단해서는 안 되는 특수 약물도 있습니다. 그런 약은 처방을 철저히 따라야 하지만 가벼운 증상이나 자연치유력으로 대신할 수 있는 증상에 약물을 쓰는 일은 차츰 줄여나가야 합니다. 그래야 자신의 자연치유력을 키워 건강한 삶을 살 수 있습니다.

비만이나 저체중도 면역력과 관계가 있나요?

정상체중을 유지하는 것은 건강의 기초입니다. 여러분의 체중은 지금 얼마인가요? BMI는 키와 몸무게를 이용해 비만 정도를 가늠해 보는 계산법입니다. 다음 공식대로 계산하면 됩니다.

BMI를 통한 비만도 측정방법

BMI지수	상태
18.5 미만	저체중
18.5~22.9	정상체중
23~24.9	과체중
25~29.9	1단계 비만
30~34.9	2단계 비만
35 이상	3단계 비만(고도비만)

*BMI = 체중(kg)÷[키(m) × 키(m)]

우선 문제가 되는 것은 비만입니다. 2019년 기준 우리나라 비만 인구는 35.7%에 이르는 것으로 나타났습니다. 특히 남성의 비만율은 45%를 넘어섰습니다. 비만 환자 대부분은 장내세균숲의 균형이 깨어져 있습니다. 이는 앞서 설명한 것처럼 많은 병을 일으키는 원인이 됩니다. 그래서 비만이 있는 경우 암에 걸릴 확률이 남성은 33%, 여성은 55%나 증가합니다. 비만은 고혈압, 당뇨병, 이상지질혈증의 위험을 높이는 원인입니다. 또 그에 따른 심혈관 질환의 발병이나 그로 인한 사망률도 높입니다.

최신 연구에 따르면 탄수화물 과다 섭취는 자궁암이나 유방암 발병률을 현저하게 높이고, 비만을 일으킵니다. 축적된 지방세포는 우리 몸에 지속적으로 염증을 일으켜 각종 암을 일으킵니다. 비만은 상식과는 달리 지방이나 단백질의 과잉 섭취 때문에 생기는 질병이 아닙니다. 비만의 주요 원인은 탄수화물 과잉 섭취입니다. 탄수화물은 대사과정에서 쉽게 지방으로 변하고 체내에 지방세포로 축적됩니다. 특히 내장에 필요 이상으로 축적된 지방세포는 건강에 대단히 치명적입니다. 내장 비만은 고혈압, 당뇨, 고지혈증, 지방간 등의 인슐린 저항성 질환과 함께 유방암, 자궁암, 대장암, 전립선암과 같은 암을 일으키는 주범입니다.

그런데 비만만이 문제는 아닙니다. 정상체중에서 벗어난 저체중 역시 위험합니다. 여전히 많은 사람이 '날씬해야 건강하다'는 통념을 갖고 있습니다. 하지만 이는 언제나 맞는 진실은 아닙니다. 표준체중에 미달하는 사람 역시 많은 건강상의 위험에 노출될 수 있기 때문입니다. 특히 각종 미디어의 영향으로 마른 체형을 선호하는 문화나 사고가 빠르게 확산하고 있으므로 저체중이 가진 위험성을 간과하기 쉽습니다. 저체중일 때 생길 수 있는 건강 문제 몇 가지를 꼽자면 다음과 같습니다.

1. 면역력이 떨어질 수 있다.

2. 체력이 떨어진다.

3. 심장 질환의 위험이 높아진다.

4. 우울증이 생기기 쉽다.

5. 뼈가 약해질 수 있다

6. 성기능 장애가 발생하기 쉽다.

7. 빈혈이 생길 수 있다.

저체중은 특히 노년기에 더 위험합니다. 연구에 따르면 비만보다 저체중이 노인의 사망률에 더 큰 영향을 끼칩니다. 한림대학교 윤종률 교수 연구팀의 연구에 따르면 65세 이상 노인의 경우 과체중 또는 비만이 사망 위험과 거의 관련이 없는 것으로 나타났습니다. 반면 저체중일 경우 심혈관 질환, 호흡기 질환, 암으로 인한 사망 위험이 컸습니다. 즉 BMI 17.5~19.9 구간일 경우 비만으로 평가되는 BMI 25~29.9보다 2배 이상 사망 위험이 컸고, 저체중인 BMI 16~17.4에서는 사망 위험이 3배 이상 컸습니다. BMI가 낮을수록 저체중과 근력 부족으로 인한 허약 증상이 심해 사망 위험을 초래하는 것으로 판단됩니다.

나이가 들면 무조건 마른 몸매를 지향할 것이 아니라 평균 이상의 체중을 유지하기 위한 노력이 필요합니다. 노년기에 저체중이 위험한 이유를 한 가지 더 꼽자면 치매의 위험성이 급격히 증가한다는 점입니다. 이 역시 여러 연구에서 확인된 사실입니다. 노년의 질적인 삶을 위해 치매는 반드시 예방해야 할 질병입니다. 따라서 저체중과 치매의 높은 상관관계에 대해서도 잘 알고 있어야 합니다.

그러나 이것이 중장년기에도 그대로 적용되는 이야기는 아닙니다. 비만은 여전히 암을 비롯한 여러 가지 질병의 주요 요인이기 때문입니다. 비만이 있을 경우, 고혈압, 당뇨, 고지혈증, 간 질환, 심혈관 질환 등 대사 질환의 발병률이 높고, 위식도성 역류 질환, 성기능 장애, 불임, 수면무호흡증, 관절염, 일부 암의 발병률도 현저히 상승합니다. 따라서 60세 이전까지는 표준체중을 유지하기 위해서 꾸준히 노력하고, 그 이후에는 충분한 근력 운동을 통해 평균 이상의 체중을 유지할 수 있도록 하는 이중 전략을 써야 합니다.

만약 여러분이 아직 60세가 되지 않았다면 다음과 같은 체중 유지 전략이 꼭 필요합니다. 만약 자신이 체중 80kg에 키가 172cm이라면 BMI 계산방법은 이렇습니다.

$$80 \div (1.72 \times 1.72) = 27.04$$

소수점 이하를 절삭해 27이 자신의 BMI지수입니다. BMI지수에 따라 비만 상태를 분류하면 18.5 미만인 경우는 저체중, 18.5 이상 23까지는 정상체중, 23 이상 24.9까지는 과체중, 25 이상을 비만으로 판정하며, 35 이상이면 고도비만입니다. 예시에 나온 대로 BMI가

27이라면 비만에 해당합니다. 노년이 되기 전까지는 평소 최대한 표준체중을 유지하도록 노력하고, 과체중이 되지 않도록 체중관리에 신경 써야 합니다. 체중의 급격한 변화 자체가 중대한 건강 위험 신호일 수 있습니다. 따라서 주기적으로 자신의 체중을 체크하고 급격한 증가나 감소가 있는지도 반드시 살펴봐야 합니다.

최근 한 연구에 따르면 지나친 음식 제한은 우리 몸의 면역력을 떨어뜨려 병에 걸리기 쉬운 상태로 만들 수 있습니다. 연구팀은 과체중인 여성 참가자 29명을 모아 실험을 진행했습니다. 참가자를 두 그룹으로 나눴는데요. 한 그룹은 체중 감량을 위한 약물치료와 함께 하루 600칼로리 섭취를 요구하는 다이어트를 진행했습니다. 나머지 다른 그룹은 자유롭게 먹게 했습니다. 실험을 시작한 시점과 실험 그룹이 체중을 10% 감량한 시점에서 모든 참가자의 림프구 수를 측정했습니다. 림프구는 면역을 담당하는 백혈구의 일종입니다. 그 결과 칼로리 제한과 약물치료를 받은 여성들은 몸무게의 10%를 감량할 경우 면역의 핵심인 NK세포가 감소하는 것으로 나타났습니다.

2011년에 진행된 〈한국체육과학회지〉에 실린 또 다른 연구에 따르면, 건장한 유도선수가 평소 체중의 약 6~7%를 급격하게 감량할 경우 체지방량이 줄어들다가 경기 후 급격히 증가하는 현상이 나타났습니다. 각 개인의 체력이나 신체적 특성에 따라 차이는 있겠지만 면역 기능 역시 크게 떨어졌습니다. 또 일본에서 진행된 한 연구에서도 운동선수들이 급격하게 체중을 감량하면 면역이 약해져 상기도 호흡기 감염 질환(인후염, 두통, 콧물, 기침, 발열, 피곤함, 구토)이 발생할 수 있음을 언급하고 있습니다.

통상적으로 체중이 10% 이상 줄면 단백질과 열량 부족으로 면역력이 떨어져 감염에 취약해집니다. 또 근육 부족으로 폐렴과 골절 위험이 커집니다. 특히 노인의 체중이 줄어들면 욕창과 같은 심한 상처가 잘 생기고 회복이 더딥니다. 기운이 없고 다치기도 쉬워 고관절 골절 위험도 커지는데요. 이는 곧 사망 위험을 높이는 원인입니다. 이렇게 우리 면역력은 체중을 빼거나 증량하는 혹은 줄어들거나 늘어나는 작은 변화에도 크게 달라질 수 있습니다.

그런데 BMI만으로 자신의 비만 정도나 면역력을 가늠하기보다는 병원이나 각 기관에 비치되어 있는 인바디검사를 통해 근육량과 체지방량까지 함께 점검해볼 필요가 있습니다. 체중 가운데 근육이 차지하는 비율이 남성은 40% 이상, 여성은 34% 이상이어야 바람직합니다. 만약 근육량이 여기에 미치지 못한다면 당장 체계적인 근력 운동과 식습관 교정을 통해 근육량을 늘려나가야 합니다.

근육량은 매우 중요한 건강 지표입니다. 근육량이 충분할 때 근육의 힘도 늘어납니다. 특히 종아리 힘과 팔뚝 힘은 건강과 직접적 상관관계가 있습니다. 또 악력, 즉 손으로 물건을 최대한 강하게 쥐는 힘 역시 매우 중요한 건강 지표 가운데 하나입니다. 간편하게 악력을 측정할 수 있는 장비를 주변에서 쉽게 구할 수 있습니다. 주기적으로 자신의 악력을 재어볼 필요가 있습니다. 악력은 30대에 최고치를 보이는데요. 평균적으로 남성은 44.4kg, 여성은 25.9kg입니다. 남성의 경우 26kg, 여성의 경우 18kg 미만이면 근감소증을 의심해봐야 합니다. 앞서 소개했듯이 근감소증은 사코페니아로 불리며 매우 위험한 질병으로 분류되고 있습니다.

최근 각종 미디어를 통해 '마른 비만'이라는 말을 자주 들었을 것입니다. 마른 비만은 말 그대로 체중은 비만 수치가 아닌데, 몸속에 지방세포가 비만 수준으로 들어차 있는 것을 말합니다. 달리 표현하면 근육량은 부족하고 체지방이 복부나 피하지방에 많이 분포하는 상태입니다. 마른 비만이 문제가 되는 쪽은 남성보다는 여성입니다. 여성 중에서도 젊은 여성에게서 좀 더 많이 나타납니다. 통계에 따르면 젊은 여성 10명 중 3명이 마른 비만에 해당합니다.

마른 비만 여부를 알아보기 위해서는 체중만 재서는 안 되고 인바디검사를 통해서 체지방률을 함께 측정해야 합니다. 남자의 경우는 체지방률 25% 이상, 여자의 경우는 체지방률 30% 이상일 때 마른 비만이라고 할 수 있습니다. 마른 비만은 당장 심각한 문제를 일으키지는 않지만 계속 방치하면 대사증후군을 일으키는 핵심 원인이 될 수 있습니다. 사람들 대부분이 단지 체중만으로 정상과 비정상을 따지기 때문에, 스스로에게 문제가 없다고 생각하는 마른 비만 체형이 사실 더 문제입니다.

일반적으로 여성들에게서 마른 비만이 많은 까닭은 무리한 다이어트 때문인 경우가 많습니다. 단지 체중 감량만을 목적으로 삼는 다이어트는 무조건 굶거나 식사량을 줄이는 경우가 대부분입니다. 이런 건강하지 못한 다이어트를 반복하면 여기에 우리 몸이 적응하면서 점차 기초대사량이 낮아지고 지방 대신 근육이 더 빨리 분해되는 체질로 변하고 맙니다. 지속적으로 이 상태가 유지되면 근육량은 줄고 상대적으로 체지방은 늘어 체중이 적게 나가는 마른 비만이 되는 것입니다. 이렇게 운동을 하지 않으면서 식사량만 줄이는 나쁜 다이어트를 계속하면 팔다리는 가는데 뱃살이나 엉덩잇살은 점점 두꺼워지고 장기 사이사이에 내장지방이 많이 낀 마른 비만이 됩니다.

역으로 평소 꾸준히 근력 운동을 즐겨 근육량이 많은 경우 체중은 비록 정상체중을 벗어난 과체중일지라도 그리 문제가 되지 않을 수 있습니다. 이는 오히려 전 생애 건강을 고려했을 때 대단히 중요한 건강 전략 가운데 하나입니다. 근육이 잘 붙는 20~30대에 최대한 근육량을 늘려두면 나이가 들어서도 근육의 감소분이 상대적으로 크지 않아서 다양한 노화 문제나 질환에서 자유로울 수 있습니다. 그러니 결코 체중만으로 비만 여부를 판단해서는 안 될 것입니다.

근육량만큼 중요한 것이 내 몸 전체 중에서 체지방이 차지하는 비율이라는 것을 잊지 말아야 합니다. 그런데 내 몸에 지방이 많을 경우 절대 속일 수 없는 신체 지수가 있습니다. 바로 허리둘레입니다. 지방이 가장 먼저 끼는 곳이 바로 허리 근처의 내장이기 때문에 허리둘레를 재면 내장에 지방이 얼마나 끼어 있는지 금세 알 수 있습니다. 허리둘레는 작은 줄자 하나만 있으면 언제든 잴 수 있으니, 가장 빠르고 간편하게 자신의 건강 상태를 점검하는 방법이라고 할 것입니다.

연구에 따르면 허리둘레가 평균에서 5cm만 늘어도 사망률이 10% 이상 증가하는 것으로 나타났습니다. 40세를 넘었을 때 더 그런 경향성이 높으며, 체질량지수가 비만이 아닌 정상 혹은 과체중인 사람이라도 허리둘레가 평균에서 많이 벗어난 경우 사망률이 높았습니다. 일반적으로 BMI가 23이 넘으면 성인병 위험이 높아진다는 것이 정설입니다. 또 다른 연구에서는 허리둘레가 굵을수록 당뇨병과 고혈압, 고지혈증 등과 같은 만성 질환의 발병률이 높아진다는 보고가 있는데요. 남자는 84cm, 여자는 79cm가 넘으면 이들 질환의 발병률이 현저히 높아지는 것을 확인할 수 있습니다.

내장지방은 우리의 건강에 굉장히 위험합니다. 이는 달리 말해 우리 자신의 면역력 저울을 재는 가장 쉬우면서도 정확한 방법이 평소 자신의 허리둘레 치수를 꾸준히 주기적으로 관찰하는 것이라는 사실을 의미합니다. 자신의 평소 체중과 체중의 변화를 살피는 것보다 더 중요한 것은 자신의 평소 허리둘레 치수와 그 변화를 살피는 것입니다.

연령에 따른 한국인의 표준 허리둘레를 확인해보기 바랍니다. 비만인 허리둘레는 남자 90cm(35.4인치) 이상, 여자 85cm(33.5인치) 이상입니다. 한국인의 평균적인 허리둘레를 기준으로 이 수준에서 벗어나지 않으려고 노력하면 비만으로 인한 질병을 예방하는 데 도움이 됩니다. 최대 허리둘레가 남자는 40세, 여자는 50세인 것으로 보아 남자는 음주나 회식 등의 생활습관의 영향이 크고, 여자는 호르몬의 영향을 많이 받고 있음을 알 수 있습니다.

한국인의 연령별 표준 허리둘레

연령	남자(cm)	여자(cm)
20세	78.8	68
30세	83.6	71.3
40세	86.7	77
50세	85.2	81

참고로 허리둘레를 잴 때는 아무렇게나 해서는 안 됩니다. 능숙하게 허리둘레를 잴 수 있는 사람도 있지만, 대부분 바른 측정법을 모르는 경우가 많은데요. 바른 측정법은 다음과 같습니다. 올바른 방법에 따라 몇 번 재고 나면 능숙하게 자신의 허리둘레를 잴 수 있을 것입니다.

1. 양발을 25~30cm 벌리고 숨을 편히 내쉰다.
2. 갈비뼈 가장 아래와 골반 가장 위의 가운데를 잰다.
3. 줄자가 피부를 누르지 않도록 하고 0.1cm 단위까지 잰다.

11장

건강한 식사에서 건강이 시작된다

한두 가지 음식을 장기간 먹어서 질병을 치료하거나 예방하는 효과를 보겠다는 생각은 그리 바람직한 것은 아닙니다. 그런데도 좋은 음식들을 식단에 올리려는 노력을 게을리 해서는 안 됩니다. 건강한 식사에서 건강이 시작되기 때문입니다. 앞서 살펴봤듯이 한국인이 많이 걸리는 주요 암의 원인을 살펴보면 음식과의 관련성이 매우 높습니다. 실제로 암의 원인 가운데 거의 30%는 음식에 의한 것이라고 할 수 있습니다.

먹는 음식에 따라
면역력도 변하나요?

물론 건강과 면역력에 도움이 되는 음식이 있습니다. 그리고 건강을 해치는 나쁜 음식도 많습니다. 여러분은 음식과 관련된 많은 건강 정보를 접할 것입니다. 특히 코로나19를 겪으며 이와 같은 정보는 더욱 대중화되었습니다. 물론 그중에는 면역력을 높이는 음식에 관한 정보도 많습니다. 김치나 마늘, 연어, 콤부차(홍차버섯차), 사우어크라우트(독일식 양배추 절임), 피클(채소 절임), 미소(일본식 된장국), 그리스식 요구르트, 아연이 풍부한 굴, 구운 고기, 게, 바닷가재, 다크초콜릿, 땅콩 등과 같은 식품들이 면역력에 도움이 됩니다. 이 밖에도 녹차, 양파, 미역, 김, 다시마와 같은 해조류, 양배추, 배추, 브로콜리, 무, 냉이, 유채, 갓, 콜리플라워와 같은 십자화과 채소 등 셀 수 없이 많은 정보를 접할 것입니다. 이 중에는 실제 연구를 통해 면역력 증강 효과가 검증된 음식도 있습니다.

가령 10대 슈퍼 푸드로도 꼽히는 마늘은 최고의 면역력 증강제로 인정받는 식품입니다. 마늘에는 셀레늄과 마그네슘, 비타민B6, 항염 성분이 들어 있습니다. 이 성분들은 세균을 제거하고 심장을 보호하는 효능이 뛰어납니다. 또 마늘 속 알리신, 셀레늄, 알릴 디설파이드 등의 성분은 항암 효과도 있습니다. 미국 국립암연구소에서는 마늘이 위암의 원인이 되는 유문나선균의 증식을 억제한다는 사실을 인정한 바 있습니다.

그러나 방송이나 각종 매체에 소개된 음식들 가운데는 그 효과나 성분이 상당히 부풀려진 것들도 적지 않습니다. 사실 어떤 음식에 면역과 관련된 특정 성분이 존재한다 해도, 그 성분이 제대로 효과를 발휘하기 위해서는 대단히 많은 양을 섭취하거나 농축해 먹어야만 합니다. 반면 면역력과 관련된 각종 약물은 그런 음식보다 몇백 배, 몇천 배 이상의 효과를 발휘합니다. 달리 말하면 음식을 통해 면역력을 올리는 것은 우리의 생각처럼 단순하거나 쉬운 일이 아닙니다. 또 기대에 상당히 못 미치는 효과를 보일 수 있습니다.

게다가 음식을 통해 면역력을 올리기 위해서는 체계적인 운동은 물론 스트레스 및 수면을 관리해야 합니다. 필수적인 건강 수칙을 철저하게 지키면서 검증된 좋은 음식을 골고루 꾸준히 섭취하는 노력이 필요합니다. 건강식품을 맹신하거나 과신하는 사람들에게 가장 자주 나타나는 잘못이 바로 여기에 있습니다. 자신이 건강에 좋은 음식이나 건강기능식품을 많이 먹고 있으니 건강 증진 활동, 건강 보호 활동은 조금 게을러도 괜찮다는 착각입니다. 마늘이나 녹차, 브로콜리, 토마토 등과 같은 좋은 음식을 충분히, 주기적으로 섭취하는 것은 당연히 지지받아야 할 일이지만, 다른 건강 활동을 하지 않아도 될 면죄부는 아닌 것입니다.

다시 말해 자신이 먹고 있는 건강한 음식들이 건강에 미치는 효과가 제한적이라는, 전체에서 일부에 지나지 않는다는 합리적인 건강 마인드를 가질 필요가 있습니다. 반면 음식이나 어떤 물질들 가운데는 건강이나 면역을 순식간에 파괴하거나 상당히 훼손하는 것들도 많습니다. 가령 '죽음의 열매'로 불리는 빈랑(비틀넛)은 최근 중국 당국에 의해 판매 금지를 당한 암 유발 음식입니다. 여전히 빈랑은 중국이나 동남아시아 국가들에서 냉증 치료와 기생충 퇴치 약재로 자주 사용되고 있고, 빈랑을 껌처럼 씹는 사람도 무척 많습니다. 세계보건기구(WHO) 산하 국제암연구소에서는 2003년 빈랑을 1급 발암물질로 지정하기도 했습니다. 중국 당국 역시 2017년 빈랑에 든 아레콜린 성분이 구강암을 유발한다며 판매 금지 식품 목록에 올렸습니다.

식품이라고 할 수는 없겠지만 담배는 일급 발암물질입니다. 술 역시 면역력을 떨어뜨리고 암을 유발하는 음식입니다. 또한 각종 공신력 있는 기관에서 면역력을 악화시키고, 암을 유발하는 음식들의 목록을 제시하고 있습니다. 이 부분은 후술하겠습니다.

면역력에 치명적인
음식은 무엇인가요?

면역력을 높이는 음식을 찾아 섭취하는 것보다 중요한 것이 면역력을 해치고, 암을 유발하는 음식을 피하거나 최대한 먹지 않는 것입니다. 세계보건기구(WHO) 산하 국제암연구소의 설명에 따르면, 암 사망의 30%는 흡연으로 인해, 30%는 음식에 의해, 18%는 만성 감염으로 인해 일어납니다. 이 밖에 직업, 유전, 음주, 생식 요인 및 호르몬, 방사선, 환경오염과 같은 다른 요인에 의한 사망은 1~5% 정도입니다. 통계에서처럼 암과 음식의 상관성은 매우 높습니다. 음식 때문에 암이 생기고, 음식을 통해 암을 예방할 수 있습니다.

국제암연구소의 발표 외에도 다양한 암 관련 연구에서 암을 유발하는 것으로 확인된 원인이 있습니다. 그중 국제암연구소와 〈국립암협회지〉에서 제시하는 암의 원인을 잘 살펴보시기 바랍니다. 두 기관의 설명에서도 알 수 있듯이 암과 음식 사이에는 밀접한 연관이

암의 원인

원인	국제암연구소	〈국립암협회지〉
흡연	15~30%	30%
만성 감염	10~25%	10%
음식	30%	35%
직업	5%	4%
유전	5%	–
생식	5%	7%
음주	3%	3%
환경오염	3%	2%
방사선	3%	3%

한국인에서 흔한 암의 일반적인 원인

암 발생 부위	일반적인 원인
위암	식생활(짠 음식, 탄 음식, 질산염 등), 헬리코박터균
폐암	흡연, 직업력(비소, 석면 노출 등), 대기오염
간암	간염 바이러스(B형간염, C형간염), 간경변증, 아플라톡신
대장암	비만, 고지방식, 과다한 육류 섭취, 저섬유소 식사, 유전적인 요인
유방암	비만, 고지방식, 음주, 여성호르몬, 유전적 요인
자궁경부암	인유두종 바이러스, 성관계

존재합니다. 음식과 암의 상관성은 거의 30%에 달합니다. 무엇을 먹느냐, 먹지 않느냐에 따라 암 발생에 큰 차이가 나타나는 것입니다.

각종 암과 관련된 주요 원인을 정리한 도표를 참고하기 바랍니다.

국제암연구소 발암물질 분류

그룹	정의	해석
그룹1	인체 발암물질	인체에 대한 충분한 발암성 근거가 있음
그룹2A	인체 발암 예측·추정 물질	실험동물에 대한 발암성 근거는 충분하지만 사람에 대한 근거는 제한적임
그룹2B	인체 발암 가능 물질	실험동물에 대한 발암성 근거가 충분하지 못하며, 사람에 대한 근거 역시 제한적임
그룹3	인체 발암성 미분류 물질	실험동물에 대한 발암성 근거가 제한적이거나 부적당하고 사람에 대한 근거 역시 부적당함
그룹4	인체 비발암성 추정 물질	동물, 사람 공통적으로 발암성에 대한 근거가 없다는 연구 결과

해당 자료에서도 음식이 암 발생에 얼마나 지대한 영향을 미치는지 잘 알 수 있습니다. 이미 잘 알고 있듯이 가장 무서운 암 유발 음식과 물질은 술과 담배입니다. 알코올과 담배는 강력한 발암물질입니다. 우선 술은 간암, 유방암, 구강암과 직접적 연관이 있는 것이 확인되었습니다. 그리고 담배에는 니코틴, 타르, 일산화탄소 등 유해 화학물질이 200종류 이상, 발암 화학물질(비소, 카드뮴 등)이 약 70종류 포함되어 있습니다.

국제암연구소에서는 발암물질, 그리고 암과 상관없는 물질을 5단계로 분류해 체계적으로 정리하고 있습니다. 그룹3은 동물실험이나 인간 대상 연구에서 발암성이 확인되지 않은 물질이며, 그룹4는 발암성이 없다고 확인된 물질들입니다. 즉 그룹3~4는 발암성이 확인

국제암연구소의 발암물질 분류 및 그룹별 사례

그룹1	아플라톡신, 베릴륨, 비소, 카드뮴, 크롬(6가) 화합물, 석탄, 코크스, 에스트로젠 세라피, 에탄올, 아세트알데히드, 가죽 먼지, 가죽산업, 니켈화합물, 석면, PCB, 플루토늄, 라듐, 라돈, 염장생선, 검댕, 흡연, TCE, X-선, 감마선, 햇빛, 페인트공, 목재 먼지, 디젤 매연, 대기오염, 미세먼지
그룹2A	아크릴아마이드, 튀김, 이발, 미용직, 납화합물, 말라리아, 석유 정제, 질소 겨자, 교대근무, 코발트
그룹2B	아세트알데히드, 벤조퓨란, 카본블랙, 코발트, 커피, DDT, 디젤연료, 가솔린 매연, 가솔린, 소방관, 세탁업, 퓨란, 납, 전자장, 전자기장, 메틸수은화합물, 나프탈렌, 야채절임, 스타이렌, 임플란트 외과수술, 툴루엔
그룹3	카페인, 크롬(3가) 화합물, 석탄 분진, 원유, 디벤조 파이렌, 디엘드린, 디젤연료, 에틸렌, 염색약, 단열 유리염, 비행기 연료, 납화학물, 가죽제품 생산, 염소소독수돗물, 불소수돗물, 말라티온, 파라치온, 전기장, 정전기, 페놀, 폴리에틸렌, 인쇄잉크, 펄프산업, 파이렌, 암염, 임플란트 외과수술, 차, 톨루엔, 트리틀로로에탄, 자일렌, 형광빛
그룹4	카프로락탐

되지 않은 물질이라고 할 것입니다. 다시 말해 그룹1·2A·2B 그룹에 속한 물질이나 행위를 최대한 멀리해야 암 발생에서 멀어질 수 있습니다. 물론 이는 그룹3~4 물질이나 음식을 아무 제한 없이 사용해도 괜찮다고 권고하는 것은 아닐 것입니다. 향후 다른 연구를 통해서라도 발암 유발 기전이 다시 확인될 수 있기 때문입니다.

국제암연구소는 발암물질이나 음식 외에도 암을 유발하는 일이나 행동까지 포괄적으로 표시하고 있습니다. 이 중 우리가 자주 먹는 음식 가운데 암을 유발하는 대표적인 식품의 종류에는 기름에 튀긴 음식, 소금에 절인 식품, 육가공 제품, 과자류, 청량음료, 통조림 식품, 설탕에 절인 과일류, 냉동 간식류, 숯불구이 등이 있습니다. 이 도표에는 의외의 복병도 존재합니다. 바로 양식 연어입니다. 양식 연어는 자연산 연어와 달리 사료로 키웁니다. 양식 연어가 먹는 사료에는 '폴리염화바이페닐(PCB)'과 같은 여러 가지 발암물질이 포함되어 있습니다. 그러니 양식 연어는 최대한 멀리해야 하는 식품입니다.

이 표에는 나오지 않지만 흰 밀가루 역시 조심해야 할 음식입니다. 물론 밀가루 자체가 발암물질은 아니지만 과하게 섭취했을 때 당뇨나 비만과 같은 암과 관련이 깊은 병을 일으킬 수 있습니다. 게다가 밀가루는 껍질을 벗기는 정제과정에서 좋은 영양소가 거의 사라집니다. 또 정제하지 않는 통밀에 비해 몸에 빠르게 흡수되기에 인슐린 분비과정에 문제를 일으키고, 적은 양에도 불구하고 높은 열량을 가지기 때문에 비만을 유발합니다. 더 큰 문제는 밀가루를 표백할 때 발암물질인 염소가스를 다량 사용한다는 사실입니다. 반면 재래식 제분과정을 거친 통밀가루, 그것도 유기농 제품은 비교적 안전하다고 할 수 있습니다.

소시지나 햄과 같은 육가공 식품 역시 다량의 발암물질을 포함하고 있습니다. 물론 적법한 기준에 따라 투입하지만, 보존성을 높이기 위한 목적으로 여러 가지 발암물질을 주입하는 것은 분명한 사실입니다. 통조림 제품들 역시 통조림 용기를 도금할 때 발암물질을 이용하므로 암 유발 음식에 해당합니다. 감자칩이나 감자튀김 역시 튀기는 조리과정에서 암을 유발하는 아크릴아미드가 다량 만들어지기 때문에 위험한 음식에 속합니다.

이 밖에 오래된 콩이나 파슬리, 셀러리, 생고사리, 각종 직화 요리 역시 암을 유발할 가능성 있는 식품에 속합니다. 한국인이 즐기는 김치 역시 크게는 절인 채소에 속하기 때문에 발암식품으로 분류할 수 있습니다. 물론 김치는 이런 단점에도 불구하고 최근 면역력 강화 식품으로 주목받고 있습니다. 김치가 숙성되는 과정에서 만들어지는 프로바이오틱스와 김치 자체에 존재하는 프리바이오틱스 때문입니다. 물론 김치가 가진 이런 유익을 무시할 수 없겠지만, 소금에 절인 음식이라는 점에서 암 유발 음식으로 분류되니 섭취에 항상 주의를 기울여야 할 것입니다.

물을 충분히 마시면 면역력도 좋아지나요?

만약 필자에게 음식과 관련해 가장 강조하고 싶은 한 가지만 고르라고 한다면 물을 충분히 마실 것을 꼽을 것입니다. 면역이나 항암에 좋은 음식을 먹는 것, 면역을 해치고 암을 유발하는 음식을 먹지 않는 것, 그리고 충분한 물을 마실 것 가운데 하나를 선택하라고 해도 대답은 마찬가지일 것입니다. 그만큼 물 마시기는 중요합니다.

많은 한국인이 만성탈수 상태에서 살아갑니다. 만성탈수란 인체의 2% 이상의 물이 3개월 이상 부족한 것을 뜻합니다. 체중이 60kg인 사람이라면 몸에 물이 800ml 정도 부족할 경우 만성탈수라고 부를 수 있습니다. 성인의 하루 물 섭취 권장량은 2리터입니다. 여름철이라면 하루 2.4리터의 물이 필요한데요. 한 통계에 따르면 한국 남성은 평균 1리터, 여성은 평균 0.8리터의 수분만 섭취하는 것으로 보고된 바 있습니다. 실제로 하루 필요량의 절반도 마시지 않는 사람이 허다합니다. 물 마시기가 꺼려지는 겨울철에는 사정이 더 나빠질 수 있습니다. 이 때문에 한국인의 질병과 스트레스의 원인으로 만성탈수가 지목되곤 합니다.

비만인 경우에도 대부분 만성탈수를 겪는데요. 우리 몸이 지방을 분해할 때 물이 꼭 필요하지만, 만성탈수로 인해 지방 분해가 이뤄지지 않는 것이 비만의 원인이 되기도 합니다. 비만인 가운데는 갈증을 물 대신 음식으로 해소하는 습성이 강한 사람이 많습니다. 이 경우 상황은 더 나빠질 수 있습니다. 물을 자주 마시는 것은 다이어트 효과도 큽니다. 우선 물이 위액을 희석해 식욕 중추가 자극되는 것을 막습니다. 감기를 비롯한 각종 질병에 걸렸을 때 혹은 다이어트를 시작하는 분에게 병원에서 공통으로 하는 말이 "물을 충분히 드세요." 인 것도 이 때문입니다.

한국인들이 즐기는 커피는 체내에서 물을 강제로 배출하는 이뇨제 역할을 하기 때문에 더욱 극심한 만성탈수에 시달릴 수밖에 없습니다. 하루 2리터 물을 마시더라도 커피를 많이 마시는 사람이라면 물 마시기에 각별히 신경 써야 합니다. 만성탈수 증상은 남성보다 여성에게서 심하게 나타납니다. 삼육대학교 천성수 교수팀이 소변검사를 통해 밝혀낸 바에 따르면, 여성의 탈수 비율은 28.7%로 남성(9.5%)보다 3배가량 높았습니다. 따라서 현재 한국인에게 물 부족 혹은 물 마시기는 가장 시급하고도 중요한 건강 문제라고 할 것입니다.

우리 몸의 60%는 물로 채워져 있고, 혈액의 90%도 물로 구성되어 있습니다. 물은 혈액순환을 도와 영양분 공급과 노폐물 배출에 큰 역할을 담당합니다. 혈액이 잘 돌아야 세포에 충분한 산소와 영양소를 공급할 수 있고, 여러 장기나 근육이 제대로 움직일 수 있습니다. 또 물은 우리 몸에서 만들어지거나 외부에서 유입된 독소를 내보내는 역할도 담당합니다. 물을 충분히 마시지 않아 체내에 노폐물이나 독소가 쌓이면 면역체계 역시 약해질 수밖에 없습니다. 또 충분한 수분 섭취는 림프 생산에도 도움을 줍니다. 우리 면역계는 림프를 이용해 백혈구와 영양소를 모든 신체조직으로 보냅니다. 림프는 물과 영양분을 혈액을 통해 모든 세포에 운반하며 흉선과 골수에서 만들어진 백혈구와 면역세포를 운반하는 역할을 합니다. 따라서 충분한 수분 섭취는 백혈구와 면역세포가 질병과 싸울 수 있도록 든든하게 도와주는 조력자가 됩니다.

관절과 척추 디스크에 존재하는 연골 역시 약 80%가 물로 채워져 있습니다. 충분한 수분 섭취는 연골을 재생시켜 관절이 잘 움직일 수 있게 합니다. 물은 우리 몸의 각종 호르몬과 신경전달물질의 생산에도 깊이 관여합니다. 체내에 수분이 부족하면 우울증과 관련 있는 세로토닌이나, 불면증과 관련 있는 멜라토닌과 같은 호르몬이 제대로 생산되지 못합니다. 이는 앞서 호르몬 관련 질문에서도 설명했듯이 우리 면역력에 큰 악영향을 미치는 일입니다.

하루 동안 우리 몸에 필요한 물은 '몸무게(kg)×30ml' 정도입니다. 날씨가 덥거나 집이나 사무실에 히터를 많이 튼 날, 운동을 많이 한 날에는 더 많은 수분이 필요합니다. 만약 체중이 60kg인 사람이라면 1.8리터 이상의 물을 마셔야 한다는 계산입니다. 몸에 수분이 부족한 뒤에, 갈증을 느낀 뒤에 물을 마시는 것보다는 목이 마르기 전에 미리 마시는 편이 좋습니다. 그러기 위해서는 시간을 정해놓고 꼬박

꼬박 물을 마시는 습관이 필요합니다. 하루 8잔 이상 물을 마시기 바랍니다. 물 8잔이면 2리터를 약간 넘을 것입니다.

심장을 지키는 가장 중요한 습관 역시 물 마시기입니다. 많은 사람이 물을 마시는 것이 기본 욕구일 것이라고 착각하지만, 실제 사람마다 물 섭취량은 크게 차이가 납니다. 충분한 수분 섭취는 혈액 농도를 맑게 하고 심장이 혈액을 온몸으로 보내는 일을 돕습니다. 혈관 건강, 심장 건강을 위해서도 물 마시기는 대단히 중요합니다.

물 마시기는 의식적으로 자신만의 규칙을 정해 실천해야 합니다. 가장 중요한 물 마시기 원칙은 낮 동안 충분히 마시고 자기 전에는 피하는 것입니다. 특히 자기 직전 많은 수분을 섭취하는 것은 금물입니다. 자기 전 물을 많이 마시면 자는 동안 몸이 붓는 부종이 생길 수 있고, 자는 동안 방광이 차서 수면 중에 요기를 느껴 중간에 잠에서 깰 수 있습니다. 무심코 놓치는 습관이지만 자다가 깨 소변을 보는 행동은 수면의 질을 떨어뜨리고 심장이 편안히 쉬는 것을 방해하는 상당히 나쁜 습관입니다. 또 수면 중 깨는 습관은 각종 질병을 부르는 주요 원인이 되기도 합니다. 따라서 수분 섭취에 있어 가장 중요한 원칙은 시간을 정확하게 조절하는 것입니다.

아침에 깨서 잠들기 3시간 전까지 2~2.5리터의 물을 간격을 잘 유지해 마시고, 잠들기 3시간 전부터는 최대한 수분 섭취를 자제하는 원칙을 지키기 바랍니다. 가령 10시에 잔다면 7시까지 하루 마실 물의 90%를 채우고, 그 후에는 목을 축이는 정도만 마셔야 하는 것입니다. 수분 섭취 리듬을 잘 지키면 혈액을 맑게 유지해 심장의 부담을 줄이면서도 중간에 잠에서 깨 수면의 질을 떨어뜨리는 일을 막을 수 있습니다.

　물 마시기의 중요성을 잘 알면서도 한국인들은 왜 만성탈수에서 벗어나지 못할까요? 여러 이유가 있지만 가장 큰 이유는 물을 많이 마시면 땀을 흘리거나 자주 화장실을 가야 하는 점을 불편해하기 때문입니다. 여성에게서 만성탈수가 자주 나타나는 이유도 여기에 있습니다. 특히 성장과정에서 배변에 대한 통제를 많이 받았던 탓에 다수의 한국인은 물을 많이 마셔서 화장실을 자주 가는 일을 무척 싫어합니다. 또 바쁜 일상에 쫓기다 보면 아예 물을 마시지 않은 것이 습관이 되기도 합니다. 특히 밤에 깨 화장실에 가는 일을 싫어하는 사람은 물 마시기를 더욱 꺼릴 것입니다. 그래서인지 사람들 가운데는 물을 두고서 마실까, 말까를 고민하는 경우가 많습니다. 사실 이는 고민해서는 안 될 일입니다.

　건강에 특별히 문제가 없는 이상 물은 많이 마실수록 좋습니다. 운동선수의 경우에는 평균 3~4리터 이상 물을 마시는 것으로 알려져 있습니다. 운동선수들이 맑은 피부나 활력을 유지하는 것과 충분한 수분 섭취는 관련이 있습니다. 운동을 충분히 실천하고 있다면 하루 2리터 물도 부족할 수 있습니다. 그러니 제한을 두지 말고 마실 수 있는 한 최대한 많은 물을 마시기 바랍니다. 화장실은 자주 갈수록 좋습니다. 전혀 막고 꺼릴 일이 아닙니다. 또 물 마시기를 꺼리는 사람은 물을 마시는 조건을 까다롭게 따집니다. 물을 담는 용기는 물론이고, 수질을 따져 아무 물이나 마시기를 꺼립니다. 어떻게 믿고 마시냐고 따지는 분도 많습니다. 좋은 물이 아니니까 마시지 않는다는 생각만큼 몸에 마이너스가 되는 고정관념도 없습니다. 맹물이 다른 것이 첨가된 음료수보다 좋습니다. 우리 몸이 흡수하기 편하기 때문입니다. 정수기 물이든 끓인 물이든 무조건 마시는 습관이 필요합니다. 여의치 않으면 수돗물을 마셔도 좋습니다. 수돗물이 어떤 면에서 청량음료나 커피, 녹차보다 몸에 이로울 수 있습니다.

'이 정도면 충분히 마시는 것 같은데?'라고 속단하지 말고, 자신의 소변 색부터 체크해보기 바랍니다. 내 몸에 수분이 충분한가는 소변 색으로 금방 알 수 있습니다. 소변 색은 맑고 투명할수록 좋습니다. 하루 2리터의 물은 큰 유리컵으로 8잔 정도에 해당합니다. 깨어 있는 동안 시간당 1컵은 마셔야 모두 채울 수 있는 양입니다. 여름철에는 땀 등으로 수분 소모가 많으므로 시간당 2컵 이상은 마셔야 합니다. 운동할 때 역시 시간당 2컵은 마셔야 합니다. 목이 마르다는 느낌은 중요한 내 몸 신호이니 지체 없이 갈증을 해소해야 합니다. 그럴 때는 시간당 2~4컵 정도를 마시는 것도 괜찮습니다. 당뇨 환자의 경우에는 물이 부족하면 혈당이 오르므로 시간당 2~4컵 이상은 마셔야 합니다.

내 몸의 수분지수를 높이는 물 마시기 요령은 다음과 같습니다.

1. 커피, 차 음료를 마실 때는 반드시 물 1잔 더 마시기

2. 배고플 때 물 1잔 마시기

3. 운동 후에는 반드시 물 2잔 보충하기

4. 아침 일찍 일어나 물 1잔 마시기

5. 1~2시간 간격으로 물을 마시되 물 1컵을 여러 번에 걸쳐 나눠
   마시기

6. 미지근한 물로 마시기

7. 식사 전후에는 될 수 있는 대로 물 마시지 않기

8. 식사 전 30분에 마시고 식사 후 2시간 지나서 마시기

9. 운동이나 육체활동, 땀을 많이 배출하거나 기운이 없을 때, 각

   종 음료나 술을 마실 때, 담배 피울 때 평소보다 2컵 더 마시기

면역력을 높이는
식사법이 궁금합니다

면역력을 해치는 나쁜 식사법이 있는 반면, 면역력을 높이는 좋은 식사법도 있습니다. 면역력을 해치는 식사법을 피한다면 쉽게 면역력을 키울 수 있습니다. 면역력과 건강을 해치는 식사법은 다음과 같습니다.

1. 과식

과식은 몸의 각종 기능과 면역력을 동시에 떨어뜨리며 위장관 전체에 심한 부담을 줍니다. 또 비만을 초래하며 각종 질병에 노출될 위험을 높입니다. 그런데 '과식'의 반대말로 '소식'을 떠올리기 쉽습니다. 필자는 소식보다는 처음부터 계획을 세워 음식량을 줄이는 '절식(絶食)'을 제안합니다. 하루 2천 칼로리 정도의 식사에 도전해보기 바랍니다. 절식이야말로 최고의 건강 식사입니다. 덜 먹거나 먹지 않는 것은 오히려 건강에 유익합니다. 이는 장수의 비결이자 면역 균형을 맞추는 최고의 실천입니다. 밥상에 차려진 대로 식탐이 만족될 때까지 먹다가는 면역력 파괴를 면치 못합니다. 고혈압, 당뇨, 고지혈증, 지방간, 식원성 암 모두 과식에서 비롯됩니다. 장수촌에 관한 조사에 따르면 100세를 넘게 산 노인들은 평균적으로 절식을 생활화하고 있는 것을 알 수 있습니다.

2. 편식

건강에서 식탁을 다양한 종류의 식자재로 채우는 것만큼 중요한 일도 없습니다. 우리는 몇 가지 입맛, 몇 가지 음식에 빠지기 쉽습니다. 매운맛, 짠맛, 단맛에 빠지거나 특정 패스트푸드나 정크푸드를 과할 정도로 자주 먹습니다. 채소를 지나치게 적게 섭취하는 것도, 지나치게 육류 중심으로 먹는 것도, 밥, 빵, 면 위주의 빈껍데기 식사에 치중하는 것도 모두 넓은 의미에서 편식에 해당합니다. 건강을 위해서는 자극적이고 자신의 입맛에 맞는 음식만 먹으려고 하는 식습관을 고쳐야 합니다. 보다 다양한 식재료와 음식을 식단에 배치하기 바랍니다. 각종 영양소를 골고루 식사에 배치하지 않으면 몸의 균형은 금방 무너지고 맙니다.

3. 속식

과식이나 편식만큼 나쁜 것이 빨리 먹기입니다. 우선 빨리 먹으면 많이 먹기 쉽습니다. 속식과 과식은 동전의 양면처럼 서로 이어져 있습니다. 우리 뇌 시상하부에서 분비되는 식욕 억제 호르몬 렙틴은 식사를 시작한 후 15분이 지나야 비로소 분비되기 시작합니다. 렙틴이 분비되기 전에는 포만감을 잘 느낄 수 없습니다. 따라서 건강한 식사의 핵심 원칙 가운데 하나가 천천히 맛을 음미하며 식사하는 식습관입니다. 또 빨리 먹으면 음식물을 제대로 씹지 못한 채 위에 내려보내기 쉽습니다. 이 역시 몸의 기능을 전반적으로 감퇴시키는 나쁜 습관입니다. 속식은 위뿐만 아니라 몸 전체에 커다란 부담을 줍니다. 배가 아주 많이 고플 때라도 천천히 식사하는 습관과 마음을 지켜내야 면역력을 잘 유지할 수 있습니다.

4. 대충 씹어서 삼키기

속식과 대충 씹기 역시 밀접한 상관성이 있습니다. 음식을 대충 씹어서 삼키면 우선 위에 막대한 부담을 주게 됩니다. 잘 씹히지 않은 음식을 소화하기 위해서 많은 소화효소와 위의 무리한 연동 운동이 필요하기 때문입니다. 한두 번이면 몰라도 계속 대충 씹어 삼키면 위역시 결국 지치고 맙니다. 다시 말해 위 기능이 떨어지고 맙니다. 나중에는 음식을 먹어도 잘 소화할 수 없게 되고, 위산이 과도하게 분비되고, 심하게는 식도를 타고 위산이 거꾸로 오르는 역류성 식도염에 시달릴 수도 있습니다. 따라서 씹기 좋은 양을 한 번 입에 넣은 후적어도 20회 이상 꼭꼭 씹는 것이 중요합니다. '작식(嚼食)'이 건강한 식습관의 핵심인 것입니다.

작식을 위해서는 치아관리를 꼼꼼히 해야 합니다. 치아가 부실하면 잘 씹을 수 없기 때문입니다. 작식은 속식이나 과식도 막아줍니다. 음식을 20회 이상 꼭꼭 씹으면 자연스럽게 빨리 먹는 속식이나 많이 먹는 과식을 피할 수 있습니다. 작식의 효과는 이 외에도 많습니다. 우선 식사시간에 행복 호르몬인 엔돌핀이 돌게 하는 손쉬운 비법이 바로 작식입니다. 입에 넣은 음식을 20번 이상 꼭꼭 씹으면 뇌에서 엔돌핀이 분비되면서 적게 먹어도 즐거운 감정을 느낄 수 있습니다. 비교적 적게 먹는 사람들이 정서적 포만감을 느낄 수 있는 이유입니다. 맛을 음미하는 효과도 큽니다. 대충 씹었을 때는 느낄 수 없었던 다양한 미각을 작식을 통해 얻을 수 있습니다. 작식은 아주 적은 양의 음식으로 큰 기쁨을 느끼게 해줍니다.

작식 효과를 높이는 아몬드 명상에 대해 알아보겠습니다. 아몬드 명상은 지나치게 배가 고프거나 부를 때는 피하는 것이 좋습니다. 지금 배가 고프다면 명상에 방해가 되니 식사부터 천천히 즐기고 도전하기 바랍니다.

1. 먼저 접시와 아몬드 하나를 준비합니다. 아몬드 대신 건포도, 바나나 말린 것, 호두 한 알도 좋습니다.

2. 접시 위에 아몬드 한 알을 놓습니다.

3. 3분 동안 아몬드를 쳐다보기만 합니다.

4. 3분 동안 아몬드를 손으로 잡아 코에 대거나 만져보며 아몬드의 냄새와 촉감을 느낍니다.

5. 복식호흡을 한 후 아몬드를 입에 넣습니다.

6. 아몬드를 씹지 않고 3분간 입에 머금고 있습니다.

7. 혀로 아몬드의 촉감을 느끼고, 표면에서 우러나오는 약간의 맛을 느껴봅니다.

8. 이제 아몬드를 천천히 깨서 씹습니다. 최대한 천천히 씹으며 아몬드의 멋진 풍미를 맛봅니다.

5. 음식에서 먹기 좋은 것만 골라 먹기

많은 사람이 전부 식용이 가능한 식자재에서 먹기 좋은 부분만 남기고 다른 먹을 수 있는 부분을 버리는 조리습관을 취합니다. 먹을 수 있다면 식자재 전부를 먹는 것이 좋습니다. 가령 총각무를 담그면 빨갛게 양념이 묻은 무 부분뿐만 아니라 초록빛이 나는 무청까지 함께 담그는 것입니다. 설사 무청까지 김치를 담갔다고 해도, 사람에 따라 다르겠지만 무청 부분은 잘 먹지 않고 무 부분만 먹는 사람도 있습니다. 그래서 나중에 김치 그릇을 보면 무청만 잔뜩 남아 있을 때가 많은데요. 무 부분이 더 맛있어서 그런 일이 생기기도 하겠지만 무청이 질기고 쓴맛이 나서 남기기도 할 것입니다. 그러나 무청은 영양이 매우 풍부한 식자재입니다. 음식을 접했을 때 먹기 좋은 부분만 먹지 말고 조금 먹기 힘든 부분까지도 기꺼이 먹어보기 바랍니다. 이는 의식적인 노력과 함께 그런 실천을 통해 음식 전체를 느끼는 좋은 경험이 쌓이면서 습관화될 수 있습니다.

많은 식자재가 먹기 좋은 부분보다는 먹기 힘든 부분에 좀 더 영양이 풍부합니다. 사과나 고구마를 껍질째 먹어보기 바랍니다. 백미보다는 조금 거친 현미를 먹어보기 바랍니다. 뼈가 작고 연해 씹을 수 있는 생선이라면 뼈째 먹어보기 바랍니다. 콩, 깨와 같은 종류도 껍질째, 씨와 함께 먹으면 좋을 것입니다. 이는 음식에 관한 충분한 이해에서 시작합니다.

수박을 먹을 때 우리는 껍질과 씨를 제거하고 먹는 경우가 많습니다. 하지만 껍질과 씨에는 대단히 중요한 영양소가 있습니다. 수박 껍질에는 근육의 통증을 줄여주는 성분이 풍부합니다. 또 수박 껍질에 있는 풍부한 시트룰린 성분이 혈관을 이완시켜 동맥 기능 개선과 혈압 안정, 근육 통증 완화에 도움이 됩니다. 중국인 대부분은 수박 씨를 버리지 않고 그대로 먹는 습관이 있습니다. 수박씨는 단백질 함량이 높고 불포화지방산인 리놀렌산이 많아 체지방의 축적을 막아주기 때문입니다. 염증을 줄여주는 효능도 탁월해 피부를 윤기 있게 만들어줍니다. 또 구충 작용을 하는 쿠쿠르비타신이 풍부해 기생충 예방에도 좋습니다.

이렇게 우리가 먹기 힘들다고 멀리하거나 버리는 식자재 중에는 풍부한 영양을 지닌 것들이 많습니다. 버려지는 음식들을 잘 살펴보며 식재료 전체를 다 먹는 '전식(全食)'을 실천해보기 바랍니다.

6. 부드러운 음식만 먹기

전식, 가급적 식재료 전체를 먹는 대신 먹기 좋은 부분만 골라 먹는 것도 나쁘지만 애초에 딱딱하거나 거친 음식 대신 부드러운 음식만 먹으려고 하는 식습관이 더 문제입니다. 어른 중에도 아이처럼 거의 씹지 않아도 되는 빵이나 음료, 라면, 패스트푸드만 먹으려고 하는 사람들이 많습니다. 여러 조사에서 확인되었듯이 갈수록 이런 식습관을 가진 사람이 늘어나고 있습니다. 이런 식습관, 식사 태도는 영양 균형을 그르칩니다. 부드러운 음식 가운데 영양이 풍부한 경우는 드물기 때문입니다. 식자재의 여러 부위 중에서 부드러운 부분만을 뽑아내고 선별해 음식을 만들기 때문에 다른 부위에 담긴 많은 영양분이 소실되고 맙니다. 또 부드러운 음식만 찾다 보면 거칠고 질긴 혹은 쓴맛이 나는 음식을 멀리할 수밖에 없습니다.

건강을 위해서는 부드러운 음식 대신 거친 음식을 먹기 위해 노력해야 합니다. 치아 건강을 해칠 정도로 딱딱한 음식을 먹으라는 뜻은 아닙니다. 통밀과 같은 통곡물, 견과류와 섬유질이 풍부한 채소, 질긴 나물 반찬을 피하지 말고 식단에 올려보라는 뜻입니다. 부드러운 음식 대신 씹기가 조금 힘든 음식을 먹어야 하는 가장 큰 이유는 바로 치매 예방입니다. 부드러운 음식과 치매는 상관관계가 높습니다. 조금 거친 음식을 꼭꼭 씹는 행위는 뇌를 충분히 자극해 치매를 예방할 수 있습니다. 저작활동은 소화는 물론이고 인지능력 향상에도 도움이 됩니다.

7. 쓴맛, 아린맛, 신맛 나는 음식 피하기

우리 입맛은 게을러지기 쉽습니다. 간편하고 익숙한 맛에 길들여지기 쉽기 때문입니다. 편한 맛이라고 하면 금방 떠오르는 것이 단맛, 짠맛일 것입니다. 달고 짠 음식에 우리는 아주 쉽게 길들여집니다. 더러 매운맛에 열광하는 사람도 있지만 그것 역시 어디까지나 단맛, 짠맛의 연장선일 때가 많습니다. 이렇게 편한 맛, 쉬운 맛만 찾다 보면 정말 중요한 영양소, 정말 중요한 식재료와는 멀어지고 맙니다. 정말 중요한 영양소와 식자재 중에는 쓴맛이 나고, 아린 맛이 나고, 신맛이 나는 것이 많기 때문입니다. 가령 대표적인 쓴맛 채소인 '여주(bitter melon)'는 울퉁불퉁한 모양의 오이로 아시아와 아프리카, 카리브해 지역에서 주로 재배됩니다. 생리활성물질이 풍부해 암세포의 성장 속도를 늦추는 효과가 있습니다. 장수촌 오키나와 주민들이 즐겨 먹는 건강식으로 유명합니다. 또 민들레 잎 역시 쓴맛이 강합니다. 민들레 잎에는 칼슘, 망간, 철, 비타민A와 비타민K가 풍부합니다. 백내장과 황반변성으로부터 눈을 보호하는 카로티노이드인 루틴과 제아잔틴이 들어 있고, 100g당 4g의 이눌린 형태의 식이섬유가 함유되어 있습니다. 쓴맛 나는 음식을 계속 멀리한다면 이런 음식이 주는 건강한 효능을 취할 수 없습니다. 매일의 식습관이 쌓이면 큰 변화를 가져올 수도 있습니다.

8. 물을 멀리하는 생활

물은 각종 영양소를 전달하며 노폐물을 배출하고 체온을 유지하는 등 필수적인 신체활동을 돕습니다. 따라서 물을 자주 마시는 일은 건강을 지키기 위한 기본입니다. 물에는 아무 영양이 없지만 물만큼 식사의 균형을 잘 잡아 주는 음식도 없을 것입니다. 우리는 종종 식욕과 갈증을 혼동합니다. 이 두 욕구를 느끼는 뇌 부위가 매우 가까이 붙어 있기 때문입니다. 그래서 많은 사람이 갈증을 배고픔으로 느껴 음식을 먹을 때가 많습니다. 주기적으로 충분히 물을 마셔야 배고픔의 유혹에서도 멀어질 수 있습니다.

9. 잦은 결식

현대인은 과식도 자주 하지만 아이러니하게도 굶기도 자주 합니다. 특히 아침을 거르는 사람이 많습니다. 조사해보면 아침을 거르는 사람이 10명 중 3명이나 됩니다. 이런 추세는 점점 심해지고 있습니다. 여러 요인이 있지만 다이어트 때문인 경우도 많습니다. 그러나 아침을 거르면 점심이나 저녁에 과식하기 쉽습니다. 또 자주 결식하면 우리 몸의 식사 담당 호르몬인 렙틴, 그렐린, 인슐린의 분비체계가 흐트러지고 심리적인 문제도 생기기 쉽습니다. 이는 몸에 매우해로운 식사습관입니다. 면역력을 지키는 가장 이상적인 식사방법은삼시 세끼를 정시에 조금씩 소식하는 규칙적인 식습관입니다. 일주일에 한두 차례 간헐적 단식을 하는 것이 건강이나 다이어트에 도움이 되는 경우도 있지만, 나이가 들면 오히려 해가 되는 경우도 많습니다.

지금까지 아홉 가지 나쁜 식사습관에 관해 알아봤습니다. 만약 자신에게 해당하는 것이 있다면 이렇게 바꾸기 바랍니다.

1. 과식(폭식): 적정식, 혹은 식사량 10% 줄이기

2. 편식: 균형식으로 바꾸기

3. 속식: 느리게 식사하기

4. 대충 씹기: 작식(20회 이상 꼭꼭 씹기)

5. 부분식: 전체식으로 바꾸기

6. 부드러운 음식: 거친 음식 먹기

7. 단맛, 짠맛, 매운맛: 쓴맛, 아린맛, 신맛 나는 음식 먹기

8. 물 안 마시기: 하루 2리터 이상 마시기

9. 결식: 아침 식사 거르지 않고 삼시 세끼 규칙적으로 먹기

건강을 위해 비타민을
꼭 먹어야 할까요?

Answer

　많은 사람이 영양제나 비타민 복용을 중요한 건강 활동으로 생각합니다. 하지만 영양제는 건강 활동 가운데서 그리 큰 비중을 차지하지 못하는 활동입니다. 특히 보약 문화가 깊이 뿌리내린 우리나라에서는 영양제 만능주의, 비타민 만능주의와 같은 잘못된 건강 신념이 강합니다. 이런 잘못된 건강 신념 때문에 오히려 건강을 해치는 이들도 적지 않습니다.

　필자는 환자들에게 지금 어떤 영양제를 복용하고 있는지 자주 질문합니다. 이는 영양제로 건강을 잘 관리하고 있는지 알아보기 위한 것이 아닙니다. 오히려 영양제 복용이 치료에 나쁜 영향을 주지 않을까 걱정해서입니다. 영양제도 엄연히 약이기 때문입니다. 영양제는 효과가 약보다 크지는 않지만 분명 어떤 질병이나 기능 문제에 관여하는 기능성을 가지고 있어 공적인 인정을 받은 제품입니다. 또 부작용 역시 약보다 크지는 않지만 분명 존재할 수밖에 없습니다. 제가 환자에게 먹고 있는 영양제를 사진으로 찍어 오라고 하면 놀랄 때가 많습니다. 지나치게 많은 영양제를 복용하기 때문입니다. 그중에는 엄청나게 많은 영양제를 먹는 사례도 적지 않습니다.

본인은 나름 자신의 판단에 따라 그렇게 먹는다고 하지만 의학적으로 잘못된 경우가 많고, 때로는 치명적인 부작용을 가져올 만한 잘못된 복용을 하는 경우도 적지 않습니다. 여러 가지 영양제를 복용하면서 이 영양제가 자신의 몸에서 어떤 작용을 하는지, 또 어떤 부작용을 일으키는지 모르는 경우도 허다합니다. 그저 남들이 좋다고 하니까, 광고에서 좋다고 선전하니까, 다른 사람도 지금 먹고 있으니까 따라서 영양제를 먹는 경우가 많습니다.

이 영양제는 갱년기에 좋다, 이 영양제는 눈 건강에 좋다, 이 영양제는 장 건강에 좋다와 같은 광고를 쉽게 만납니다. 그런 광고에 현혹되어 영양제를 사고, 그래서 같이 먹는 영양제가 다시 추가되는 것입니다. 남들이 먹는데 내가 안 먹으면 손해를 볼 것 같아서, 불안해서 먹는다는 사람도 많습니다. 그런데 좋은 줄만 알았던 영양제와 비타민이 건강을 해치고 심지어 수명까지 단축할 수 있습니다.

실제로 비타민A, 비타민E, 베타카로틴이 건강에 도움을 주는 것이 아니라, 오히려 사망률을 5% 이상 증가시킨다는 충격적인 연구 결과가 발표된 바 있습니다. 기존 비타민의 효능에 대한 학설을 크게 반박하기에 이를 '코펜하겐 쇼크'라고까지 부릅니다. 덴마크 코펜하겐대학교 대학병원 연구팀은 23만 2,606명(44.5%는 여성)의 피실험자를 대상으로 기존의 학술 논문 68건을 통계적 방식으로 재분석한 결과를 〈미국의학협회보〉에 실었습니다. 제목은 '항산화 비타민 보조제와 사망률에 관한 통계적 분석'인데요. 이 논문이 실린 〈미국의학협회보〉는 1883년 창간한 오랜 역사를 자랑하는 권위 있는 의학 저널이기에 그 충격이 더 컸습니다.

연구팀은 비타민A·C·E, 베타카로틴을 함께 복용했을 경우 보수적으로 잡아도 평균 5% 이상 사망률이 높아지며, 이를 따로따로 먹었을 경우 비타민A는 16%, 비타민E는 4%, 베타카로틴은 7% 정도 사망률을 높인다는 사실을 알아냈습니다. 그러나 연구팀은 비타민C의 경우 사망률 증감에 영향을 미치지 못하는 것으로 드러났다며, 사망률에 영향을 미친 직접적인 증거를 찾지 못했다고 발표했습니다. 물론 이 연구 결과에 관한 반론 역시 만만치 않습니다. 우선 애초에 연구팀에서 데이터를 분석할 때 자신에게 유리한 통계만 이용해서 통계를 조작했다는 반론이 있습니다. 또 비타민C의 경우 오히려 건강과 수명을 증진한다는 연구 결과가 여러 의학 저널에 발표되기도 했습니다.

해당 논문을 발표한 크리스티안 글루드는 합성 비타민에 관한 위해성을 여러 매체를 통해 강하게 비판했는데요. 반면 다른 연구들에서는 합성 비타민과 천연 비타민 사이에 큰 차이가 없다는 사실이 확인되기도 했습니다. 하버드대학교 마이어 스탐퍼 박사는 비타민의 투여 단위와 참가 인원을 달리해서 실험했던 다양한 연구 결과를 하나로 종합할 경우 자칫 자료를 잘못 해석하는 결과를 가져올 수 있다고 비판하기도 했습니다. 스탐퍼 박사는 항산화 비타민 보충제의 장기 복용이 오히려 건강 유지에 도움이 된다는 사실을 증명하는 연구들도 얼마든지 있다고 이야기합니다. 텍사스대학교 도널드 베리 박사는 항산화 비타민 보충제가 약이 아니고 영양제이기에 뚜렷한 건강 증진 효과가 없다는 사실은 어느 정도 수긍하지만, 오히려 사망 위험을 증가시킨다는 주장만큼은 이해할 수 없다고 논평한 바 있습니다.

반론도 많으니 합성 비타민이 유해하다는 크리스티안 글루드 박사의 주장만 믿고 비타민 복용을 무조건 피하는 것은 아직 경계할 필요가 있습니다. 앞서 언급했듯이 비타민C의 경우 여러 연구에서 암 치료에 긍정적인 효과가 있는 것이 확인되었기 때문입니다. 여러 연구에서 비타민C는 스트레스 저항능력, 피로 회복력, 활동성, 항산화능력, 미백 등에서 다양한 효과가 있는 것으로 나타났습니다. 최근에는 중금속 배출, 다이어트 등 기존에 잘 알려지지 않았던 효능까지 발견되면서 비타민C가 팔방미인 영양제임이 확인되었습니다. 특히 고용량 비타민C 요법은 여러 동물실험을 통해 그 효과가 입증되었습니다. 한 연구에 따르면 고용량 비타민C를 주입한 쥐가 대조군보다 생존율이 20% 증가한 것으로 나타났습니다. 이런 이유로 하버드대학교 공중보건대학원은 음식 섭취 가이드라인을 제시하며 식품 피라미드에 종합비타민과 비타민D를 보충제 형태로 추가 섭취할 것을 권장하고 있습니다.

다만 여기서 문제가 되는 것은 소위 지용성 비타민입니다. 수용성 비타민이 쉽게 소화되고 배설되는 반면, 지용성 비타민은 잘 분해되지 않고 지방에 축적됩니다. 여기는 비타민A, 그리고 비타민A의 재료가 되는 베타카로틴도 포함됩니다. 그리고 비타민E, 비타민은 아니지만 자주 먹는 영양제인 셀레늄 역시 많이 먹으면 해로울 수 있다는 연구가 있습니다. 이는 건강에 이상이 없는 일반인도 해당하는 문제이므로 주의가 필요합니다.

실제로 주변에 비타민이나 영양제 복용으로 건강에 적지 않은 해를 입은 경우도 많습니다. 그런 사람이라면 당장 복용을 멈추거나 복용량을 줄여야 합니다. 어떤 사람들이 당장 영양제 복용을 중단하거나 줄여야 할까요?

첫 번째는 필요 이상으로 많은 영양제를 먹는 사람입니다. 영양제 남용, 영양제 과용, 더 나아가 영양제 오용을 저지르는 사람은 영양제 복용을 중단해야 합니다. 너무 많은 영양제를 먹다 보면 영양제가 몸에서 제대로 대사되지 못해 제 기능을 발휘하지 못하고 몸 밖으로 배출되는 경우가 허다합니다. 이런 사람은 자신에게 맞는 한두 가지 영양제만 남기고 나머지는 복용을 중단해야 합니다.

두 번째는 영양제 외에도 다른 약을 먹는 사람입니다. 이런 사람은 약을 줄이기는 힘드니 먹는 영양제부터 줄여야 합니다. 나이가 들고, 병이 한 가지씩 생기면 어쩔 수 없이 복용하는 약들이 늘어납니다. 그런 경우 자신의 건강이 나빠지고 있다는 생각에 반대급부로 이런저런 영양제를 챙겨 먹습니다. 그런데 각종 질병으로 먹는 약은 다른 음식이나 영양제보다 몸에서 대사되는 데 많은 어려움이 따릅니다. 동반되는 부작용이나 불편 증상도 많습니다. 그만큼 우리 몸이 치료약을 처리하기가 버겁습니다. 약을 대사하느라 힘들어하는 몸에 영양제까지 부담을 주면 결코 좋을 리 없습니다. 오히려 건강을 해칠 뿐입니다. 특히 약과 영양제를 대사할 때 무리가 가기 쉬운 신장이나 간에 문제가 생길 수 있습니다. 영양제 때문에 오히려 치료약의 대사가 제대로 이뤄지지 못할 수도 있습니다. 꼭 필요한 약효를 발휘하지 못해 오히려 질병을 키울 수 있는 것입니다. 따라서 현재 약을 먹고 있다면 영양제 복용은 주치의와 상의해 최소화하거나 중단할 필요가 있습니다.

세 번째는 다른 사람에 비해 간이나 신장 기능이 떨어지는 사람입니다. 이런 사람은 영양제 한 알을 더 먹었을 때 간이나 신장에 몇 배 이상의 부담을 줄 수 있습니다. 결국 몸이 좋아지기를 바라서 먹는 영양제 때문에 건강을 해치고 맙니다. 따라서 자신의 간과 콩팥 기능이 떨어지는 사람이라면 반드시 주치의와 상의해 영양제 복용에 신중해야 합니다.

네 번째는 최근 자주 목격되는 사례입니다. 영양제를 많이 챙겨 먹는데 오히려 기운이 더 없다고 호소하는 경우입니다. 소화 기능이 떨어져서 그런 경우가 많습니다. 영양제도 음식처럼 소화, 분해, 흡수, 배설의 과정을 거치는데요. 소화 기능이 떨어지는 사람은 영양제의 소화, 흡수가 제대로 이뤄지지 않을 뿐만 아니라 영양제 복용이 소화에 부담으로 작용해 더 기운이 없고 건강이 나빠지는 악순환을 겪게 됩니다. 영양제를 먹으면 이를 소화하기 위해 소화 기능이 사용되고, 소화 기능이 부족할 경우 이 과정에서 소화효소가 지나치게 사용됩니다. 소화효소가 부족해지면 우리 몸의 대사효소가 부족한 소화효소를 메꿔야 하는데, 대사효소를 보충하기 위해 다른 호르몬들까지 여기에 사용되면서 몸 전체에 기운이 없고 활력이 떨어지는 악순환을 초래하는 것입니다. 소화 기능이 떨어지는 사람이 호르몬의 기능까지 떨어지면 자연스레 기운이 없고 건강이 나빠질 수밖에 없습니다. 따라서 새로운 영양제 복용 후 오히려 활력이 떨어진 사람이라면 영양제 복용을 중단해야 합니다.

영양제의 효과는 사람마다 다릅니다. 모두에게 잘 맞고 효과 좋은 영양제란 있을 수 없습니다. 즉 내가 먹는 모든 영양제가 나에게 맞으리라는 착각은 버려야 합니다. 영양제를 새로 먹고 오히려 건강이 더 나빠졌다면 해당 영양제가 자신에게 맞지 않거나 기존의 영양제나 약과의 조합이 맞지 않는 것으로 판단할 수 있습니다. 특히 현재 다른 약을 먹고 있다면 좀 더 신중한 자세가 필요합니다.

가령 유산균 제품을 새로 먹었는데 배가 아프고 설사를 할 수 있습니다. 2주 정도 신체 적응이 필요해 그럴 수 있지만 2주가 지나도 계속 이런 증상이 있다면 해당 유산균 제품이 자신과 맞지 않기 때문일 수 있습니다. 마찬가지로 오메가3 영양제를 먹은 후 오히려 자주 어지럽고 멍이 잘 들 수 있습니다. 이 역시 해당 영양제가 자신과 맞지 않다는 증거일 수 있습니다. 특히 소화 기능이 떨어지는 경우 성장호르몬이나 성호르몬의 저하로 이런 결과가 생길 수 있습니다.

마지막으로 지금 당장 영양제를 줄이거나 끊어야 하는 사람은 영양제 만능주의자입니다. 즉 영양제에 중독된 사람입니다. 자신이 영양제를 먹으니까 건강을 위해 해야 할 책임은 다했다고 착각하는 사람입니다. 영양제를 먹고 있으니 운동을 하거나 식습관 조절, 스트레스나 수면을 관리할 필요가 없다고 생각하는 것입니다. 실제로 자신이 비록 담배를 피우지만 영양제를 먹으니까 충분히 보상되겠지, 괜찮겠지, 과음을 자주 해도 지금 간에 좋은 영양제를 먹고 있으니 괜찮겠지 생각하는 극단적인 사례도 자주 목격합니다.

영양제는 건강을 조금 돕는 도구일 뿐, 결코 한 알만 먹으면 건강에 관한 모든 것을 해결하는 만능열쇠가 아닙니다. 영양제를 약이라고, 치료제라고 생각해서는 안 됩니다. 영양제를 먹으면 내 몸의 모든 문제를 고칠 수 있다는 환상을 가져서도 안 됩니다. 영양제는 건강을 아주 조금 도울 수 있는, 아주 작은 도구에 불과합니다. 절대 영양제를 과신하거나 맹신하지 말고 지혜롭게 이용해야 할 것입니다.

인삼처럼 면역력을 높이는 식품에는 어떤 게 있나요?

Answer

한두 가지 음식을 장기간 먹어서 질병을 치료하거나 예방하는 효과를 보겠다는 건 그리 바람직한 생각은 아닙니다. 그런데도 좋은 음식을 식단에 올리려는 노력을 게을리 해서는 안 됩니다. 건강한 식사에서 건강이 시작되기 때문입니다. 그렇다면 어떤 음식들을 먹어야 할까요? 어떤 음식들로 건강과 면역력을 지킬 수 있을까요? 미국 정부의 건강 정책에 따라 미국 국립암연구소는 암 예방에 효과 있는 음식 48종류를 선별한 식품 피라미드를 발표한 바 있습니다.

피라미드 아래에서 위로 올라갈수록 그 중요도가 높아집니다. 즉 항암 효과, 암 예방 효과가 커지는 것입니다. 보시다시피 이 피라미드 맨 꼭대기에는 마늘이 있습니다. 마늘은 가장 탁월한 항암 식품입니다. 매일 마늘 1~2쪽을 먹는 사람은 그렇지 않은 사람보다 위암에 걸릴 확률이 50%나 적다는 연구 결과가 있을 정도입니다. 마늘의

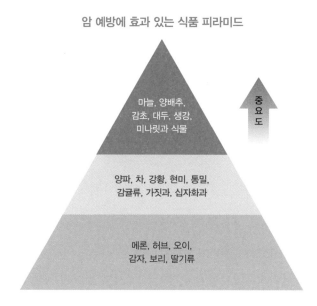

암 예방에 효과 있는 식품 피라미드

마늘, 양배추,
감초, 대두, 생강,
미나릿과 식물

양파, 차, 강황, 현미, 통밀,
감귤류, 가짓과, 십자화과

메론, 허브, 오이,
감자, 보리, 딸기류

중요도

주요 성분이자 마늘 냄새의 원인이기도 한 알리신은 암 예방 효과가 탁월합니다. 마늘에는 파이토케미컬의 일종인 알리신, 알리움, 이오시오시아네이트 성분이 풍부한데요. 이들은 발암물질을 해독하고 암 생성과 발달을 억제하는 것으로 확인된 성분들입니다. 또 이 성분들은 암세포의 자살을 유도하는 것으로 알려져 있습니다. 마늘 외에도 양파, 파, 부추와 같은 백합과 채소에 포함된 항산화 물질은 항암 작용을 하는 것이 확인되었습니다. 그런데 마늘은 생으로 먹는 것보다 익히면 더 주요 성분이 몸에 잘 흡수되므로 최대한 익혀서 먹는 것이 좋습니다.

토마토는 라이코펜, 베타카로틴, 셀레늄, 비타민C·E, 구연산과 같은 성분이 많이 함유되어 있어 항암 효과가 뛰어납니다. 토마토의 붉은색을 만드는 라이코펜은 폐암이나 위암 예방에 효과가 있는 것으로 확인되었습니다. 시금치에는 비타민A·C·E·K·B1·B2가 풍부하고 칼륨, 칼슘, 아연과 같은 미네랄도 많이 함유되어 있습니다. 특히 베타카로틴은 항산화 효과가 뛰어나고 엽산은 암 억제 유전자를 회복시키는 효과를 보이는 것으로 알려져 있습니다.

생강에는 '6-진저롤'이라는 성분이 있는데, 연구를 통해 결장암 예방에 도움이 되는 것으로 확인된 바 있습니다. 또 국내 연구진에 의해 췌장암 세포의 성장을 억제한다는 사실도 밝혀졌습니다. 생강은 바이러스에 감염된 세포를 파괴하는 면역세포인 T세포의 활동을 촉진하는 효능이 있으며, 점액의 생산을 억제해 점액에 의해 콧구멍 등이 막히는 현상을 없애기도 합니다.

각종 버섯 역시 대표적인 항암 식품입니다. 버섯에 들어 있는 베타글루칸 성분은 우리 몸의 면역을 담당하는 T세포, NK세포 등을 활성화해 암의 성장이나 전이를 막아줍니다. 몇몇 버섯 종류는 실질적인 암 치료 효과가 있는 것으로 확인되었습니다. 여러분이 잘 아는 차가버섯, 표고버섯, 상황버섯 등이 여기에 속합니다.

양배추는 요구르트, 올리브와 함께 3대 장수 식품으로 꼽힙니다. 양배추의 글루코시놀레이트 성분은 그 자체로 강력한 항암 면역 작용을 하며 백혈구와 사이토카인의 작용을 높여줍니다. 또 유방, 간, 대장, 위, 폐, 식도 등에서 종양이 성장하는 것을 억제하는 효소를 가지고 있습니다. 양배추는 삶거나 볶는 것보다 최대한 생으로 먹는 것이 좋습니다. 또 양배추의 일종인 브로콜리에는 위암과 위궤양을 일으키는 박테리아를 파괴하는 비타민U 성분이 들어 있습니다. 브로콜리에는 셀레늄이 많은데요. 셀레늄은 활성산소를 제거해주고 항암 효과가 뛰어납니다. 브로콜리에는 또 '설포라판(sulforaphane)'이라는 성분이 함유되어 있습니다. 이는 위암이나 위궤양을 일으키는 헬리코박터 파일로리균을 사멸시키는 것으로 알려져 있습니다. 설포라판은 유방암, 췌장암, 백혈병, 전립선암, 결장암을 예방하는 효과도 뛰어납니다. 브로콜리, 컬리플라워와 같은 십자화과 채소가 '슈퍼푸드'로 분류되는 것은 이런 강력한 항암 효과 덕분입니다.

몇몇 십자화과 채소는 암세포의 성장을 늦추는 항산화제인 글루코시놀레이트와 이소티오시아네이트의 함량도 높습니다. 이 밖에도 시금치, 케일, 파슬리, 셀러리 등과 같은 녹색 잎채소의 엽록소는 소화관 작용을 촉진하고, 해로운 환경 독소를 제거하며, 간 기능을 돕는 효능이 있습니다.

감자나 블루베리, 인삼이나 녹차 역시 여러 연구를 통해 항암 효과가 탁월한 것으로 알려진 식품입니다. 녹차의 떫은맛을 내는 성분인 카테킨은 강력한 항산화 효과를 발휘합니다. 실제 카테킨의 에피갈로카테킨 갈레이트 성분은 암세포 증식을 절반까지 떨어뜨리고 치매도 예방합니다. 중금속을 해독하고, 고혈압이나 당뇨병, 비만 등 성인병을 예방하는 효과도 있습니다. 녹차의 효과를 제대로 보고 싶다면 차나무의 어린 새순을 갈아 분말로 만든 말차를 먹는 것이 좋습니다.

흔한 식자재인 양파 역시 지방 함량이 적고 단백질과 칼슘이 풍부합니다. 또 양파에 있는 알릴프로필 디설파이드라는 성분은 발암물질의 독소를 제거하고, 퀘르세틴 성분은 세포 손상을 막아줍니다. 양파는 하루에 반 개 이상 먹는 것이 좋습니다. 유효 성분이 양파 껍질에 풍부하므로 가급적 껍질을 많이 벗기지 말고 먹어야 합니다.

미역, 김, 다시마 등과 같은 해조류 역시 식이섬유소뿐만 아니라 베타카로틴이 풍부합니다. 또 해조류에 포함된 푸코이단 성분은 체내 면역력을 높여 암세포를 소멸시키는 효과가 있습니다. 해조류는 오래 끓이면 여러 건강 성분이 파괴될 수 있으므로 최대한 생으로 먹거나 살짝 데쳐 샐러드나 무침으로 먹는 것이 좋습니다. 아보카도는 심장 건강에 좋은 단일불포화지방을 함유하고 있습니다. 단일불포화지방은 쓸개에서 담즙이 잘 나오도록 해 몸에서 독소를 제거하는 데 도움이 됩니다. 또 비타민A·D·E·K 등의 수용성 비타민의 흡수를 돕는 역할도 합니다. 역시 흔한 음식인 고구마에는 베타카로틴과 비타민A가 많이 들어 있어 면역력을 높여줍니다. 또 몸속 미생물을 배출시켜 기도(숨길)와 소화관, 피부의 점막 표면이 건강하게 유지되는 데 도움이 됩니다.

최근 들어 새롭게 암 예방이 확인된 식품들도 있습니다. 몇 가지만 예로 들면 오레가노, 블랙커런트, 블루베리, 아로니아, 아사이베리, 노니 등도 연구를 통해 항암 효과가 확인된 바 있습니다. 하지만 앞에 설명한 식품들에 비해 이들은 2차 가공된 상품을 구입하는 경우가 많은데요. 가령 열대에서 자라는 노니는 다양한 건강 증진 효과를 가진 식품이지만, 식품 자체의 특성이나 지리상의 이유로 복잡한 가공과정을 거쳐서 접하게 됩니다. 그런데 최근 잘못된 가공 때문에 노니 제품에 중금속이 포함된 것이 보도되어 많은 사람을 놀라게 했습니다. 그러니 새롭게 건강 증진 효과나 암 예방 효과가 확인된 식품일지라도 제작, 유통이 과연 안전한지 확인하는 주의가 꼭 필요합니다. 그런 측면에서 앞서 제시한 항암 식품을 직접 기르거나 유기농 재료를 구입해 가정에서 조리하는 것이 훨씬 안전한 섭취방법일 것입니다.

덧붙여 지금까지 설명한 항암 음식이 마치 암의 치료에 극적인 효과를 제공할 것이라고 착각해서는 안 됩니다. 항암 효과가 증명되었더라도 실제 항암 약제들에 비하면 그 효과가 거의 눈에 보이지 않을 정도로 미미하기 때문입니다. 그러니 암과 식품과의 관계를 과장해 특정 음식이 암을 예방하거나 치료하는 극적인 효과가 있다고 과대 포장하는 광고나 정보에 현혹되어서는 안 될 것입니다. 의학적 처리가 이뤄지지 않은 자연물 가운데서 극적인 항암 효과를 가진 물질은 없다고 생각하는 것이 맞습니다. 따라서 항암 식품에 대해서는 평소 이것들을 꾸준히 섭취할 때 보조적이면서도 얼마간 예방하는 효과가 있다는 정도로 이해하는 자세가 필요합니다.

피토케미컬이 중요한
이유가 궁금합니다

Answer

2020년 인류에게 큰 공포와 고통을 안겨 준 코로나19 바이러스 감염증 때문에 건강과 면역에 관한 사람들의 관심은 날로 고조되고 있습니다. 코로나19 대유행 이후 사람들은 면역력이 높아야 질병에 맞설 수 있다는 사실을 실감했습니다. 면역력을 지키는 일이 초미의 관심사가 되면서 면역력을 높여주는 영양제나 건강기능식품에 관한 관심도 높아졌고, 건강한 먹을거리에 관한 관심 역시 그 어느 때보다 커지고 있습니다. 앞서 소개했듯 건강을 해치는 음식이나 식습관이 있다면, 건강과 면역력을 높여주는 음식과 식습관도 있습니다.

우선 각종 항산화 물질에 주목해야 합니다. 항산화 물질은 활성산소로부터 세포와 DNA를 지켜주고, 외부에서 들어온 각종 발암물질이 몸 안에서 기를 펴지 못하도록 막아줍니다. 항산화 물질은 우리 몸 안에 원래 존재하는 것과 음식을 통해 보충해야 하는 것으로 나눌 수 있습니다. 몸에 존재하는 항산화 물질은 SOD, 글루타치온, 페록시다제, 요산, 빌리루빈, 알부민, 코엔자임큐텐 등이 있습니다. 이런 물질 역시 대단히 중요합니다. 하지만 이 체내 항산화 물질은 나이가 들면서 차츰 그 양이 줄어듭니다. 따라서 30대 이후부터는 음식을 통해 항산화 물질을 섭취하는 일에 신경 써야 합니다.

음식을 통해 섭취해야 하는 항산화 물질로는 비타민A, 비타민C, 비타민E, 카로티노이드(베타카로틴, 라이코펜, 루테인), 폴리페놀(레즈베라톨, 카테킨, 이소플라본), 셀레늄 등이 있습니다. 일목요연하게 정리하면 다음과 같습니다.

비타민A: 달걀노른자, 간, 두부, 견과류

비타민C: 채소(토마토, 풋고추, 브로콜리 등), 과일(감귤류, 딸기 등)

비타민E: 녹색잎 채소(양상추, 브로콜리, 시금치, 셀러리 등), 식물성 식
　　　　용유(올리브오일, 옥수수유, 해바라기씨유)

카로티노이드: 파프리카, 토마토, 레드비트, 당근, 자색고구마, 가지

폴리페놀: 차, 두부, 된장, 포도주, 카카오닙스

셀레늄: 해산물, 차가버섯, 육류의 내장

항산화 물질을 떠올릴 때 가장 먼저 생각하는 영양소가 '피토케미컬(phytochemical)'입니다. 요즘 각종 매체에서 자주 거론되는 영양소인데요. 피토케미컬은 식물을 뜻하는 '피토(phyto)'와 화학을 뜻하는 '케미컬(chemical)'의 합성어로 식물 속에 포함된 화학물질을 칭합니다. 피토케미컬은 식물이 자외선, 자기 안에서 생성된 활성산소, 유

해 세균, 곤충으로부터 자신을 보호하기 위해 만들어내는 화학물질입니다. 그리고 동시에 채소나 과일, 곡물 등의 식물의 색깔을 결정하는 색소물질이기도 합니다. 엄밀하게 말하면 먹지 않았을 때 문제가 될 만한 결핍증이 크게 생기지 않기 때문에 필수 영양소로까지는 분류되지 않습니다. 그러나 여러 연구를 종합하면 충분히 섭취할 때 노화와 질병을 억제하는 탁월한 항산화 기능, 면역력 증진을 기대할 수 있습니다.

우리가 흔히 알고 있는 단백질, 지방, 탄수화물, 무기질, 비타민의 5대 영양소로는 채울 수 없는 영양소가 바로 피토케미컬입니다. 5대 영양소를 균형 있게 섭취하더라도 각종 음식을 통해 보충되는 피토케미컬이 부족하면 여러 가지 건강 문제가 생길 수 있습니다. 무엇보다 활성산소로 인한 노화의 진행을 막을 수 없게 됩니다. 피토케미컬은 인체의 항상성 유지, 세포 손상 억제, 면역 기능 향상, 활성산소 제거와 같은 중요한 역할을 담당합니다. 특히 채소와 과일에는 피토케미컬이 다량 함유되어 있습니다. 현재까지 밝혀진 피토케미컬 종류는 1만 종이 넘고 그 효능 역시 종류별로 제각각입니다.

피토케미컬은 고유한 색깔을 나타내는 경우가 많습니다. 채소나 과일은 저마다 고유색이 있는데요. 그 고유색과 피토케미컬은 상당 부분 일치합니다. 특히 채소와 과일의 고유색이 진할수록 해당 성분이 더 많이 들어 있을 확률이 높습니다.

붉은 과일과 채소에 들어 있는 대표적인 피토케미컬은 '라이코펜(lycopene)'입니다. 라이코펜은 혈류 개선 및 암세포 억제에 효과가 있는 것으로 알려져 있습니다. 초록색 과일과 채소에 든 대표적인 피토케미컬은 '클로로필(chlorophyll)'입니다. 우리가 흔히 엽록소로 알고 있는 피토케미컬입니다. 클로로필은 피로 회복에 탁월한 효과가 있고 독소를 몸 밖으로 내보내는 디톡스 효과가 뛰어납니다. 또한 간세포 재생, 중금속과 같은 유해물질을 배출하는 천연 해독제 역할도 합니다.

노란색 과일과 채소에 든 대표적인 피토케미컬은 '베타카로틴(β-carotene)'입니다. 베타카로틴은 면역력 강화에 탁월한 효능이 있습니다. 또 체내에서 비타민A로 변환되어 특히 눈 건강에 도움을 줍니다. 야맹증, 안구 건조증, 백내장과 같은 눈병을 막아주는 일등공신입니다. 흰색 과일과 채소에 든 대표적인 피토케미컬은 '쿼르세틴(quercetin)' '안토크산틴(anthoxanthine)'입니다. 화이트푸드 역시 체내 유해물질 배출을 돕고 바이러스에 대한 저항력을 길러 감기나 호흡기 질환을 예방하는 효과가 뛰어납니다. 또 화이트푸드는 콜레스테롤과 혈압을 감소시키며 심장 강화, 노화 지연, 혈류 개선 등의 효과가 뛰어납니다.

검은색 과일과 채소에 든 대표적인 피토케미컬은 '안토시아닌(anthocyanin)'입니다. 안토시아닌이 함유된 과일과 채소는 안토시아닌의 함량에 따라 푸른색, 검은색, 자색 등 다양한 빛을 냅니다. 검은콩, 고구마 껍질, 각종 베리류에 안토시아닌이 많이 들어 있습니다. 또 블랙푸드에는 천연 항생제라고 할 수 있는 '레스베라트롤(resveratrol)'이나 눈 건강에 좋은 '레시틴(lecithin)'도 많이 들어 있습니다. 안토시아닌은 여러 항산화 물질 중에서도 그 효능이 가장 탁월한 것으로 알려져 있습니다.

피토케미컬에 따라 조리법도 달라져야 합니다. 가령 토마토에 들어 있는 뛰어난 항산화 물질인 라이코펜은 지용성이라 기름으로 살짝 볶아서 먹으면 체내에 좀 더 흡수가 잘됩니다. 다만 토마토에 든 비타민과 미네랄 등 수용성 영양소를 더 잘 섭취하고 싶다면 생으로 먹는 것이 바람직합니다. 해당 피토케미컬이 지용성인지 수용성인지 파악하는 것이 기본이라고 할 수 있습니다. 마늘에 든 알리신은 섭취법이 좀 더 까다롭습니다. 마늘에서 아린맛이 나게 하는 것이 바로 이 알리신입니다. 알리신은 혈액 내 활성산소를 제거하고, 살균이나 해독 기능이 탁월합니다. 고혈압과 동맥경화를 예방하고 항암 효과도 뛰어납니다. 그런데 알리신은 마늘을 자르거나 다지거나 씹을 때 세포가 파괴되면서 마늘의 얇은 막에 있던 '알리나아제(alliinase)'와 결합합니다. 따라서 미리 썰거나 다진 후 조금 지나서 섭취하면 알리신을 몸이 좀 더 잘 흡수할 수 있습니다. 반면 알리신은 열을 가하면 쉽게 사라지기 때문에 마늘을 지나치게 가열하면 알리신을 섭취하는 데 불리합니다.

신장 기능이 떨어지는 사람은 수박이나 참외 등 칼륨이 많이 든 과일은 피해야 합니다. 신장 기능이 떨어지면 몸 밖으로 칼륨을 배출하기 힘들어져 체내 칼륨 농도가 높아져서 자칫 위태로운 상황까지 갈 수 있습니다. 당뇨가 있는 사람은 당도가 높은 과일 섭취에 주의해야 합니다. 과일에는 당이 많이 포함되어 있어 인슐린 기능에 문제가 있는 당뇨 환자에게는 오히려 독이 될 수 있습니다. 면역력이 떨어져 있는 암 환자 역시 생과일이나 채소는 피해야 합니다. 가뜩이나 면역력이 떨어진 상태이므로 혹시 과일이나 채소에 세균이 남아 있다면 감염 질환에 걸릴 수도 있기 때문입니다. 이 밖에도 의학적인 관리가 꼭 필요한 기저질환이 있는 사람이라면 주치의와 상의해 각종 음식 섭취에 관한 가이드라인을 마련해야 합니다.

그러나 지금 설명한 몇 가지 상황에 해당하지 않는다면 채소와 과일은 다다익선, 많이 먹으면 많이 먹을수록 좋습니다. 물론 과일은 과일 종류에 따라 다를 수 있지만 하루 한 개 이상을 먹는 것은 바람직하지 않습니다. 그러나 여러 조사에서 한국인 대부분은 과일과 채소 섭취량이 터무니없이 낮은 것으로 나타났습니다. 특히 채소는 과식한다 싶을 정도를 먹더라도 몸에 해로운 일이 생기는 경우는 거의 발생하지 않습니다. 채소, 그 속에 든 피토케미컬을 최대한 열심히 섭취하기 바랍니다.

콜레스테롤을 배출하는 데 가장 도움이 되는 섬유질의 경우 꼭 하루 30g 이상 섭취하는 것이 좋습니다. 섬유질을 얼마나 먹고 있는지 문진해보면 채소 사기가 힘들어서, 보관하기가 힘들어서, 먹기가 불편해서와 같은 이런저런 이유로 식이섬유와 거리가 먼 경우가 많습니다. 식이섬유는 다양한 건강 증진 효과가 있습니다. 우선 체중 감량 효과가 뛰어납니다. 탄수화물을 줄이거나 운동을 늘리는 것만큼이나 체중 감량에 효과적인 것이 식이섬유가 풍부하고, 가공하지 않은 채소를 많이 섭취하는 것입니다. 이 밖에도 식이섬유는 장 건강을 지키고, 치질을 예방하며, 혈당을 조절하고, 심장병을 예방하고, 피부 건강을 지켜주는 역할을 합니다. 따라서 시간 날 때마다 채소와 과일을 사서 매 끼니 반드시 먹는 식습관만큼 중요한 것도 없습니다.

어떤 건강기능식품을
먹어야 할까요?

Answer

　건강기능식품으로 면역력을 높일 수 있을까요? 많은 이들이 관심을 두는 일입니다. 물론 이는 일부 가능한 일이기도 합니다. 하지만 앞서 지적했듯이 건강기능식품만으로 면역력을 지키겠다는 생각은 위험하고 문제가 많습니다. 건강기능식품을 맹신하거나 과신해서는 안 되기 때문입니다. 건강기능식품으로 자신의 건강과 면역력에 줄 수 있는 영향은 극히 제한적입니다. 가령 하루 7천 보를 꾸준히 걷는 건강습관과 비교하면, 제아무리 좋은 건강기능식품을 많이 먹는다 해도 그 효과는 발끝에도 미치지 못할 것입니다. 이렇게 필자가 강조하는 이유는 우리나라 사람들이 건강기능식품이나 보약에 관해 잘못된 고정관념이 뿌리 깊게 박혀 있기 때문입니다. 즉 건강을 해치는 다른 일을 많이 한다고 해도 보약만 잘 챙겨 먹으면 그만이라는 생각을 하는 사람이 너무 많기 때문입니다.

이런 부분을 염두에 두면서 건강기능식품을 선택해 복용할 필요가 있습니다. 참고로 건강기능식품을 먹기로 마음먹었다면 반드시 식품의약품안전처의 인증을 받은 제품을 골라야 합니다. 인증을 받은 건강기능식품이라면 다음과 같은 표시가 반드시 명시되어 있어야 합니다.

제품명, 내용량 및 원료명, 영업소 명칭 및 소재지, 유통기한 및 보관방법, 섭취량, 섭취방법 및 섭취 시 주의사항

우리나라 식품의약품안전처에서는 해외의 관련 연구와 기준을 고려해 현재 개발되고 있거나 개발된 건강기능식품의 면역 기능 향상 여부를 심사 및 인증하고 있습니다. 식품의약품안전처가 고시하고 있는 면역 관련 건강기능식품의 원료로는 홍삼을 비롯해 상황버섯 추출물, 클로렐라, 인삼, 알콕시글리세롤 함유 상어간유, 알로에겔 등이 있습니다. 이와 함께 헤모힘 당귀등 혼합추출물을 비롯해 구아바 잎추출물 등 복합물, 다래추출물, 피카오프레토 분말 등 복합물, 소엽추출물, 표고버섯균사체, L-글루타민, 금사상황버섯, 청국장균 배양정제물, 동충하초 주정추출물, 효모베타글루칸, 인삼다당체추출물, 바이오게르마늄효모 등이 개별 인정 원료로 인정받고 있습니다.

식품의약품안전처는 이와 같은 면역 조절 식품 원료를 고시하고 있으며, 기준에 해당하는 제품에 한해 면역 기능 건강기능식품으로 인증하고 있습니다. 여기서 면역 조절이란 생체의 비정상적인 면역 기능을 조정해 변화를 경감시키거나 정상으로 회복시키는 것을 의

미합니다.

　원래 건강기능식품이란 일상적인 식사를 통해 섭취하는 영양소들 가운데 인체에 유용한 기능을 가진 원료의 복합물이나 특정한 기능을 가진 성분(기능성 원료)을 사용해 제조한 식품을 뜻합니다. 우리나라 식품의약품안전처에서 인비트로, 동물시험, 인체적용시험 등 과학적 근거로 평가해 기능성을 인정받은 기능성 원료를 이용해 만든 제품입니다. 건강기능식품은 기능성에 초점을 맞춘 것으로 영양 기능 정보를 표시해야 하며 건강기능식품 마크를 통해 다른 제품과 구분하도록 법으로 정하고 있습니다. 2014년 기준 고시된 원료는 60종, 개별 인정 원료는 243종입니다.

어떻게 하면 약을 잘 사용할 수 있을까요?

정확한 통계는 존재하지 않지만, 한 해 약물 부작용 사례만 10만 건이 넘을 것으로 추정됩니다. 다른 나라의 통계에 따르면 미국은 연간 10만 명, 영국 1만 명, 일본 1천 명 정도가 약물 때문에 사망합니다. 당연히 한국은 인구 대비 더 많은 사망사고가 있을 것으로 추정됩니다.

약은 몸의 특정 부위에 작용해 효과를 내는 특성이 있습니다. 그런데 효과가 강한 만큼 그에 따른 부작용도 만만치 않습니다. 최근 약물 부작용 문제가 커진 가장 큰 이유는 약에 대한 의존도가 점점 더 심해지고 있기 때문입니다. 약의 존재 목적은 약이 우리 몸에 들어갔을 때 나타나는 현상들을 이용해 질병을 제압하거나 개선하는, 이를테면 이차적 이득을 통해 건강을 도모하는 것입니다. 다시 말해 약이 몸에서 일으키는 작용을 통해 신체 기능을 되찾거나 높이는 방식으로 약을 활용합니다. 그런데 약을 통해서 건강을 찾겠다는 생각이 점점 강해지고 이를 계속 맹목적으로 따르다 보면 약에 심리적으로 의존하는 약물 의존 상태에 이르게 됩니다. 이는 건강한 식생활과 스트레스 관리, 숙면, 운동을 통해 건강을 증진하는 본래의 정도와는 많이 멀어진, 다시 말해 왜곡된 건강 신념이나 심리에 해당합니다.

약물 의존 상태에 이르면 해당 약물을 먹지 않으면 불안하고 스트레스가 심한 상태에 이릅니다. 심리적 금단 증상에 빠지는 것입니다. 또 약물 의존이 심해지면 정작 매우 필요한 증상에 약이 제대로 약효를 발휘하지 못하는 약물 내성 상태가 될 수도 있습니다. 대표적인 것이 여러분도 잘 알고 있는 항생제 남용으로 인한 내성 문제입니다. 심하지 않은 감염 증상에 항생제를 남용하다 보면 항생제 내성이 심해져 정작 바이러스나 세균을 꼭 죽여야 하는 심각한 질병 상황에서 항생제가 제대로 듣지 않는 치명적인 상황이 벌어질 수 있습니다.

자신에게 꼭 필요한 약이 아니라면 차츰 줄여나가는 노력이 중요합니다. 물론 항암제나 고혈압약, 류마티스 관절염에 쓰이는 약처럼 의사와의 상의 없이 함부로 줄이거나 중단해서는 안 되는 특수 약물도 있습니다. 그런 약은 처방을 철저히 따라야 하지만 가벼운 증상이나 자연치유력으로 대신할 수 있는 증상에 약물을 쓰는 일은 차츰 줄여나가야 합니다. 그래야 자신의 자연치유력을 키워 건강한 삶을 살 수 있습니다.

약만큼 심하지는 않은 편이지만 건강기능식품 역시 다양한 부작용이 나타날 수 있습니다. 질병 여부나 체질에 따라 문제를 일으키는 건강기능식품이 있습니다. 가령 각종 인삼류는 성질이 따뜻해 원기를 보충하고 혈액을 만드는 데 도움이 됩니다. 또 스트레스 완화와 피로감 방지에 효과가 있으며 뇌와 근육이 활발하게 활동할 수 있도록 돕습니다. 하지만 모든 사람에게 인삼이 잘 맞는 것은 아닙니다. 열이 많거나 혈압이 높아 목이 뻣뻣한 사람에게는 따뜻한 성질의 인삼이 오히려 독이 될 수 있습니다. 특히 고지혈증, 당뇨병, 우울증 환자가 홍삼을 먹으면 부작용이 나타날 수 있습니다. 인삼과 홍삼은 인슐린의 작용을 강화해 혈당 수치를 불안정하게 만듭니다. 따라서 당뇨병 환자 중 인슐린을 사용하는 사람은 복용하지 않는 편이 바람직합니다. 또 항우울제, 카페인, 알코올과 함께 인삼, 홍삼을 먹으면 카페인이나 알코올 수치가 불안정해질 수 있습니다. 피가 응고되는 것을 막는 항혈액응고제를 복용 중인 고지혈증 환자도 부작용이 심해질 수 있습니다. 상처나 염증으로 고열이 나는 사람도 섭취하지 않는 것이 좋습니다.

최근 많은 관심을 받는 프로바이오틱스도 마찬가지입니다. 프로바이오틱스는 만성 및 기저질환이 있는 경우에는 오히려 장 건강을 해칠 수 있습니다. 심할 경우 패혈증이나 장 허혈, 심내막염 등이 나타날 수도 있습니다. 노인과 유아 역시 복용에 주의해야 합니다. 사람에 따라 설사나 복통, 구역, 구토, 복부 팽만감, 피부 발진, 여드름 등의 가벼운 부작용을 포함해 일부 노인에게서는 패혈증이나 간농양 등이 나타날 수도 있습니다.

앞서 설명했듯 각종 비타민들 역시 여러 가지 부작용이 동반할 수 있습니다. 비타민C는 과다 복용 시 설사 등의 부작용이 나타날 수 있고, 비타민A는 탈모와 입술 갈라짐이 심해지거나 뼈가 약해지고 두통이 생길 수 있습니다. 비타민K의 경우 영아가 섭취할 시 조심해야 합니다. 적혈구 파괴로 인해 빈혈 및 황달이 올 수 있습니다. 또 비타민D도 혈액 속 칼슘 농도가 올라가면서 변비나 근육통, 피로 등의 증상이 나타날 수 있습니다.

눈 건강 때문에 복용하는 루테인 역시 모르고 먹었다간 낭패를 볼 수 있습니다. 흡연자의 경우 루테인의 합성 카로티노이드 성분을 과량 복용할 경우 폐암 발생률이 무려 3배나 높아질 수 있다는 연구 결과가 나온 바 있습니다. 또 제품 특성상 산화된 기름에 녹여진 루테인의 경우 세포 산화 손상을 초래할 수 있습니다. 과다 복용 시에는 오히려 시력에 이상이 생길 수도 있습니다. 또 루테인의 카로틴이 인체에 축적되어 손이나 발바닥이 노랗게 되는 카로틴 피부증이 나타날 수도 있습니다.

오메가3는 혈전을 녹여 피를 멈추지 않게 하는 기능을 가지고 있기 때문에 뇌졸중 환자는 섭취하지 않는 편이 좋습니다. 또 혈압약을 복용 중인 고혈압 환자는 오메가3 제품을 함께 복용하면 혈압 저하가 심하게 나타날 수 있으니 주의해야 합니다. 또 오메가3가 항혈액 응고제, 아스피린과 이부프로펜 성분이 든 비스테로이드성 진통제와 만나면 서로 충돌해 약물의 효과를 떨어뜨릴 수 있으니 주의해야 합니다.

관절염 등 무릎 통증에 효능이 있는 글루코사민은 많이 섭취하면 혈당이 높아질 수 있는 위험이 있으므로 당뇨병 환자는 복용하지 않는 편이 좋습니다. 글루코사민은 게, 새우 등 갑각류에서 추출되므로 갑각류 알레르기가 있는 사람은 피하는 것이 좋습니다.

다양한 효능이 있는 알로에는 위장 질환이 있는 사람은 복용하지 말아야 합니다. 위장장애뿐 아니라 급성 염증성 장 질환, 궤양성 대장염, 맹장염, 원인 불명의 복통이 있는 환자도 피해야 할 건강기능식품입니다.

활성산소를 낮추는 음식은 어떤 것이 있을까요?

Answer

우리 건강에서 가장 중요한 세 가지가 혈관 건강, 면역력, 그리고 호르몬 균형입니다. 따라서 이 세 가지 요소를 잘 보호하고 관리하는 것이 건강의 기초입니다. 그런데 혈관과 호르몬에 손상을 주고, 면역력을 교란하고 소모시키는 주범이 바로 활성산소입니다. 세 가지 건강을 모두 해치는 최악의 적인 것입니다. 따라서 체내 활성산소 발생을 억제하고 몸속에서 효과적으로 제거하는 항산화 효소를 잘 활용하는 것은 건강의 첫 번째 원칙일 것입니다.

활성산소와 항산화 효소 두 가지 모두 우리 몸에 존재합니다. 활성산소는 한마디로 우리 몸에 악영향을 미치는 해로운 산소를 뜻합니다. 보통 공기 중의 산소 분자는 '삼중항산소(tripletoxygen, 3O2)'로 2개의 홀전자를 가지고 있으면서도 안정적인 편입니다. 그러나 이 산소가 변해 불안정한 상태가 되면 다른 성질을 띠게 되는데요. '활성산소'는 이처럼 세포에 손상을 입히는 모든 종류의 변형된 산소를 말합니다. 우리가 호흡하며 마시는 산소와는 다른 체내에서 생성되는 불안정한 형태의 산소를 뜻합니다.

활성산소는 산소가 인체 내 몸속과 장기들을 돌아다니며 에너지를 만드는 과정에서 자연스럽게 발생합니다. 아예 생성되지 않을 수는 없고, 적당하면 오히려 세포를 적당하게 자극해 신체를 보호하는 역할을 합니다. 활성산소라고 해서 무조건 나쁜 것은 아닙니다. 활성산소는 적정 수준을 유지할 경우 몸속 유해 세균을 죽이는 유익한 생리적 활동을 담당하는 우군입니다. 그러나 활성산소가 과잉일 경우 우리 몸은 산화 스트레스에 시달리게 됩니다. 산화 스트레스란 세포가 활성산소로 인해 손상되면서 세포의 기능을 잃거나 변질되는 것을 말합니다.

활성산소를 줄이거나 막아주는 것이 바로 항산화 물질입니다. 항산화 물질은 우리 몸에 원래 존재하는 것과 음식을 통해 보충하는 것, 두 가지로 나눌 수 있습니다. 원래 몸에 존재하는 항산화 물질로는 SOD, 글루타치온, 페록시다제, 요산, 빌리루빈, 알부민, 코엔자임큐텐 등이 있습니다. 이런 물질 역시 대단히 중요합니다. 하지만 이 체내 항산화 물질은 나이가 들면서 차츰 그 양이 줄어듭니다. 따라서 30대 이후부터는 음식을 통해 항산화 물질을 섭취하는 일에 신경 써야 합니다. 음식을 통해 섭취해야 하는 항산화 물질로는 비타민A, 비타민C, 비타민E, 카로티노이드(베타카로틴, 라이코펜, 루테인), 폴리페놀(레즈베라톨, 카테킨, 이소플라본), 셀레늄 등이 있습니다.

활성산소가 필요 이상 많아지면 노화를 가속화하고 각종 질병을 일으킵니다. 미국 존스홉킨스의과대학교에 따르면 인류가 앓는 3만 6천 가지 질병들의 원인 가운데 90%는 활성산소에 의해 유발됩니다. 적당한 활성산소는 세균, 박테리아, 독성물질과 같이 몸에 해로운 것들만 공격하지만 필요 이상 많아지면 면역체계에 혼란을 주어 정상 세포를 문제가 있는 세포로 인식합니다. 그 결과 정상 세포까지 무차별하게 공격해 세포에 손상을 가합니다. 세포가 손상을 받으면 세포의 길이가 짧아지면서 노화가 일어나고, 세포가 한계치 이상 짧아질 경우 결국 사망하고 맙니다. 쇠가 공기에 접촉하면 녹슬듯이 활성산소는 신체 각 기관의 기능을 무력화하거나 파괴하는 괴력을 발휘합니다.

활성산소는 정상 세포를 하루 7만 번가량 공격합니다. 이런 공격이 계속되면 세포 속에 있는 DNA가 변형되어 치명적인 질병을 일으키는데요. 그것이 바로 '암'입니다. 활성산소는 암세포가 빨리 자라도록 암세포의 증식과 전이를 촉진하기 때문에 더욱 치명적입니다. 따라서 활성산소를 제거하는 능력을 지닌 항산화 효소를 적극적으로 활용하는 것이 건강과 면역력 보호의 핵심입니다.

항산화 효소는 내 몸속에 존재하는 젊음의 샘입니다. 항산화 효소는 세포의 안과 밖에 모두 존재하는 물질로 '활성산소 처리 효소'라고도 불립니다. 활성산소를 제거해 활성산소로 인한 산화를 방지해 노화를 막아주고 질병을 예방합니다. 활성산소는 줄이고, 항산화 효소를 높여주면 젊고 건강하게 오래 살 수 있습니다. 문제는 나이가 들면서 활성산소와 항산화 효소의 균형이 깨진다는 것입니다. 20대에는 두 가지가 균형을 이루기 때문에 젊고 건강할 수 있지만, 30대가 되면서 균형이 깨지기 시작합니다. 활성산소의 양은 그대로지만 항산화 효소의 양은 줄어드는 것입니다. 25세에 비해 40대는 50% 감소하며, 60대가 되면 90% 감소합니다. 80대가 되면 항산화 효소는 거의 없어지고 활성산소만 남습니다. 이런 상황에 근거해 항산화 효소가 거의 없어지는 시점이 평균수명의 한계점이라는 가설도 제기되고 있습니다.

활성산소 수치가 정상보다 높다면 활성산소를 제거하는 항산화 효소가 부족한 상태라고 할 수 있으며 또래에 비해 늙어 보인다거나 병치레가 잦다거나 만성병, 암과 같은 질병을 앓고 있다면 더 의심해 볼 수 있습니다.

체내에는 다양한 항산화 효소가 존재하지만 대표적인 항산화 효소는 비타민과 미네랄, 그리고 폴리페놀 세 가지입니다. 이것들은 자체적으로도 기능하지만, 외부에서 공급받은 비타민이나 미네랄과 같은 항산화제와도 조화와 균형을 이루며 세포의 건강도를 높여줍니다. 활성산소의 공격에 대응해 독성으로부터 세포를 방어합니다. 항산화 효소는 활성산소의 나쁜 성질을 중화시켜 덜 해로운 물질로 바꾼 후, 물과 산소로 분해해 인체 대사 작용에 이용함으로써 유해성을 억제합니다.

항산화 효소의 건강 증진 효과는 다양한 동물실험을 통해 입증되었는데요. 크게 네 가지입니다. 첫째, 혈관에 콜레스테롤이 쌓여 혈관이 좁아지는 현상을 예방하고, 둘째, 높은 혈압을 낮춰주고, 셋째, 관절염으로 인한 염증을 완화하고, 넷째, 천식 증상을 완화하는 등 호흡기 질환을 예방합니다. 나이가 들수록 고갈되는 항산화 효소를 잘 관리하는 방법은 바로 항산화 효소를 활성화하는 물질, 즉 항산화제를 외부로부터 공급하는 것입니다. 항산화 효소 형성 물질이 체내로 들어오면 항산화 효소와 조화, 균형을 이뤄 항산화 효소의 활동을 돕고 항산화력을 높여 활성산소를 효과적으로 제거할 수 있습니다. 그리고 항산화 효소의 역할을 대신함으로써 항산화 효소의 조기 고갈을 막아줍니다.

특히 비타민C는 그 자체로도 강력한 항산화 영양소로서 독자적으로도 항산화 작용을 하면서 활성산소에 의해 손상된 세포를 보호합니다. 또 활성산소와 싸우다 산화된 비타민E를 환원시켜 항산화력을 높여줍니다. 이뿐만 아니라 항산화 효소의 농도를 증가시키는 작용도 합니다.

비타민G라 불리는 글루타치온은 우리 몸에서는 없어서는 안 될 중요한 영양소로 체내에서 만들어지며 간에서 많이 생성되기 때문에 간 해독제라고도 불립니다. 각종 독성물질이나 바이러스의 해독 작용을 돕기 때문에 우리 몸의 상위 면역 효소 가운데 하나입니다. 체내에서 만들어지기는 하지만 20대 이후 10년마다 대략 15%씩 자연스럽게 감소해 결핍을 겪게 됩니다. 글루타치온은 육류, 생선, 해산물 등에 들어 있으며 브로콜리나 무 등의 십자화과 채소에 들어있는 설포라판이 글루타치온으로 전환됩니다. 글루타치온이 부족하면 정맥주사를 통해 보충하기도 합니다.

코엔자임큐텐, 즉 비타민Q는 체내에서 스스로 생성되는 비타민으로 심장에 많아서 심장 비타민이라고도 불립니다. 자체적으로 강력한 항산화 작용을 하기도 하고 항산화 효소와 함께 활성산소를 착한 산소로 바꿔주는 역할을 합니다. 덴마크 코펜하겐대학교 심장센터에서는 심부전 환자들을 대상으로 코엔자임큐텐을 섭취하도록 했더니 사망률이 절반으로 줄었다는 연구 결과를 발표했습니다. 코엔자임큐텐은 남성 불임에도 효과가 있습니다. 이란 사히드사두기대학교 의과대학 연구에 따르면 코엔자임큐텐 200mg을 매일 불임 남성들에게 섭취하도록 하자 산화 스트레스가 감소해 정자의 운동능력이 향상되는 것을 확인했습니다. 코엔자임큐텐의 하루 권장량은 90~100mg이며 영양제로 섭취하기도 합니다. 코엔자임큐텐은 지용성 비타민으로 지방이 들어 있는 것을 선택하는 것이 바람직하며, 비타민E와 함께 섭취하면 세포의 지방질막을 보호하는 효과를 높일 수도 있고, 비타민E를 환원시켜 항산화 효과를 개선하는 역할도 합니다.

미네랄 중 대표적인 항산화제는 셀레늄이 있습니다. 셀레늄은 회춘 미네랄이자 항암 미네랄이기 때문에 중년이라면 외부로부터 꼭 공급받아야 하는 미네랄입니다. 셀레늄은 우선 그 자체로도 강력한 항산화력을 발휘하며 대표적인 노화 방지 영양소 비타민E보다 수백 배 강력합니다. 단독으로 활성산소를 비롯한 유해물질을 해독해 독소로부터 우리 몸이 파괴되는 것을 막아줍니다. 여기서 더 나아가 셀레늄은 다른 항산화 효소를 활성화하는 작용까지 합니다. 즉 셀레늄이 없으면 체내 항산화 효소가 제대로 작동을 하지 않게 되는 것입니다. 또 항산화 효소를 활성화하는 비타민인 글루타치온을 활성화하는 것이 바로 셀레늄입니다. 셀레늄이 글루타치온을 활성화하고, 글루타치온이 다시 항산화 효소를 활성화하는 것입니다. 즉 셀레늄은 항산화 효소 작용의 시발점인 셈입니다. 셀레늄은 풍부한 음식으로는 마늘, 현미, 카무트, 브라질너트 등이 있습니다.

폴리페놀 역시 항산화 효소로 작용합니다. 폴리페놀은 스스로 움직일 수 없는 식물이 외부의 적과 강한 자외선으로부터 자신을 지키기 위해 스스로 만들어내는 식물 영양소입니다. 체내에서 항산화 작용을 하는 것은 물론 항균, 항바이러스, 항알레르기 효과도 가지고 있습니다. 특히 안토시아닌은 폴리페놀 중에서도 노화 방지에 탁월한 식물 영양소로 알려져 있습니다. 안토시아닌은 나이가 들어 항산화 효소가 모두 고갈된 상태일 때도 능력을 발휘할 수 있습니다. 안토시아닌은 몸속 곳곳을 돌아다니며 활성산소를 잡아내고, 특히 활성산소 공격을 가장 많이 받는 혈관에 대한 보호 효과가 큽니다. 안토시아닌은 보라색 식품에 많이 들어 있는 항산화 성분으로 자색고구마, 자색양파, 포도, 마키베리 등에 풍부합니다.

활성산소를 잡는 내 몸의 수호자, 항산화 효소를 보호하는 것이야말로 내 몸에 대한 가장 중요한 투자가 될 것입니다. 일상에서 쉽게 실천할 수 있는 활성산소를 줄이는 일곱 가지 생활습관은 다음과 같습니다.

1. 유독한 물질로부터 멀어진다.

2 하루에 물 2리터를 마신다.

3. 과음이나 과식을 피한다.

4. 과일과 채소를 즐긴다.

5. 덜 가공하고 덜 익힐수록 몸에 이롭다.

6. 일소일소(一笑一少), 한 번 웃으면 그만큼 젊어진다.

7. 적절한 운동으로 긴장을 푼다.

면역력: 인생에 건강이 짐이 되지 않게

초판 1쇄 발행 2023년 3월 30일
초판 2쇄 발행 2024년 1월 8일

지은이 | 박민수
펴낸곳 | 페이스메이커
펴낸이 | 오운영
경영총괄 | 박종명
편집 | 이광민 최윤정 김형욱 김슬기
디자인 | 윤지예 이영재
마케팅 | 문준영 이지은 박미애
등록번호 | 제2018-000146호(2018년 1월 23일)
주소 | 04091 서울시 마포구 토정로 222 한국출판콘텐츠센터 319호(신수동)
전화 | (02)719-7735 팩스 | (02)719-7736
이메일 | onobooks2018@naver.com   블로그 | blog.naver.com/onobooks2018
값 | 20,000원
ISBN 979-11-7043-394-1 03510